方邦江

治疗感染性疾病学术经验集

主编　方邦江　周爽

全国百佳图书出版单位
中国中医药出版社
·北　京·

图书在版编目（CIP）数据

方邦江治疗感染性疾病学术经验集 / 方邦江，周爽
主编．— 北京：中国中医药出版社，2024.8（2024.12重印）
ISBN 978-7-5132-8803-3

Ⅰ．①方…　Ⅱ．①方…　②周…　Ⅲ．①感染－疾病－
中医临床－经验－中国－现代　Ⅳ．① R24

中国国家版本馆 CIP 数据核字（2024）第 106608 号

中国中医药出版社出版
北京经济技术开发区科创十三街 31 号院二区 8 号楼
邮政编码　100176
传真　010-64405721
北京盛通印刷股份有限公司印刷
各地新华书店经销

开本 880 × 1230　1/32　印张 9.75　字数 237 千字
2024 年 8 月第 1 版　2024 年 12 月第 4 次印刷
书号　ISBN 978-7-5132-8803-3

定价　49.00 元
网址　www.cptcm.com

服务热线　010－64405510
购书热线　010－89535836
维权打假　010－64405753

微信服务号　zgzyycbs
微商城网址　https://kdt.im/LIdUGr
官方微博　http://e.weibo.com/cptcm
天猫旗舰店网址　https://zgzyycbs.tmall.com

如有印装质量问题请与本社出版部联系（010－64405510）

编委会

方邦江简介

方邦江，二级教授（主任医师）、博士生导师、博士后导师。上海中医药大学学术委员会委员、上海中医药大学一流学科建设专家委员会委员、上海中医药大学急危重症研究所所长、上海中医药大学附属龙华医院急诊科主任、长江学者、首届国家中医药领军人才“岐黄学者”、享受国务院政府特殊津贴专家、全国老中医药专家学术经验继承工作指导老师、国家重点研发计划首席科学家、上海市名中医、上海市领军人才、上海市杰出专科医师。国家中医药管理局高水平中医药重点学科、国家中医优势专科、国家中医药管理局重点专科、国家中医药管理局重点学科、上海市卫生健康委员会重要薄弱学科、上海市临床重点专科等学科带头人。

方邦江教授迄今从医四十载，先后师从于国医大师朱良春、晁恩祥、沈宝藩、陈绍宏教授，长期从事中医药防治重症感染与重大传染性疾病，聚焦中医药减少 / 替代抗生素治疗，围绕西医学“重症感染、耐药菌感染、重大传染病”等瓶颈问题，系统构建“急性虚证”“截断逆转”“三通疗法”治疗重症感染、重大传染病等创新性中医理论，学术经验获得国家重点研发计划项目支持，诊疗技术列入国家中医临床路径、诊疗方案和国家规划教材，并在全国推广运用。方邦江教授是国务院联防联控机制专家组专家、《新型冠状病毒肺炎诊疗方案》修订专家，2020 年疫情期间担任上海中医药大学附属龙华医院援鄂医疗队队长、武汉雷神山医院感染三科五病区主任、武汉雷神山医院中医药防治新型冠状病毒感染（以下简称新冠感染）专家组副组长，2022年上海市首个万人方舱新国际博览中心方舱医院中医专家组组长。方邦江教授率先进行国内中医药治疗重症新冠感染的多中心、随机、对照、前瞻性研究，为中医药治疗重症新冠感染提供了重要循证依据，研究成果以第一完成人获得上海市科学技术普及奖一等奖等多项科学奖励。

编写说明

重症感染、耐药菌感染、重大传染病一直是制约临床救治的瓶颈问题，是导致患者死亡的重要原因。

方邦江教授从医四十载，先后师从于著名国医大师朱良春、晁恩祥、沈宝藩、陈绍宏等名医大家，深得前贤真传。方邦江教授是首批国家中医药领军人才“岐黄学者”、全国老中医药专家学术经验继承工作指导老师、上海市名中医，是享誉海内外的著名中医专家，其长期从事中医药防治重症感染与重大传染性疾病，聚焦中医药减少/替代抗生素治疗，围绕西医学“重症感染、耐药菌感染、重大传染病”等瓶颈问题，系统构建“急性虚证”“截断逆转”治疗重症感染、重大传染病等创新性中医理论，开创性地提出“耐药菌感染”之中医“脾胃中枢失衡”核心病机，提出从脾、从湿论治的学术观点。方邦江教授根据《素问·汤液醪醴论》“平治于权衡，去宛陈莝……开鬼门，洁净府”，《瘟疫论》“邪自窍而入，未有不由窍而出”的传统理论，创造性地提出了“三通疗法”治疗外感高热病，以发表、泻下、通利三法并举的“截断逆转”治疗方略，重用麻黄、大黄、滑石三药，直捣病巢，直挫热势。这些学术思想无一不体现了方邦江教授在中医药治疗感染和传染性疾病的真知灼见和突出贡献。

方邦江教授是国务院联防联控机制专家组专家、国家《新型冠状病毒肺炎诊疗方案》修订专家，其主编出版了《新型冠状病毒感染的肺炎中西医结合防控手册》，该手册被中宣部评为唯一一本中医类国家重点主题图书出版物。其牵头制定了全国首部新冠感染奥密克戎变异株中医专家共识和新冠感染奥密克戎变异株中成药应用专家共识。其《中医药防治新冠肺炎系列科普体系的构建与推广》获得上海市科学技术普及奖一等奖。

为了更好地应用与推广方邦江教授治疗感染性疾病的学术经验，在方邦江名中医工作室、方邦江劳模创新工作室组织下，周爽教授携吾等门生系统整理了恩师方邦江教授行医四十载诊治感染性疾病的宝贵经验，汇集成书《方邦江治疗感染性疾病学术经验集》，为中医、中西医结合治疗感染性疾病和防治新发、突发传染病提供指导和借鉴。

本书共分为五章，分别从名医之路、学术思想、学术经验、临证验案、用药经验方面，系统介绍了方邦江教授治疗感染性疾病的学术经验。本书在编写过程中得到了国医大师晁恩祥教授，上海市卫生健康委员会副主任、上海市中医药学会会长胡鸿毅教授的鼓励和大力支持，谨在此一并致谢。

《方邦江治疗感染性疾病学术经验集》编委会

2024 年 3 月

目录

第一章

名医之路

方邦江教授出生在20世纪60年代的湖北省西北部农村，母亲长期患有慢性呼吸道疾病，那时农村缺医少药情况非常严重，又因家庭经济困难，母亲四十多岁就因病去世了，那时他就已暗下决心，一定要做医生，做一个济世扶贫的好医生，去救更多的“妈妈”。

方邦江教授的家乡紧邻中医“医圣”张仲景故里，中医氛围非常浓，家乡的人有病都喜欢“看中医”，尤其是中医的“简、便、效、廉”对他影响很大。大学毕业后他被分配到湖北省老河口市孟楼卫生院，当时西医检查和治疗手段非常有限，他就努力学习并探索用中医方法治疗疑难病，包括很多感染性疾病，同时他每天还利用休息时间到患者家中走访。如此数年，这使他的中医临床能力得到了很大的提高，赢得了患者的普遍信任，有时候一天要看100多位患者。多年后恩师晁恩祥国医大师曾这样评价方邦江教授“你在基层一线服务中已经打下了非常好的中医临床功底，这为以后的学术进步打下了非常好的基础，是一段宝贵的临床经历”。

1990年方邦江教授跟随国医大师、全国首届名中医、四川省十大名中医、著名中医急诊专家陈绍宏教授学习，陈绍宏教授擅用《伤寒论》经典名方治疗中医外感热病。方邦江教授深悟陈老治疗外感热病的学术思想，这对他以后治疗感染性疾病起到了重要影响。

在完成硕士、博士研究生教育后，方邦江教授来到素有“中医殿堂”之称的国家四大中医临床基地之一的上海中医药大学附属龙华医院博士后流动站进行博士后研究工作，其合作导师是全国著名中西医结合专家、上海市名中医朱培庭教授。龙华医院中医外科是全国中医外科学的龙头单位，在著名中医外科专家顾伯华、中西医结合外科专家徐长生的带领下，在中医药治疗急腹症方面成效显著，如使用大黄牡丹汤加减治疗急性阑尾炎及阑尾周围脓肿，锦红汤治疗急性阑尾炎、急性胆道感染、溃疡病急性穿孔第二期、单纯性肠梗阻等。方邦江教授在继承中医外科治疗急腹症的学术经验基础上，根据“截断逆转”学术思想治疗感染和传染性疾病，创新性地将“锦红汤”应用于治疗重大感染性疾病，如“脓毒症”“新冠感染”等，此研究项目获得国家重点研发计划、国家自然科学基金、上海市科技创新行动计划、中医药防治新冠感染应急研究专项等感染和传染性疾病项目的支持，相关研究成果先后获得上海市科学技术进步奖一等奖、上海市科学技术普及奖一等奖等。

国医大师朱良春教授是国家授予的首届“国医大师”，在海内外享有盛名，从医 70 余载，在治疗感染性疾病和虫类药物临床应用方面具有丰富的临床经验，他率先提出了“急性热病先发制病”的学术观点，提出温热病治疗破除“温病三禁”。方邦江教授在汲取朱良春教授、陈绍宏教授治疗热病经验的基础上，创造性提出了“表里双解”“三通疗法”治疗新冠感染、脓毒症等重症感染和重大传染性疾病。2020 年武汉疫情期间，方邦江教授根据多年治疗感染与危重症疾病的临床经验，并结合新冠感染的临床特点，研制了治疗重症新冠感染创新方剂“参黄颗粒”，其在华中科技大学同济医院、武汉雷神山医院、湖北省黄石市传染病医院、武汉市精神卫生中心开展的多中心、随机、对照、前瞻性研究，研究结果发现“参黄颗粒”可有效阻止重症患者病情进展，明显降低重症新冠感染患者死亡率。研究成果在国际学术期刊《Phytomedicine》（JCR 分区 Q1）上发表，这是目前少数在国际主流期刊发表中医药治疗重症新冠感染的多中心、随机对照、前瞻性研究文章，为中医药治疗新冠感染提供了重要的循证依据。

晁恩祥教授是我国第二届“国医大师”，是我国中医呼吸疾病学科奠基人之一，从医60余年，长于急性感染性疾病与传染性疾病中医药诊治，在近年我国抗击“非典”“新冠”等重大传染性疾病中作出了重大贡献。他认为传染病具有起病急、来势猛、传变快、变化多的特点，具备了毒、热、湿、瘀、虚、脏衰的证候要素表现，乃病毒潜于半表半里发病，邪传于表发于卫分、气分，传于里而入肺胃，毒热伤及营血及脏腑阴阳。方邦江教授在汲取晁老学术经验的基础上，根据《素问·汤液醪醴论》“平治于权衡，去宛陈莝……开鬼门，洁净府”，《瘟疫论》“邪从窍入，未有不从窍出”传统理论，在继承先师朱良春国医大师“先发制病，发于机先”的学术思想基础上，创造性地提出了以发表、泻下、通利三法并举的“截断逆转”治疗方略，重用麻黄、大黄、滑石三药，直捣病巢，直挫热势。广泛应用于上呼吸道感染、肺部感染等感染性高热。此学术思想已被纳入《风温肺热病中医临床路径》《风温肺热病中医诊疗方案》等国家中医药管理局中医临床路径、诊疗方案，以及新冠感染、流感、上呼吸道感染等感染和传染性疾病的多部专家共识与指南。

沈宝藩教授是饮誉全国的“国医大师”，1960年沈老毕业于上海第一医学院临床医学专业（现复旦大学上海医学院），随即参加了卫生部在北京中医学院举办的全国第二期西医离职学习班学习中医，终身从事中西医结合研究。2020年，当百年不遇的突发、新发传染病新冠感染肆虐全球之际，沈老不顾年事已高，指导弟子方邦江教授编写完成了《新型冠状病毒感染的肺炎中西医结合防控手册》（该手册被中宣部评为唯一一本中医类国家重点主题图书出版物）《中西医结合诊疗新型冠状病毒肺炎验案120例》，力推方邦江教授所提出的“急性虚证”“表里双解”“截断逆转”等创新中医“疫病”理论，在临床中医药救治新冠感染中发挥了积极作用，收到了良好的临床效果。随着临床广谱抗生素的大量使用，我国耐药形势日趋严峻，耐药菌感染已成为严重威胁我国民众健康和影响国家医疗财政的重大问题。沈老认为，耐药菌感染引起的长期发热，中医辨证多属湿邪阻滞，因湿性黏腻极难祛除，故其病势缠绵难解。此时应首重祛湿，或温散、芳化，或渗利，各随所宜，使热与湿不相胶结。方邦江教授在汲取沈老治疗耐药菌感染学术经验的基础上，认为耐药菌如由外侵袭而入，可归为外感六淫之湿邪范畴。若因各种原因导致菌群失调，脾胃中枢功能失机所产生的耐药菌则可归为内生五邪之湿邪，又可归属于“伏邪”的范畴，临床多表现为正气不足，邪气内伏，气虚为主的“急性虚证”病理状态，其核心病机为脾失健运，湿浊黏滞，临床应以“健运脾胃祛湿平衡法”为治疗原则。方邦江教授的研究项目“基于扶正祛邪经方‘补中益气汤’治疗多重耐药菌医院获得性肺炎的多中心、随机、对照临床研究”获得上海市科技创新行动计划重点项目资助，在该理论指导下的多中心、随机、对照临床研究表明，补中益气汤能够提高多重耐药细菌性肺炎患者临床显效率，降低 CPIS 评分，提高耐药菌清除率，减少有创呼吸机辅助通气的时长，改善中医证候积分，并促进患者发热、咳痰症状消失，还能更快地减轻炎症反应以及纠正高凝状态，显著降低患者死亡率。

方邦江教授基于长期中医治疗感染性疾病的临床实践，在《黄帝内经》“正气存内，邪不可干”“邪之所凑，其气必虚”，《温疫论》“本气充满，邪不易入。本气适逢亏欠，呼吸之间，外邪因而乘之”“凡元气胜病为易治，病胜元气为难治”等传统经典理论的指导下，其认为包含感染和传染性疾病在内的急性病证存在一定的急性虚损的病理状态，进而系统构建了“急性虚证”学术理论体系，并明确“急性虚证”是一种卒感六淫、疫疠或中毒、失血、失液、各种外伤等急性的、严重的病理因素导致人体正气迅速耗伤的病理状态，同时也是一种中医新的病理概念，突破了“急则治其标”的中医传统治疗理论，率先提出“急者亦可治其本”的创新学术理论，广泛应用于治疗感染和传染性疾病。其学术思想写入了《新型冠状病毒感染的肺炎中西医结合防控手册》，丰富和发展了中医药防治感染和新发、突发传染病的理论与实践，学术理论得到国医大师沈宝藩教授、晁恩祥教授，廖万清院士、夏照帆院士等知名中西学者的高度认同，并纳入《中医急重症学》《急救医学》《中西医结合急救医学》等多部国家（行业）规划教材，学术理论被中国、美国多位专家所采用，得到海内外专家的高度认同。方邦江教授根据“急性虚证”理论研制了预防新发、突发传染病药物“桃公清新饮”，上海疫情暴发期间，其先后在中国建筑股份有限公司（上海）、上海新国际博览中心方舱医院等单位对高危人群进行应用干预，感染率显著下降，目前“桃公清新饮”与兰州佛慈制药股份有限公司成功实现成果转化，用于提高身体免疫力，在预防新冠感染、流感等疾病中防控效果显著，为我国中医药开发防控新发、突发传染病健康产品发挥了示范引领作用。

方邦江教授在中医药治疗感染性疾病始终秉承“不忘初心”的传承创新精神，在学术道路上取得了丰硕成果。学科建设成为享誉全国的国家区域诊疗中心、国家中医药管理局高水平中医重点学科、国家重点临床专科、国家中医药管理局优势专科、国家中医药管理局重点专科、国家中医药管理局重点学科、上海市重要薄弱学科、上海市临床重点专科。方邦江教授先后获得教育部“长江学者”、首届国家中医药领军人才“岐黄学者”、国务院政府特殊津贴专家、全国老中医药专家学术经验继承工作指导老师、上海市名中医、上海市领军人才、上海市先进工作者、上海市杰出专科医师等多项学术和荣誉称号，为中医药防治重症感染和重大传染病作出了重要贡献，成为我国推动中医药创新发展的领军人才。

第二章 学术思想

第一节 “急性虚证”理论在感染性疾病中的应用

感染和新发、突发传染病一般属于急性病范畴，中医素有“急则治其标，缓则治其本”的传统理论，方邦江教授基于长期中医治疗感染性疾病的临床实践，在《黄帝内经》“正气存内，邪不可干”“邪之所凑，其气必虚”,《温疫论》“本气充满，邪不易入，本气适逢亏欠，呼吸之间，外邪因而乘之”“凡元气胜病为易治，病胜元气为难治”等传统经典理论的指导下，其认为人体正气旺盛，正气胜邪，即人体具有较强的免疫力，则不易发病，或患病有自愈的情形，反之则易感染发病，或表现为正气受损，即免疫力破坏的病理状况。进而创新性提出了新发、突发传染病“急性虚证”理论和“全程补虚”中医防控策略，突破了“急则治其标，缓则治其本”的中医传统理论观点，首次界定了“急性虚证”是指突感疫疠等急性的、严重的病理因素导致人体正气迅速耗伤的一种病理状态的新概念，首次建立了“急性虚证”的治疗理论体系，认为感染和传染性疾病是外界邪毒内侵，人体正气虚损，无力抗邪所致的一类疾病，外邪是疾病发生的直接外因，正虚则为内在发病的基础，体现了“内外合邪”的发病观，丰富和发展了我国中医药防控感染和新发、突发传染病的理论与实践，为中医药治疗感染性、传染性疾病开辟了一条全新的思路。

一、感染、传染性疾病常见中医证型

1. 气虚、气脱

气虚、气脱是临床最常见的感染、传染性疾病中医证型。人

体之气主要来源于先天之精所化生的先天之气、肺的呼吸功能吸入的自然界的清气和脾胃的运化作用所化生的水谷之气，其要靠肾的纳气功能才能吸入体内。肺主气，司呼吸，合皮毛，开窍于鼻。脾主运化，开窍于口。感染、传染性疾病属于中医伤寒、温病、疫病的范畴，邪毒多从皮毛、口鼻而入，如《瘟疫论》所言“疫者，感天地之疠气……此气之来，无论老少强弱，触之者即病，邪自口鼻而入”。外邪、疫毒最伤肺气、脾气，严重的可导致气脱，临床早期应根据患者不同脏腑和气虚、气脱的不同证型，针对性补益，尤其是早期感染的患者，临床上多选用黄芪、白术、人参等健脾补肺益气的药物。

2. 血虚、血脱

脾统血，脾胃为“气血生化之源”，其运化生成的水谷精微是化生血液的主要物质基础；肾藏精，肝藏血，肝能防止出血并能调节血量，肾精与肝血之间有着相互滋生、转化的同源关系。感染和传染性疾病入里，最易化火耗血动血，甚至大出血，导致血脱证。如叶天士《温热论》所言“入血就恐耗血动血，直须凉血散血，如生地、丹皮、阿胶、赤芍等物。否则，前后不循缓急之法，虑其动手便错，反至慌张矣”，即言温热疫毒之邪易耗血动血，临床应选用阿胶、生地黄等凉血养血之品。血虚、血脱证在临床治疗中应注意气血阴阳的辨证关系，“有形之血不能速生，无形之气所当急固”，临床要正确应用好气血药物的组合搭配。

3. 阴虚、阴脱

阴虚、阴脱证也是感染和传染性疾病中常见的证型，多见于西医的水和电解质紊乱。由于热毒最易耗伤阴液，感染和传染性疾病易导致阴液不足，甚至出现阴脱的现象，并且由于一些肠道感染和传染病可使患者出现暴吐暴泻，导致阴虚阴脱，或出现失液性休克。其主要病因为机体内大量脱失津液，临床多表现为身热肢暖，烦躁不安，口渴咽干，唇干舌燥，肌肤皱瘪，小便极少，舌干红，脉细数无力。其中以大汗淋漓，汗温，汗咸而黏为阴脱的特征，最为危候，应及时扶正救阴。

4. 阳虚、阳脱

感染和传染性疾病有相当一部分病因为寒邪，如伤寒病早期，寒邪最易伤人阳气。疫病也有寒湿疫等证型，易伤人阳气。寒邪可以侵袭肌表，还可以直中入里，耗伤阳气，严重的甚至会出现阳气暴脱。《伤寒论》中就记载了治疗阳虚发热类感染性疾病的方子，其言“少阴病，始得之，反发热，脉沉者，麻黄细辛附子汤主之”，方用附子等回阳药物。西医学脓毒症休克就是中医阳气暴脱的一个典型证型。阳虚、阳脱证主要临床表现为身凉恶寒，四肢厥冷，蜷卧神疲，口淡不渴，或喜热饮，舌淡白润，脉微欲绝。严重者会有大汗出、汗冷、脉沉细无力等阳脱的表现，症见四肢厥冷、气息欲绝、不省人事、脉微等危险证候，若救治不及时，可导致死亡。

二、感染、传染性疾病常用治则治法

“虚则补之”是治疗感染、传染性疾病总的治疗原则。针对感染和传染性疾病导致人体气血阴阳不足和脏器的虚损，分而补益是总的治疗方法，分而言之，主要方法为补气、补血、补阴、补阳，在临证中应根据中医气血阴阳理论诸法并用，或气血双补，阴阳双调，即张景岳所言“善补阳者，必于阴中求阳，则阳得阴助而生化无穷；善补阴者，必于阳中求阴，则阴得阳升而泉源不竭”。

1. 补气法

适用于气虚的病证，如倦怠乏力，呼吸短促，动则气喘，面色㿠白，食欲不振，便溏，脉弱或虚大等。

2. 补血法

适用于血虚的病证，如头晕眼花，耳鸣耳聋，心悸失眠，面色无华，脉细数或细涩等。

3. 补阴法

适用于阴虚的病证，如口干，咽燥，虚烦不眠，便秘，甚则骨蒸潮热，盗汗，舌红少苔，脉细数等。

4. 补阳法

适用于阳虚的病证，如畏寒肢冷，冷汗虚喘，腰膝酸软，泄泻水肿，舌胖而淡，脉沉而迟等。

5. 温中祛寒

适用于寒邪直中脏腑，或阳虚内寒而出现身寒肢凉，脘腹冷痛，呕吐泄泻，舌淡苔白，脉沉迟等。

6. 温经散寒

适用于寒邪凝滞经络，血行不畅而见四肢冷痛，肤色紫暗，面青，舌有瘀斑，脉细涩等。

7. 回阳救逆

适用于疾病发展到阳气衰微，阴寒内盛而见四肢逆冷，恶寒蜷卧，下利清谷，冷汗淋漓，脉微欲绝等。

三、"急性虚证"在重症感染脓毒症中的应用

脓毒症是机体在严重感染等情况下出现的对感染反应失调引起全身器官功能障碍的综合征。脓毒症早期以正气亏虚、正邪交争的病理变化为主，临床表现多为里热实证。随着脓毒症的进展，热毒炽盛多表现为"虚实夹杂"的复杂状态，晚期多表现为"正虚邪盛"或"正邪俱虚"的证候，出现全身多脏器的功能失调的局面。恢复期多表现为"正虚邪恋"的证候。由此可见，在脓毒症发生发展全部过程中均出现"虚"的状态。方邦江教授认

为该病的主要病机是正气虚弱，毒、瘀、痰阻滞经络，气机逆乱，气血阴阳受损而导致全身脏腑功能失调。鉴于此，方邦江教授率先提出了脓毒症“全程补虚”的学术观点，对促进疾病痊愈，降低死亡率发挥了重要作用。

四、“急性虚证”在重大传染病中的应用

对于传染病“急性虚证”的认识，可以从《黄帝内经》中得到印证。《素问·刺法论》云：“不相染者，正气存内，邪不可干。”明确指出了，若人体正气强盛，疫毒难以侵入肌体，反之，若感染了传染病，则表明正气受到了损伤。在正气虚损的患者中，除老弱病者固有虚损外，尚有部分素体强盛者也感染传染病，表明该人群患者存在新生的急性虚证的病理状态，即“邪之所凑，其气必虚”。

吴又可在《温疫论》中明确提出“本气充满，邪不易入，本气适逢亏欠，呼吸之间外邪因而乘之”“凡元气胜病为易治，病胜元气为难治”，明确了人体正气在疫病发生、发展和转归中的重要作用。同时指出疫病“正气素胜，又因所受之邪本微，此不药自愈之证”，提示若人体正气旺盛，正气胜邪，患者有自愈的可能，这与目前新冠感染表现为“不药而愈”的临床病例非常相似。

由此可见，人体在疫病发病之初即表现为正气不足，而西医学有关新冠感染的研究表明，其既具备严重急性呼吸道综合征的传染性特点，又具有艾滋病的免疫缺陷致病特点，表现出中医学正气虚损临床证候，这也为我们提出新冠感染“急性虚证”理论和“全程补虚”防治策略提供了西医学理论基础。

第二节 “截断逆转”法治疗感染与传染性疾病

感染与传染性疾病主要是由病毒、细菌、真菌等病原微生物所引起的临床病证，严重威胁着人类生命健康，给家庭、社会带来了沉重的负担。西医学主要是使用抗生素治疗，而抗生素的过度使用和不恰当应用已造成严重的抗生素滥用问题，同时也是对医药资源的一种浪费。中医药治疗感染性疾病具有减少耐药菌产生、防治多重感染和减轻炎症反应等多方面优势。因此，寻找或研发治疗感染性疾病的中药方剂，已成为目前感染性疾病防治研究的热点和趋势。

一、从“温热病”论治感染性疾病

汉代张仲景的《伤寒论》六经辨证奠定了中医感染性疾病的辨治基础；明代吴又可在《温疫论》中提出初起邪在膜原，后传出表、入里，表里分传等 9 种传变的辨证方法；清代叶天士在《温热论》中提出卫气营血辨证；清代吴鞠通提出三焦辨证体系。感染性疾病病机复杂，证型多样，往往伴有发热，多属于中医“温热病”范畴。其病机主要为毒邪内侵、正气虚损，临床表现有明显的阶段性，早中期多表现为里实热证，继而出现闭窍、动风、动血等临床表现，与现代脓毒症、肺部感染、胆道感染等感染性疾病的临床表现一致。张俭等对 74 例脓毒症患者分析发现，单纯实证者 18 例（24.3%），虚实夹杂者 56 例（75.7%）。在单纯实证组中，热毒是最重要的要素；在虚实夹杂组中，热、瘀、痰是最重要的要素。罗胜等对 141 例多重耐药菌肺部感染患者资料进行分析后确定了 6 种主要证候类型，其中实证（包括风热犯肺、痰热壅肺、肺胃热盛、热闭心包 4 证）占 80.00%，而痰热壅肺证比例尤为突出，占 38.62%，表明在感染性疾病中实证、热证最多。而早期“从肠论治”“表里双解”可有效截断逆转感染性疾病的发病趋势。

二、“从肠论治”治疗重症感染脓毒症之截断逆转防治策略产生的理论基础

脓毒症根据临床表现及传变规律，当属中医学的“温热病”范畴，多由外邪入侵，“邪从热化”“热从燥化”则是本病变证转归的重要环节。脓毒症早、中期中医辨证中多属里热实证，其临床表现包括高热持续不退、神昏、烦躁、恶心、腹胀、呕吐、停止排便排气、肠鸣音减弱或消失、疼痛、肿块、出血，舌苔黄腻或红绛或紫暗，脉弦数或沉迟等。随着病情进展迅速，一旦延误治疗，即可热腐成脓，热毒炽盛扩入营血而导致亡阴、亡阳等危重证候。这种正邪交争的过程，尤其是热毒内侵、热盛肉腐演变至热毒炽盛、火毒逆传心包、热盛风动等病理过程与脓毒症时机体免疫失控引起威胁生命的脏器功能障碍的病理演变过程具有高度的一致性。

中医学经过几千年的探索，在治疗温热病方面有其独特的理论、经验与优势。《黄帝内经》中对热性病就有“温者清之”“实者泻之”的治疗原则。汉代张仲景对热性病提出了汗、吐、下、清 4 种祛除病邪的疗法。金元四大家刘河间打破了热病初期先表后里的治疗常规，主张采用辛凉法表里双解，这是温病学发展过程中的一个重大转折点。张子和特别强调下法的疗效，认为泻下方药用之得当，可以起到补药的作用。明代吴又可提出瘟疫“下不厌早”的治疗思想，提出“温疫以祛邪为急，逐邪不拘结粪”。杨栗山在《伤寒瘟疫条辨》中进一步指出了“温病其邪在里，由

血分而发出气分，下不厌早”，将“下不厌早”从“时疫”扩展至“温病”，使“温病下不厌早”之说开始盛行。先师国医大师朱良春教授提出治疗温热病要打破卫、气、营、血的传变规律，即病初可表里双解，破除温病三禁，主张“通下岂止夺实，更重在存阴保津，既能泄无形之邪热，又能除有形之秽滞”的学术理论。目前中医常用的治疗脓毒症的方法多为清热解毒法、扶正固本法、活血化瘀法等。

本研究团队依据脓毒症的病机特点，在继承中医先贤治疗温热病学术理论的基础上，提出了在脓毒症发生的早、中期即“荡涤毒邪”“急下存阴”，以顾护正气，既病防传，有效防治脓毒症多脏器功能衰竭，也是“从肠论治”在脓毒症发生的早、中期应用截断扭转创新策略的主要理论依据。除直接感染引起的脓毒症外，创伤、烧伤等患者应激后极易出现严重感染，导致脓毒症。相关研究显示，肠道常驻菌在一定条件下可以穿过相对完整的黏膜上皮进入组织，到达肠系膜淋巴结、脏器和血流，并引起肠源性感染——细菌易位。内毒素分子比细菌小，更容易穿过黏膜屏障，因此应激后患者首先出现内毒素血症，即肠腔大肠埃希菌产生并贮存于内毒素池中的内毒素首先发生易位，然后伴随细菌易位。在脓毒症早期，促炎细胞因子通过不同途径导致内皮细胞损伤，增加微循环血栓形成，从而产生广泛微循环障碍以及脏器缺血、缺氧，进一步加重组织器官的损伤。内毒素在导致脓毒症病理变化中一方面可引起屏障作用，阻止抗生素进入细菌；另一方面可促进促炎性细胞因子释放，并迅速激活凝血及纤溶系统。因此，保护胃肠道黏膜，防止细菌及内毒素易位，可有效控制机体感染，降低器官衰竭，保护器官，对脓毒症治疗有重要意义。方邦江教授认为，脓毒症其治疗关键在于早、中期的及时干预，可有效防止病情恶化导致致死性的多脏器功能不全的恶性态势。脓毒症的关键致病因素是“毒”“瘀”,“从肠论治”通利泻邪疗法不在于祛除结粪，其主要目的为祛除热毒。其二，通利泻邪疗法具有调畅气机的功效，脓毒症最常合并胃肠功能衰竭，尤其是肠黏膜屏障在脓毒症的发生发展中起着重要的作用，胃肠乃中医六腑，“六腑以通为用”，通利泻下中药具有显著的改善脓毒症胃肠功能衰竭的功效。其三，通利泻邪疗法具有化瘀破结的功效，瘀血是脓毒症的病因，也是继发性的病理产物。如《伤科补要》云:“瘀血停滞，或积于脏腑者，宜攻利之……先逐其瘀，而后和营止痛，自无不效。”可见下法具有行气活血、祛瘀生新的作用，有关泻下类中药的研究表明，该类药物具有良好的调节凝血功能的作用，在防治脓毒症并发弥散性血管内凝血方面具有显著疗效。其四，通利泻邪疗法具有泻下存阴的功效，温热毒邪为阳邪，最易伤阴、耗液、动风。“留得一分阴液，便有一分生机”，若瞻前顾后，延误病机，导致阴液消耗殆尽，热盛液涸，阴阳离决，断无生理。对此需紧急采用下法，通便泄热，护其津液，急下存阴。此法保津护液与西医主张的液体复苏有异曲同工之妙。因而，我们团队提出的“从肠论治”脓毒症截断扭转防治法有望成为治疗脓毒症的新策略和新途径。

三、基于中医疫病理论之“表里双解”截断逆转法治疗新发、突发传染病

新发、突发传染病属于中医“疫病”的范畴，我们团队根据中医“疫病”传统理论，在传承朱良春教授和晁恩祥教授治疗传染病学术思想的基础上，结合方邦江教授近40年来治疗传染和感染性疾病的临床经验，针对新冠感染中医临床证候特点，首次提出“表里双解”之截断扭转法治疗新冠感染的学术观念，在国家重点研发计划、国家中医药管理局新冠感染中医药应急专项

课题等项目的支持下，并在2020年湖北省和2022年上海市疫情暴发期间，通过对华中科技大学同济医学院附属同济医院、武汉雷神山医院、黄石市传染病医院、上海新国际博览中心方舱医院等新冠感染救治定点医院开展多中心、前瞻性、随机、对照研究表明，“表里双解”法能缩短新冠感染轻型、普通型患者核酸转阴时间，有效阻断新冠感染向重症、危重症转化，无患者转为重症、危重症。

中医药在几千年与传染病的不断斗争中形成了独特的理论体系，积累了丰富的临床经验，如早在《素问·刺法论》中就有“五疫之至，皆相染易，无问大小，病状相似”的传染病描述。汉代张仲景在《伤寒论》中言“余宗族素多，向余二百。建安纪年以来，犹未十稔，其死亡者三分有二，伤寒十居其七”，由此可见，当时传染病流行甚广，死亡率极高。《伤寒论》依据脉症辨证，对包括传染病在内的外感热性病用六经理论进行归纳和分析证候，辨识疾病的性质与转归，综合应用汗、吐、下、清之法，尤其是麻杏石甘汤、承气汤、白虎汤等至今为临床救治传染病所习用。刘完素在其《素问玄机原病式》中提出“六气皆从火化”，创新了温热病病机理论，并创立了“急下存阴”的治疗大法，为后世温病学派的建立及“表里双解”法治疗外感温热病奠定了基础。及至明末，饥荒、瘟疫、兵燹不断，正如吴又可在《温疫论》中言“疫气流行，山东、浙省、南北两直，感者尤多。至五六月益甚，或至阖门传染”，并在该书中首次提出了“温疫之为病，非风、非寒、非暑、非湿，乃天地间别有一种异气所感”，明确指出瘟疫致病乃疠气（戾气）所为，其“疠气”致病之学说可谓开传染病学之先河。他提出致病途径“从口鼻而入”，指出传染病传播途径以消化道和呼吸道传播为主。吴又可重视下法在瘟疫治疗中的作用，在“逐邪为第一要义”的思想指导下，强调“勿拘于下不厌迟”之说，主张“急证急攻”，特别指出“夫疫者胃家事也，盖疫邪传胃十常八九，既传入胃，必从下解，疫邪不能自出，必借大肠之气传送而下，而疫方愈”。对于具体治疗方药，吴又可又首推大黄治疗瘟疫，言“黄连苦而性滞，寒而气燥，与大黄均为寒药，大黄走而不守，黄连守而不走，一燥一润，一通一塞，相去甚远。且疫邪首尾以通行为治，若用黄连，反招闭塞之害，邪毒何由以泻？病根何由以拔？既不知病原，焉能以愈疾耶？”“设邪在膜原者，已有行动之机……得大黄促之而下，实为开门袪贼之法，即使未愈，邪亦不能久羁”，由此可见吴又可不仅主张疫邪入里必用大黄“拔毒”，即使在瘟疫早期也倡导应用大黄以祛邪向愈，如其所创立的治疫通用方“三消饮”中就有大黄，其谓“三消者，消内消外消不内不外也。此治疫之全剂”，这也可以视为吴氏治疗瘟疫病“表里双解”的临床具体应用例证。《温热经纬》言：“时疫之邪，皆从湿土郁蒸而发。土为受盛之区，平时污秽之物……皆从口鼻流入膜原，而至阳明之经脉。”即明确提出疫疠之邪侵袭人体后可迅速入里至足阳明胃经和手阳明大肠经。杨栗山在《伤寒瘟疫条辨》中认为瘟疫为“邪热内攻，凡见表证，皆里证郁结浮越于外也”，认为温病有表证而无表邪，表证是由里证郁结浮越于外所致，并进一步指出了“温病其邪在里，由血分而发出气分，下不厌早”，提出尽早使用下法，使邪去而正安。叶天士在《温热论》中言：“再论三焦不得从外解，必致成里结。里结于何？在阳明胃与肠也，亦须用下法。不可以气血之分，就不可下也。”指出温邪里结于阳明，易伤津耗液，及时使用下法，使邪有出路，可防止温邪进一步深入。朱良春教授对包括传染病在内的外感热病，提出打破温病卫、气、营、血之传变规律，温病初起即可表里双解。温邪在气分如不从外解，必致里结阳明，邪热蕴结，最易化燥伤阴，所以应及早使用下法，不拘泥于先表后里、温病三禁，主张“先发制病，发于机先”，认为“通下岂止夺实，更重在存阴保津，既能泄无形之邪热，又能除有形之秽滞，一举数得，诚治本之道也”。晁恩祥教授对传染病的治疗经验独到，他认为传染病当“急则治标”“急症当祛邪，邪祛正自安”。新冠感染临床多表现为发热、乏力、胸闷、脘痞、便溏或腹泻、苔腻、脉滑等。《温热经纬》云：“湿温一证，即藏疫疠在内，一人受之，则为湿温；一方受之，则为疫疠。”《温病条辨》云：“头痛，恶寒，身重疼痛，舌白不渴，脉弦细而濡，面色淡黄，胸闷不饥，午后身热，状若阴虚，病难速已，名曰湿温。”若外邪入侵，温毒上受，湿困表里，肺胃同病，湿蕴化热耗气伤津，或是平素正虚气弱，极易邪毒内陷，一旦延误失治，令各脏腑功能受损，甚则阳亡阴竭。现代研究表明，重型新冠感染病理机制包括病毒损伤、免疫炎症失调、内皮细胞损伤、血栓形成和肾素-血管紧张素-醛固酮系统失调等一系列病理生理变化，进而进展为急性呼吸窘迫综合征和感染性休克，最终导致多器官功能衰竭。由此可见，新冠感染临床表现与“湿温病”的特征和致病特点十分吻合，故而我们将新冠感染归属于中医“疫病”之“湿温病”范畴，其主要病机为“疫毒夹湿致病”。治疗上，我们重视“下法”为开门驱贼之法，尤其是在轻症、普通型新冠感染治疗早中期应用“下法”以截断扭转。以化湿透表导下与辛凉宣泄导下之“表里双解”治疗轻症、普通型新冠感染，有效阻止了轻症、普通型新冠感染转为重症新冠感染。“肺与大肠相表里”，肺与大肠经络相通，互为表里，在功能上互相影响，并且二者病机相互传变。肺热壅盛，大肠极易出现阳明腑实，肺失宣降则出现肺气上逆、疫毒闭肺之症。应用“下法”功效有四，其一可祛除粪积；其二可清除疫邪、毒热、湿邪，使邪有出路；其三能活血化瘀；其四为急下存阴。现代研究表明肺与肠关系密切，下法具有调节肠道菌群、促进肠蠕动、保护肠黏膜、促进内毒素排出、减少细菌及毒素移位、影响炎症和免疫应答的作用。因此，此法体现了中医“治未病”的学术思想，为中医药治疗新冠感染乃至今后新发、突发传染病开辟了新的思路。

第三节 “三通疗法”治疗外感高热

外感高热是指感受时行疫毒引起的以高热烦渴、便秘、尿黄、脉数等为临床表现的一类外感疾病。该病相当于西医学的感染性高热，多由细菌、病毒、支原体、衣原体、真菌、螺旋体及寄生虫等病原体侵入人体所致。外感高热的疾病传变过程主要是由表入里，随着病情加重，甚至出现神昏、动血、惊厥等表现，临床上因其发病急骤，传变迅速，病情危笃，一直是急危重症临床救治的难题。方邦江教授在研习中医治疗外感热病理论和继承先师朱良春国医大师的学术思想基础上，创造性提出了“三通疗法”治疗外感高热，以发表、泻下、通利三法并举的“截断逆转”治疗方略，直捣病巢，直挫热势。

一、“三通疗法”治疗外感热病的理论基础

中医药素来注重对外感热病的治疗，在《黄帝内经》中就有《素问·热论》专篇。《伤寒论》作为研究外感病的临床专著，广泛应用汗、吐、下、清等法，其所创制的麻杏石甘汤、承气汤、白虎汤等至今为临床外感热病救治所习用。方邦江教授深入研习《素问·汤液醪醴论》“平治于权衡，去宛陈莝……开鬼门，洁净府”，《瘟疫论》“邪从窍入，未有不从窍出”的传统理论，并结

合现代医家对外感热病的认识，认为外感高热系邪从外入，祛邪外出为第一要务，而邪之所出，发肌表（鬼门）、利膀胱（净府）、通腑实（去宛陈莝）最为主要，如此方可直捣病巢，邪去正安。

《素问·阴阳应象大论》云："其在皮者，汗而发之。"《素问·生气通天论》曰："体若燔炭，汗出而散。"指出发腠理是治疗外感热证的重要治疗方法。中医素有"肺与大肠相表里"之说，清代著名温病学家叶天士在《温热论》中指出"再论三焦不得从外解，必致成里结。里结于何？在阳明胃与肠也，亦须用下法。不可以气血之分，就不可下也"，旨在温邪里结于阳明，易伤津耗液，及时使用下法，使邪有出路，可防止温邪进一步深入。杨栗山在《伤寒瘟疫条辨》中提出"邪热内攻，凡见表证，皆里证郁结浮越于外也""温病其邪在里，由血分而发出气分，下不厌早"。认为温热病有表证无表邪，表证是由里证郁结浮越于外所致，率先提出了温病下不厌早的学术思想。《诸病源候论》曰："热淋者，三焦有热，气搏于肾，流入于胞而成淋也。"肾开窍于二阴，高热发作时，热邪常搏结于此，前阴作为人体重要窍穴之一，治疗当以此窍为通路，引邪外出。

由此可见，方邦江教授在深谙中医治疗外感热病的理论基础上，汲取西医学热病理论，尤其是结合个人临床经验，创新性提出了多管齐下，齐头并进，即发表、泻下、通利三法并举，直挫热势，阻断传变的"三通疗法"，并擅用大黄、麻黄、滑石为代表性君药，统领全方，为中医药治疗外感高热性疾病开拓出了一条新的思路。

二、"三通疗法"治疗外感高热的主要药物解析

1. 泻下逐邪类代表药物之大黄

大黄苦、寒，其性沉而不浮，其用走而不守，具有泻下攻

积、清热凉血、逐瘀通经的功效。李东垣云大黄“推陈致新，如戡定祸乱，以致太平，所以有将军之号”。张仲景《伤寒杂病论》中有大量处方使用了大黄，其中的承气汤类方至今仍被广泛应用于临床。《本草正义》谓其“迅速善走，直达下焦，深入血分，无坚不破，荡涤积垢”。因而世人皆认为大黄为峻利之品，不轻用之，实则大黄不仅能攻病祛邪，而且有调中化食，安和五脏之功。吴又可在《温疫论》中主张“急证急攻”“因证数攻”“凡下，不以数计”，对于可下之证应“下之”“再下之”，直至邪尽，其祛邪外出主用大黄。大黄善治瘟疫，对急性传染病效果尤佳。方邦江教授在新冠感染的治疗中提出了“截断扭转”“表里双解”法，其主要策略就是运用大黄，拔毒祛邪，获取良效。“肺与大肠相表里”，古人有“病在脏，治其腑”之说，肠腑疏通，上焦壅遏之邪热、痰浊自有出路，治疗流感、肺炎、脓毒症等感染和传染性疾病均主张加用大黄下之。

现代药理学研究证明，大黄有调节胃肠道功能、抗病原微生物、抗炎等功效。大黄单体及其有效成分可抑制炎症小体的激活，调控氧化应激，促进肺功能的恢复，调节机体免疫防御系统，除此之外还可以通过破坏细菌的细胞膜，抑制细菌的生长和繁殖途径以发挥抗菌作用，如肺炎球菌、金黄色葡萄球菌及伤寒、副伤寒、痢疾、白喉、炭疽杆菌等，这充分展示了大黄的卓越功效。方邦江教授通过临床实践体会到大黄清热泻火、解毒抗菌的作用殊为显著，只要用之得当，无毒副作用。临床上以大黄用水煎服或生大黄粉口服、鼻饲，大黄用量6~20g，可发挥清热泻下、祛邪解毒之功，最多者一次用量可达50g，常用于高热引起的神志病，如此大剂量的使用须辨明虚实、邪正之盛衰方可为之。

2. 发表解肌类代表药物之麻黄

麻黄辛、微苦，温，轻扬辛散，善于宣肺气，开腠理，透毛窍，为治疗外感高热发汗透邪、退热之要药。《日华子本草》又言麻黄能“调血脉，开毛孔皮肤”。《本草备要》言“十剂曰‘轻可去实’，葛根、麻黄之属是也。邪客皮毛，腠理闭拒，营卫不行，故谓之实。二药轻清，故可去之”。《神农本草经百种录》言麻黄“轻扬上达，无气无味，乃气味之最清者，故能透出皮肤毛孔之外，又能深入积痰凝血之中”。现代研究显示，麻黄有发汗、解热、抗炎作用，通过降低TNF-α、IL-1、IL-4等炎症因子水平，以缓解肺部炎症。其有效成分如麻黄碱、挥发油、非生物碱组分均具有退热功效，是其发挥解热作用的物质基础，可以通过抑制IL-6、IL-10、TNF-α等炎症因子表达来发挥退热作用。

方邦江教授在运用发表解肌类药物治疗外感高热时多将麻黄与石膏配合使用，两药配伍既相辅相成，又相制相成。麻黄解表散邪，火郁发之，宣散上焦肺卫之郁热，如有表邪，尚可透表。石膏解肌透热，清泄里热，二药联用，相辅相成。石膏配麻黄使方药不至于因麻黄而过分温散；麻黄配石膏使方剂不至于因石膏而过分凉遏气机，二者相制相成，相得益彰。

3. 通利导下类代表药物之滑石

方邦江教授用于治疗外感高热通利导下的药物常用滑石、白茅根。《本草备药》云滑石“滑利窍，淡渗湿，甘益气补脾胃，寒泄热降心火。色白入肺，上开腠理而发表，下走膀胱而行水，通六腑九窍津液”。滑石具有清热、渗湿、利窍的功效，可治疗暑热烦渴、小便不利、水肿、皮肤湿烂等症。《神农本草经》云滑石“主身热泄澼，女子乳难，癃闭，利小便，荡胃中积聚寒热，益精气”，《本草纲目》载“滑石利窍，不独小便也……故滑石上能发表，下利水道，为荡热燥湿之剂。发表是荡上中之热，利水道是荡中下之热”。由此可见，滑石导热下行治疗热病，自古有之。

滑石味甘淡，性寒，通窍利尿，清热而不伤阴。有研究表明，滑石具有抑菌、抗炎和抗感染等作用。白茅根甘寒，入肺胃膀胱经，可通利三焦，导热下行，有凉血清热利湿的功效，还可用于治疗痈疽疔毒等热邪侵袭之病证。有研究显示，白茅根的有效成分如苯乙基色原酮类具有抗氧化、抗炎、抗菌和免疫调节等作用。张锡纯在《医学衷中参西录》中使用滑石、白茅根配伍治疗温病肺胃有热伴津伤证，方邦江教授也常将两药配伍使用，有清热利尿，导热下行之效，这为我们临床用药提供了宝贵的经验和科学理论支持。

第四节 “健运中枢平衡法”治疗多重耐药菌感染

随着抗菌药物的广泛使用，器官移植及免疫抑制剂的应用和有创技术的开展，造成细菌对抗生素耐药性不断增强，耐药菌广泛流行。目前防治耐药菌感染已成为医学领域研究的重点与热点。方邦江教授长期从事感染性疾病的中西医临床与实验研究，擅长中医药治疗耐药菌感染，他主张的“健运中枢平衡法”治疗耐药菌感染，并应用于临床实践，形成了独特而富有成效的临床治疗特色。

方邦江教授在耐药菌感染治疗中最大特色就是“平衡观”，他认为：“中医学不是对抗医学，不是以杀灭细菌、病毒为前提，而是用药物调整人体阴阳平衡。平衡的目的是恢复人体的自然状态，祛除的是疾病，保护的是人体。”正如《素问·生气通天论》所言“阴平阳秘，精神乃治；阴阳离决，精气乃绝”。对于耐药菌感染的中医发病机制，方邦江教授认为耐药菌如由外侵袭而入，可归为外感六淫之湿邪范畴；如因各种原因导致菌群失调，进而导致脾胃中枢功能失调，所产生的耐药菌则可归为内生五邪之湿邪。耐药菌引起的各类感染，有病情反复、缠绵难治的特点，与湿邪类似。湿为阴邪，无处不到，所以耐药菌感染可见于呼吸道、消化道、泌尿道、肢体局部等多处。同时湿性趋下，故泌尿系感染、阴道感染多见，且易诱导耐药菌产生。耐药菌易定植于消化道黏膜，中医学将消化系统或归为阳明，或归为太阴，阳明为多气多血之脏腑，太阴脾土，喜燥恶湿，湿邪过盛易困脾。脾胃在各类病因的影响下，易产湿化热，或化寒湿，同气相求，故致耐药菌定植。而针对耐药菌的治疗，西医学采用抗生素治疗为主，抗生素大多可归为清热解毒类药物，正因为耐药菌感染性质类似湿，故用清热解毒之品不能尽祛湿邪，反易致病情缠绵。

脾与胃通过经脉络属构成表里关系，脾主运化，胃主受纳，脾主升，胃主降，脾喜燥恶湿，胃喜润恶燥，脾胃相互配合，保持功能平衡，方能阴阳相合，升降有序，津液输布代谢才能正常，祛除湿邪方有出路。湿邪困脾，脾阳不振，运化无权，则会导致脾运失健，胃气衰败。李东垣在《脾胃论》中言："元气之充足，皆由脾胃之气无所伤，而后能滋养元气……脾胃之气既伤，而元气亦不能充，而诸病之所由生也"。脾胃运化功能关系到人体的生命活动及其存亡，故方邦江教授强调治疗耐药菌感染，治其"标"在湿，治其"本"在健运脾胃。

方邦江教授认为，耐药菌感染初起多为湿热或寒湿，渐而化痰，久而成瘀，终致脾胃正气大虚。病之初起，邪实正盛，正邪交争，表现为高热、痰黏、胃纳不佳、大便溏等，此时病机以湿热为主，治疗上要兼顾清热药物与利湿药物的配伍平衡，还需选择理气药物以取得气行则湿运之效。方邦江教授治疗耐药菌感染初期，强调使邪有出路，力倡开宣肺气以发汗、通腑泻下以祛湿、引水下行以渗泄的“三通”疗法，以麻黄、大黄、滑石为主药。麻黄开肺宣上，大黄导邪行下，滑石淡渗利水，还可配伍红藤、拳参、蒲公英等清热之品，配伍苍术、茯苓、泽兰、大腹皮等祛湿之品，配伍淡竹叶、槟榔、乌药等利水行气之品，导邪下行，共奏祛湿除热之效。在耐药菌感染初期，寒湿也并不少见，或因素体阳虚，湿热之邪寒化；或病因即为寒夹湿侵袭；湿为阴性，也易转为寒湿相兼。寒湿最易损伤阳气，形成恶性循环，出现正愈亏而邪愈盛，故耐药菌感染，患者会反复不愈。方邦江教授在治疗寒湿感染时，遵叶天士、吴鞠通、王孟英等学术思想，立足三焦辨证，以上焦寒湿为主者，用佩兰、藿香、白蔻仁等轻宣之品；以中焦寒湿为主者，用苍术、草果、半夏、陈皮、厚朴等重浊之品，温燥寒湿；以下焦寒湿为主者，用茯苓、泽泻、滑石等渗利湿浊。对寒湿久滞不去者，临证还选用制附片、桂枝以温通三焦，祛寒湿外出。

方邦江教授认为，随着耐药菌感染病程时间的延长，会化生痰浊，湿与痰本都为水液代谢障碍引起的病理性产物，“一源而二歧”，湿邪久留，可停聚为痰。患者常表现为不思饮食，纳呆腹胀，反复低热，苔白腻或黄腻。临证常选用竹茹、石菖蒲、川贝母、白附子等药物。他还提倡从“风痰”立论，“风痰”不仅指肝风内动、肝火上炎、炼津成痰，还包括感受外邪、怫郁而发，其病灶无处不到，临床多选用胆南星、僵蚕、苏子等药物。

耐药菌感染日久，往往会导致凝血系统紊乱，即血瘀湿滞，是病情反复难愈之因。这是因为耐药菌持续产生的内毒素，是一种脂多糖，经补体介导，可激活血管活性物质，不仅可以使毛细血管通透性升高，亦可使凝血系统异常。因此，方邦江教授临证治疗耐药菌感染常选用活血化瘀之药，按照名方血府逐瘀汤化裁，选用当归、川芎、红花、赤芍、牡丹皮和丹参等药。方邦江教授活血还善用生大黄，《本草正义》言大黄有“深入血分，无坚不破，荡涤积垢，有犁庭扫穴”之功。同时现代药理研究也证实，生大黄有显著抗菌消炎作用。

耐药菌感染病程缠绵，长期可损伤正气，因此患者往往可表现出气虚之象，尤其是以“脾胃气虚”最为突出。方邦江教授将这种邪毒尚盛，但正气大耗现象归为“急性虚证”范畴，此时治疗应以扶正为主，辅以祛邪。他主张健脾益气为治疗多重耐药菌感染的扶正大法，常以补中益气汤为主方以健脾祛湿。实验研究也提示，补中益气汤具有广泛的抗感染作用，可以通过直接抑制细菌、病毒或通过提高机体免疫功能发挥抗感染作用。

第三章 学术经验

第一节 外感热病

外感热病是感受六淫之邪或温热疫毒之气，导致营卫失和、脏腑阴阳失调，出现病理性体温升高，伴有恶寒、面赤、烦躁、脉数等症状的一类外感病证，是发热时人体对于致病因子的一种全身反应。外感高热主要见于急性感染性疾病、急性传染病，包括病毒、立克次体、细菌、螺旋体及寄生虫感染。目前，西医治疗只限于解热镇痛和抗菌、抗病毒等手段，存在疗程较长、副作用较多等弊端。方邦江教授在长达40余年的临床实践中，对中医药治疗外感热病心得独到。

一、主张三维辨证

外感热病自古临床多采用六经、卫气营血及三焦辨证论治。近年来，随着外感热病临床研究的深入，大多医家认为三种辨证方法存在一定的局限性，难以完全满足目前科研、教学、临床的需要。因此，方邦江教授认为，外感热病应以六经、卫气营血及三焦统一的辨证体系为基础，突破原有的辨证理论框架，构建更加全面的“外感热病三维辨证观”。

据临床观察，外感热病的证候及其病理变化都是由病期、病位和病性三大基本要素组成的。“病期”反映的是外感热病疾病过程中的各个层次或阶段，体现了一般外感热病发展过程中的顺序和规律，可划分为卫分期、气分期、营血分期、正衰期、恢复期；“病位”指的是病变所在部位，反映了邪正相争的主要场所，一般会出现此部位功能失调的一系列症状，大致可分为邪在肌表、邪在半表半里、邪在脏腑、邪恋经络；“病性”是指病变的性质，包括病变的正虚邪实状况、寒热属性以及病邪性质等。方邦江教授“外感热病三维辨证观”得到了其他学者的印证。方邦江教授在治疗外感热病过程中，立足于病期、病性及病位的外感热病三维辨证方法，丰富和扩充了外感热病的治疗方法。

二、提倡从风立论

根据三维辨证，若邪在卫分，邪正相交于肌表，属表寒证，则外感热病中医证候中，以发热、恶寒、头身疼痛、脉浮、苔薄为主症的风寒表证或初起时兼有风寒表证者为多数。方邦江教授以“风为百病之长”“风从外入，令人振寒，汗出头痛，身重恶寒”为理论基础，提出“外感热病从风论治”，创立以辛温解表为主的“疏风解表方”。该方具有散寒解表、疏风解肌之功效，由荆芥、防风、白芷、川芎、羌活、柴胡、甘草等组成。方中荆芥祛风解表而性较平和，防风祛风解表、性微温、甘缓不峻，羌活解表散寒、祛风止痛，三药同为君药，祛风解表散寒，而药性不甚峻烈；柴胡辛散解肌，川芎行血祛风，共为臣药，助君药解表退热；使以甘草调和诸药。全方配合，共奏散风解表、疏风解肌、达邪外出之效。

三、擅于表里双解

方邦江教授认为外感高热若属卫气同病，邪在脏腑，属实热证，则可突破先表后里之常规，及时采用表里双解之剂，内外共调，多能收事半功倍之效。因此，合理使用通里疗法，通过迅速排泄邪热毒素，促使机体早日康复，可缩短疗程，提高疗效。这是清热祛邪的一个重要途径，无论邪在气或是在营，或在表里之间，只要形体壮实，无脾虚溏泄之症，或有腑实之症，或热极动风，或热盛躁狂痉厥者，均可通下逐秽、泄热解毒，选用承气、升降散之类。吴又可所说的"大凡客邪贵乎早逐，乘人气血未乱，肌肉未消，津液未耗，病人不至危殆，投剂不至掣肘，愈后亦易平复。欲为万全之策者，不过知邪之所在，早拔去病根为要耳。但要谅人之虚实，度邪之轻重，察病之缓急，揣邪气离膜原之多寡，然后药不空投，投药无太过不及之弊……勿拘于下不厌迟之说"，充分说明了温邪在气分不从外解，必致里结阳明，邪热蕴结，最易化燥伤阴，所以及早应用下法。

方邦江教授遣方用药，常以麻杏石甘汤、升降散为主方，表里双解，直指症结要害。麻杏石甘汤主治表邪未解、肺热咳喘证，尤其石膏一药，用量独重。石膏凉而能散，生用更取其解肌透表之力。由于石膏质地较重，小量恐难取效，故方邦江教授用之两许起步，甚至半斤，取其非重用不为功之意。升降散一方出自清代杨栗山《伤寒瘟疫条辨》，具有调气机、泻郁火、化瘀滞、祛风胜湿、宣透郁热、涤邪解毒等功效，主治邪热充斥内外，阻滞气机，清阳不升，浊阴不降，所致之咽喉肿痛、胸膈满闷之症。方邦江教授以石膏清泄肺热；麻黄宣肺止咳；杏仁合麻黄宣降结合，加强止咳之力；僵蚕与蝉蜕相配能祛风，散逆浊结滞之痰而宣发肺气；大黄、甘草合用荡积行瘀，清邪热，解温毒，降阴中之浊阴；且僵蚕、蝉蜕与大黄、甘草为伍，而大黄用量独重，时达20~30g之多，一升一降，可使阳升阴降，气机得化，内外通和。

四、重视养阴生津

温邪最易伤津，人之阴，依胃为养，故方邦江教授认为外感热病当热入营血时，养阴生津尤为重要。方邦江教授宗叶天士"法当益胃""救阴不在血，而在津与汗"之论，常以益胃汤扶正救阴，阳明之津充足，温邪得以外达，外感热病得愈。温病后期，往往阴液亏损，精血亏虚，宜滋阴复脉、滋阴潜阳、养阴息风等，当考虑补而不滞。方邦江教授常以竹叶石膏汤加减治疗热病后期，余热未清，气津两伤，胃气不和之证。热病最易耗伤津液，而津液可维持人体生命活动，故津液耗伤会影响外感热病的转归。

“留得一分津液，便有一分生机”。方邦江教授在治疗各类外感热病时，坚持以“实其阴以补其不足”的养阴生津法来补充不足之阴，故养阴生津法应贯穿整个温热疾病的治疗过程。外感热病后期最易出现肺胃阴虚、肝肾阴虚及气阴两虚等证候，方邦江教授在诊治外感发热时常根据患者的不同证候而辨证选用不同的方药，诸如麦门冬汤、益胃汤、生脉散、增液汤、玉女煎、一贯煎等经典方剂，也常用麦冬、玄参、生地黄、知母、五味子、天花粉、芦根、白芍等清热、滋阴、生津之品，并鼓励患者多饮水。对一些津液耗伤严重的患者，方邦江教授还主张在中医辨证论治指导下，本着西为中用的原则，可静脉滴注参麦注射液等以养阴生津。方邦江教授认为，这种补液滋阴生津之法与中药甘寒生津的作用类似，对肺胃津伤患者疗效尤其显著。

五、强调顾护胃气

《素问·平人气象论》云：“平人之常气禀于胃……人无胃气曰逆，逆者死。”方邦江教授根据三维辨证理论，认为凡外感热病，不管病在何病期、何病位，病性如何变化，都要仔细查验脾胃之气的盛衰，在治疗中兼顾脾胃之气，这不仅可防他脏疾病传脾，而且对防止疾病由轻到重的传变都有着十分重要的意义。

方邦江教授指出，顾护胃气体现在外感热病发生发展的几个阶段。首先，顾护脾胃，未病先防。所谓“未病先防”，就是指在机体未发病之前，提高人体的正气，即顾护脾胃之气，从而增强抵御邪气的能力，防止疾病的发生。《伤寒论》云：“病人脏无他病，时发热，自汗出而不愈者，此卫气不和也。先其时发汗则愈，宜桂枝汤。”此“先其时”即疾病未发之时，截断其发病趋势，以达到治疗之目的。方中甘草、大枣性味甘平，入脾胃二经，善补益脾胃之气；芍药苦酸，合众药之甘可滋周身营阴，养其汗源。诸药合用，使脾胃健旺，营卫调和，则自汗得愈。再次，扶脾益胃，已病防变。《金匮要略》云：“见肝之病，知肝传脾，当先实脾。”说明仲景即重视未病先防、已病防变，且强调已病之后，须重视脾胃，立法处方，时时顾护脾胃，以防变生他病，这是仲景顾护脾胃的一个重要组成部分。

综上所述，方邦江教授认为在治疗疾病的全过程中，既要注重辨证主攻主病，又要时时注重顾护脾胃，二者不可偏废，这才是辨证观与整体观的有机结合。

六、活用虫类药物

方邦江教授在外感热病诊疗过程中，不仅参酌古今，立足于三维辨证，而且对虫类药潜心研究，认为虫类药物以研粉、生用为佳，不宜久煎，并在治疗外感热病中运用虫类药物，疗效甚佳。常用虫类药物如下：

全蝎，味辛，性平，有毒，归肝经。全蝎可祛风止痉，通络止痛，攻毒散结。张山雷认为蝎尾有“开痰降逆”之功。方邦江教授认为全蝎不仅有祛风定惊的作用，还可涤痰、开瘀解毒。故在外感热病诊疗过程中，外感温热疫毒之气，症见高热神昏、喉间痰鸣如拽锯、惊厥频作、苔厚腻者，可用全蝎2~5g，煎汤内服。有息风化痰、通腑泄浊之功效，使浊痰得化，热毒可祛。

蜈蚣，味辛，性温，归肝经。蜈蚣可息风定痉，开瘀解毒，舒利关节。方邦江教授认为外感温热疫毒，症见高热神昏时，蜈蚣与全蝎同用有协同加强作用，故重症危候多二者兼用。但蜈蚣与全蝎的临床运用，同中有异，不尽相同。全蝎以定惊、缓解抽搐见长；蜈蚣则以开瘀解毒之功为著。故风动惊厥用全蝎；如为热盛生风者，并有热毒肆扰，伍用蜈蚣，其效更彰。

斑蝥，味辛，性热，有大毒，归肝、胃、肾经。斑蝥主逐瘀破积，蚀肌攻毒，临床多应用于治疗肿瘤。方邦江教授据《神农本草经》载斑蝥“主寒热”之论，在临床多将其应用于治疗病毒感染引起的发热，尤其是流感引起的热病。现代药理研究也表明，斑蝥具有抗炎、抗病毒、抗菌作用，故在外感热病中酌量运用斑蝥或者选用“复方斑蝥胶囊”制剂，疗效颇佳。

蝉衣，味甘，性寒，归肺、肝经。蝉衣具疏泄之性，善解热，为温病初起之要药。清代温病学家杨栗山称其能“祛风胜湿，涤热解毒”。方邦江教授认为蝉衣疏散风热的作用机制，可能是对体温调节中枢异常兴奋性有选择性地抑制作用，通过扩张皮肤血管，使血流加速，汗腺功能增加，散热增加，从而使体温趋向正常。

僵蚕，味辛、咸，性平，归肝、肺、胃经。僵蚕僵而不腐，得清化之气，又名“天虫”。杨栗山之《伤寒瘟疫条辨》首推本品为时行温病之要药。因其能散风降火、化痰软坚、解毒疗疮，故方邦江教授用其治疗流感发热及风热型感冒效亦佳。

方邦江教授认为，虫类药物具有十分广阔的应用前景，临床运用需要不断挖掘，改革剂型，做到既方便应用，又提高疗效。

第二节　脓毒症

脓毒症是由感染失控引起的宿主反应导致的危及生命的器

官功能障碍。随着人口老龄化、肿瘤发生率的不断增加、器官移植不断增多、免疫抑制剂的广泛使用等，使得脓毒症的发生率不断上升。脓毒症具有病死率高、医疗费用高和医疗资源消耗高的“三高”特点，严重危害人类的生命健康，给社会、家庭带来了巨大的负担。方邦江教授根据脓毒症中医临床特征和病理机制，将“截断逆转”“急性虚证”理论应用于脓毒症临床实践，首次提出了“从肠论治”“全程补虚”的中医药治疗脓毒症的创新防治策略，取得了良好的临床效果，并在临床上推广使用，丰富和发展了中医药治疗脓毒症的理论与实践。

一、“全程补虚”疗法在脓毒症中的临床应用

脓毒症“急性虚证”是指因急性、严重致病的感染因素（包括传染病在内的病毒、细菌、真菌等）导致人体正气迅速耗伤的一种病理状态，是邪气过盛超过人体正常抗邪能力而呈现出的急性“虚证”，或在“本虚”的基础上急性出现新的“虚证”，即西医学的电解质紊乱、脱水、失血、休克等病理状态，是该病急危重症中最严重的一种病理形式，该证同时具备急、虚、危、重的特点，这与通常所指的“虚证”是不同的，一般虚证是人体正气虚弱的临床表现的总称，因疾病损耗、先天不足、后天失养所致。

方邦江教授认为脓毒症的基本病机是正气虚弱，毒、瘀、痰阻滞经络，气机逆乱，气血阴阳受损而导致全身脏腑功能失调。由于在脓毒症病程中均存在“虚”的状态，因此拟定了“全程补虚”的治疗原则，即从脓毒症早期便开始补虚以截断，扭转疾病的进一步恶化与迁延，针对脓毒症早期（正气亏虚、正邪交争）、进展期（虚实夹杂）、晚期（“正邪俱虚”或“正虚邪盛”）及恢复期（正虚邪恋）的不同证候，分别采用扶正截断、培元祛邪、

救逆泄浊以及益气养阴等不同治疗原则。根据患者“虚”的不同状态采用不同的药物，对于脓毒症早期患者，可使用太子参、北沙参、黄精和黄芪等补益药物，进展期、晚期的重度“虚证”脓毒症患者，可使用大剂量人参，每日可用至50g，以大补元气，增强机体抗邪能力，此方法在治疗新冠感染合并脓毒症时得到了验证。方邦江教授结合“急性虚证”理论自拟“参黄颗粒”（人参50g，附子50g，大黄40g，红藤30g，蒲公英30g，水蛭6g），应用于华中科技大学同济医学院附属同济医院、武汉雷神山医院、黄石市传染病医院等治疗新冠感染合并脓毒症患者，结果显示“参黄颗粒”可有效阻止患者脓毒症病情进展，明显降低重症新冠感染患者死亡率，增加患者淋巴细胞数量，抑制TNF-α、IL-6、IL-8等，降低需要机械通气的患者比例。

二、“截断逆转”疗法在脓毒症中的临床应用

脓毒症属于中医温热病范畴，历代温病学家非常重视通下法在温热病中的应用。例如明代医家吴又可认为“逐邪为第一要义”，强调温疫“勿拘于下不厌迟”之说，主张“急证急攻”，特别指出“夫疫者胃家事也，盖疫邪传胃十常八九，既传入胃，必从下解，疫邪不能自出，必借大肠之气传送而下，而疫方愈”，认为疫邪入里必用大黄“拔毒”，即便在瘟疫早期也倡导应用大黄以祛邪向愈。清代温病学家杨栗山更是认为温病“下不厌早”。国医大师朱良春教授倡导在治疗脓毒症时不要拘泥于温热病卫、气、营、血一般传变规律，提出在疾病初期即可采用“表里双解”并破除温病之禁汗、禁吐、禁下之法，提出“通下岂止夺实，更重在存阴保津，既能泄无形之邪热，又能除有形之秽滞”的指导思想。方邦江教授在此基础上，提出“从肠论治”之“截断扭转”法防治脓毒症的新策略，即早期采用荡涤“毒”邪、“急

下存阴”之下法，力挽狂澜，防止疾病向严重方向发展。“从肠论治”的目的不在于祛除结粪，而是旨在脓毒症病程早、中期祛除热毒，调畅气机，化瘀破结，泻下存阴，以顾护正气，既病防传，有效防治脓毒症多脏器功能衰竭，临床中多以大黄为代表性药物。在临床实践中，他总结出大黄的使用一般不会引起水电解质紊乱，如果患者素有脾胃虚弱，可以用熟大黄代替生大黄使用，也可以根据患者气血阴阳虚实配伍使用人参、附子，如人参大黄汤、附子大黄汤等。2020年新冠感染期间，该防治策略用于治疗包括脓毒症在内的重症新冠感染患者起到了降低死亡率、减少疾病转重率和降低机械通气比例的效果。因此，“从肠论治”脓毒症截断扭转防治法有望成为治疗脓毒症的新策略和新途径。

锦红汤是上海中医药大学附属龙华医院已故国家非物质文化遗产顾氏外科奠基人顾伯华教授在中医药治疗外科炎症性急腹症临床经验基础上，根据中医“六腑以通为用”的理论，在复方大黄牡丹汤基础上，精简化裁研制而来的验方，具有清热解毒、行气通腑、活血消肿的功效。锦红汤在临床应用已近50年，广泛用于治疗急性阑尾炎、胆道感染、脓毒症等各种感染性疾病，且疗效确切，并有显著减少或替代抗生素使用的作用。我们团队临床应用具有“通腑泻下”功效的锦红汤，治疗胆道感染、脓毒症、急性胰腺炎合并感染等感染性疾病疗效显著。临床将60例脓毒症患者随机分为治疗组和对照组，发现应用加味锦红汤的治疗组有效率达83.33%，患者中医证候积分下降，TNF-α、IL-10、C反应蛋白水平下调，由此得出锦红汤能通过抑制过度炎症反应有效防治脓毒症。将60例脓毒症合并早期心肌损伤患者随机分为治疗组和对照组，发现给予锦红汤的治疗组心肌肌钙蛋白Ⅰ、血清降钙素原、超敏C反应蛋白和血浆内毒素水平降低，患者的急性生理与慢性健康评分系统Ⅱ评分、序贯器官衰竭评分降低，由此表明，锦红汤能有效保护脓毒症早期出现的心肌损伤，改善患者心功能。对61例急性胆源性感染全身性炎症反应综合征脓毒症患者给予锦红汤治疗，发现治疗后患者TNF-α、IL-6、IL-8、一氧化氮水平升高，IL-2水平降低。由此表明，锦红汤能抑制胆源性感染脓毒症全身过度炎性反应，维持机体免疫功能的相对稳定。用锦红汤治疗重症急性胰腺炎患者结果表明，此方能显著降低患者血浆中炎性介质水平，保护黏膜屏障，进而防止细菌和内毒素移位入血，避免对机体造成“二次打击”，从而促进患者康复。临床对急性胆源性胰腺炎脓毒症患者给予锦红片治疗，发现此方能显著降低患者的血清胆红素含量，缓解临床症状与缩短病程。

方邦江教授牵头完成的基于“截断扭转”策略的中医药防治脓毒症循证评价及效应机制研究，获得国家重点研发支持，该研究结合相关实验研究，探讨中医防治脓毒症新治法、新途径、新方药和效应机制，为制定和优化中医药防治脓毒症诊疗提供支撑。研究结果表明，本项目在全国30余家医院的急诊科、重症医学科、呼吸科等科室开展的锦红汤内服治疗脓毒症的随机、多中心、临床研究，完成全部计划研究病例纳入，共纳入1522例。根据纸质版病例报告表中的原始数据内容，对纳入研究对象的原始资料进行了电子数据库录入，完成了数据检查、质疑、清理等工作，锁定数据库进行了揭盲以及统计分析。本研究验证了“截断逆转”策略在脓毒症临床治疗中的疗效，为中医药防治脓毒症新疗法、新药物的运用提供了循证依据。此外，课题组完成了临床粪便样本的收集，采用肠道菌群宏基因组测序，探索脓毒症患者肠道菌群多样性和丰度以及服用锦红汤对脓毒症患者肠道菌群多样性和丰度的影响，预测潜在靶点和关键通路。本研究将死亡率及SOFA评分改善程度作为主要疗效指标。在60

天随访中，服用锦红汤治疗的患者死亡率为28.08%，较对照组（36.84%）明显降低，研究结果表明，锦红汤内服可以改善脓毒症患者预后，降低脓毒症患者60天的全因病死率。SOFA评分改善程度在两组间未见明显差异。在治疗第5、7、15天，试验组APACHE Ⅱ评分较对照组明显降低，在治疗第15天，试验组GCS评分较对照组明显改善。在需要机械通气的患者中，锦红汤内服可以明显降低机械通气时间。在治疗第3和第15天，试验组收缩压较对照组明显升高，在治疗第15天，试验组平均动脉压、尿量较对照组明显升高。在实验室检查方面，锦红汤用药5天后可升高淋巴细胞百分比，用药7天后能够降低血乳酸水平和血钠水平，升高血HCO_3^-水平，用药15天后能够降低脓毒症患者CK水平。

第三节　新发、突发传染病

一、流行性感冒

流行性感冒，简称流感，流感病毒按其核心蛋白可分为甲、乙、丙、丁四种流感类型。在人群中呈季节性流行的流感病毒为甲型（甲型H1N1亚型和甲型H3N2亚型）和乙型（Yamagata系和Victoria系），主要临床表现以发热、头痛、肌痛和全身不适为主，体温可达39~40℃，可伴有畏寒、寒战、肌肉关节酸痛、乏力、食欲减退、腹泻等全身症状，常有咽喉痛、干咳，可有鼻塞、流涕、眼结膜充血等症状。重症患者可出现病毒性肺炎、继发性细菌性肺炎、急性呼吸窘迫综合征、休克、弥散性血管内凝血、心血管和神经系统等肺外表现及多种并发症，甚至死亡。甲型流行性感冒（以下简称甲流）是临床最为常见的流感，是感染甲型流感病毒后引起的急性呼吸道传染病，具有起病急、传染性强等特点，少数重症患者可出现急性呼吸窘迫综合征、脓毒血症等严重并发症甚至是死亡。目前西医学治疗甲流主要使用磷酸奥司他韦胶囊，但临床上应用仍有局限。近年来，探索中医药治疗甲流受到越来越多的关注，成为当前研究的热点问题。目前已有多种方药被证实有治疗甲流的确切作用，有望成为治疗甲流的一线用药。

流感相当于中医的“时行感冒”“疫病”范畴，关于甲流的相关论述，最早见于《素问·阴阳应象大论》，其载：“冬伤于寒，春必温病。”东汉张仲景在《伤寒例》中首次提出“时行”，“凡时行者，春时应暖而反大寒”。北宋杨士瀛在《仁斋直指方论》中首次提出“感冒”一词，其言“感冒风邪，发热头痛”。清代林佩琴在《类证治裁》中首次提出“时行感冒”。

方邦江教授认为，本病中医病位在肺，以邪袭肺卫，卫表失和，肺气失宣为主要病机，疾病初期表现为表热实证；若正气偏虚或邪气偏盛，病邪由表入里，脏腑功能失调可致气营两燔、内闭外脱之证；后期邪退正虚，主要表现为气阴两伤之证。方邦江教授治疗该病坚持中医“未病先防”的治未病思想。由于本病具有传染性强的特点，应特别注意个人、环境卫生。“虚邪贼风，避之有时”，应尽量避免在人群密集场所活动，同时加强体育锻炼，在量力而行的情况下采用太极拳、五禽戏、八段锦以健身强体。“饮食有节”，饮食营养、规律，多食用新鲜果蔬及牛奶、鸡蛋等优质蛋白，以提高自身免疫力。“起居有常”，要顺应自然界气候的变化，保持规律作息，“不妄作劳”。“精神内守”，心神安宁，畅达情志，避免焦虑恐惧、抑郁孤独等负面情绪，可选用合欢花、萱草、薰衣草、茉莉花等抒情忘忧、调情助眠等芳香怡人中药沐浴、熏洗或炮制茶饮，“真气从之”，病安从来。流行期间药物预防建议采用药食同源中药，推荐桃公清新饮（颗粒、口服液），口服，每次1袋（8g），每日2次，疗程5~7天；成人预防方药物：金银花6g，薄荷3g，芦根6g，黄芪9g，水煎服或冲泡代茶饮，每日1剂，疗程5~7天。

发病阶段一般根据临床表现可分为流感轻症、重症和恢复期。

（一）流感轻症

1. 风热犯卫证

临床表现：发热恶寒或不发热，咽干咽红，或鼻塞，轻咳少痰，乏力，舌边尖淡红，苔薄，脉浮数。

治法：疏风解表，清热解毒。

推荐方剂：银翘散加减。

基础方药：连翘，金银花，桔梗，薄荷，竹叶，荆芥，淡豆豉，牛蒡子，贯众，一枝黄花，苍耳子，生甘草。

2. 风寒束表证

临床表现：恶寒，发热或不发热，无汗，头身疼痛，鼻流清涕，或纳差、腹痛、腹泻，舌淡红，苔薄而润，脉浮紧。

治法：祛风散寒，辛温解表。

推荐方剂：疏风解表方加味。

基础方药：荆芥，防风，淡豆豉，白芷，川芎，羌活，柴胡，藿香，苍耳子，甘草。

3. 表寒里热证

临床表现：恶寒，发热，头痛，肢体乏力、酸痛，咽痛，鼻塞，流涕，口渴，舌红，苔薄黄，脉数。

治法：解表清里，表里双解。

推荐方剂：大青龙汤加减。

基础方药：麻黄，桂枝，杏仁，生石膏，黄芩，知母，金银花，大黄，炙甘草，生姜，大枣。

4. 热毒蕴肺证

临床表现：发热，咳嗽，痰黄黏稠，或夹血丝，胸闷，舌红，苔黄腻，脉滑数。

治法：清肺解毒，截断逆转。

推荐方剂：麻杏石甘汤合锦红汤加减。

基础方药：炙麻黄，生石膏，杏仁，生甘草，金银花，连翘，黄芩，桔梗，大黄，红藤，蒲公英，一枝黄花。

（二）重症

1. 邪气闭肺，正气欲脱证

临床表现：壮热，咳喘气急，胸闷喘促，烦躁不安甚则神昏谵语，心悸，口渴欲饮，便干，尿赤，舌红绛，苔黄腻，脉弦滑数。

治法：清气凉营，通腑泄肺。

推荐方剂：宣白承气汤合参黄颗粒加味。

基础方药：生石膏，生大黄，杏仁，全瓜蒌，水牛角，牡丹皮，水蛭，人参，玄参。

2. 毒热内陷，内闭外脱证

临床表现：神昏，呼吸困难，张口抬肩，鼻扇气粗，四肢厥冷，汗出，尿少，舌质紫暗或红绛，苔厚腻或干燥，脉大无根。

治法：益气固脱，回阳救逆。

推荐方剂：参附汤加减。

基础方药：生晒参，黑顺片，山萸肉，大黄，牡蛎，五味子。

（三）恢复期

证型：气阴两虚证。

临床表现：倦怠乏力，口干，咳嗽少痰，心烦，多汗，纳差，舌红少苔，脉细弱无力。

治法：益气养阴，健脾润肺。

推荐方剂：沙参麦冬汤加减。

基础方药：沙参，麦冬，生地黄，川贝母，淡竹叶，黄芪，石斛，黄精，五味子。

近年来甲流仍时常流行，随着病毒的变异，使得流感的治疗变得愈加困难。方邦江教授认为，中医治疗流感，不管病毒如何变异，总不外乎风、寒、湿、热作祟。方邦江教授在治疗流感有独到的经验，他认为其基本病因在于风邪为先导，提倡时行感冒从风论治，并自拟"疏风解表方"（荆芥、防风、白芷、川芎、羌活、甘草等药物）治疗甲流，取得了良好的临床疗效。在"新发急性呼吸道传染病的中西医结合诊疗策略研究（ZHYY-ZXYJHZX-1-201703）"课题的临床研究中，92例风邪袭肺证甲流患者随机分为疏风解表方组和对照组，其中对照组46例，予口服磷酸奥司他韦胶囊治疗；疏风解表方组46例，在对照组的基础上，加用口服疏风解表方治疗。研究结果显示，疏风解表方组的体温恢复率、临床症状改善情况及甲型流感病毒咽拭转阴率均优于对照组。实验研究表明"疏风解表方"对LPS诱导的大鼠发热改善作用显著优于西药解热镇痛药，抗炎作用显著优于西药糖皮质激素，显示出良好的解热抗炎作用。

二、新冠感染

新冠感染的暴发，对人类社会构成了巨大的威胁。自2020

年元月开始，方邦江教授率领上海中医药大学附属龙华医院中医医疗队援鄂抗疫，担任武汉雷神山医院中医防控新冠感染专家组副组长、感染三科五病区主任。在武汉新冠感染疫情期间，方邦江教授在华中科技大学同济医学院附属同济医院、黄石市传染病医院、武汉雷神山医院进行临床观察研究，根据新冠感染的临床特征，结合中医学“疫病”理论和临床实践，率先提出了新冠感染“急性虚证”病机理论，倡导“全程补虚”“表里双解”“截断逆转”的新冠感染中医防治策略，出版了中医类新冠感染防控手册——《新型冠状病毒感染的肺炎中西医结合防控手册》。2022年上海新冠感染期间，方邦江教授担任上海中医药大学附属龙华医院医疗领队，进驻上海新国际博览中心方舱医院，担任中医专家组组长，在中医药治疗新冠感染方面积累了丰富的经验。

方邦江教授认为，新冠感染多表现为发热、咽干、咽痛、咳嗽，伴有乏力、胸闷、脘痞、便溏或腹泻，多伴舌质紫暗、舌苔厚腻或积粉苔等临床症状。通过对临床症状及体征的分析，他认为新冠感染符合吴鞠通《温病条辨》之“头痛，恶寒，身重疼痛，舌白不渴，脉弦细而濡，面色淡黄，胸闷不饥，午后身热，状若阴虚，病难速已，名曰湿温”的论述，故认为新冠感染当属中医学“疫病”之“湿温”范畴。

方邦江教授认为，新冠感染分为轻症、普通型、危重症、恢复期等阶段，各阶段均存在不同性质、不同程度的虚损状态。针对新冠病毒普遍易感，感染后传变迅速，“邪实正虚”的病机特点，拟定了“全程补虚”“截断逆转”的新冠感染两大治疗原则，并根据病情的不同阶段制定了相对应的治疗策略：①针对轻型感染，采用辟秽化浊，兼以扶正法；②针对普通型感染，采用培元扶正、清表泻里法；③针对危重症采用扶元逆转法，即扶正固本，逆转病势；④针对恢复期的患者，采用益气养阴、降气平喘、活血化瘀法。治疗轻型感染，此时邪未深入，正气未衰，予以疏风宣表、化湿解毒等药物，如金银花、连翘、菊花、薄荷清宣之品使邪由表而解，并予以半夏、厚朴、藿香、桔梗、苍术、茯苓等调理气机，气机调畅则湿邪自除，同时给予人参、黄芪、玄参、西洋参等固护正气，以防毒邪内陷。治疗普通型感染，此时邪气入里，正邪交争剧烈，需辛凉宣导，使邪有出路，此时可选用麻黄、杏仁之品助肺气宣降，黄芩、竹叶、蒲公英、红藤、石膏、滑石之品清解上焦热毒并导热下行外出，更兼以大黄、厚朴之品从肠论治，使邪热外泄，又取肺与大肠相表里之意，以助肺司呼吸。此时仍需注意扶正，一则正邪相搏，正气受损；二则应用攻伐之品易伤正气；三则需补益正气，使其祛邪有力。在2022年上海新冠感染疫情中，该治法历经数万名新冠感染患者的临床验证，在缩短患者核酸转阴时间、阻遏病情发展等方面均表现出显著效果。在治疗新冠感染重症/危重症，重症向危重症转化，以及正气不足，体弱多病的人群时，应用大剂量补益类中药，如黄芪、人参、麦冬、附子等以温阳扶正，培补元气，同时使用大黄、红藤等药物荡涤邪毒，并取急下存阴之意，做到“扶正不留邪，祛邪不伤正”。2020年武汉新冠感染疫情中，方邦江教授基于“急性虚证”理论及“截断逆转”治法，应用自拟方剂参黄颗粒，在武汉同济医院、武汉雷神山医院、武汉市精神卫生中心、黄石市传染病医院等单位率先开展了针对重症/危重症新冠感染患者的多中心、前瞻性、随机对照研究。结果表明，与常规治疗相比，使用参黄颗粒的重型、危重型新冠患者的临床症状能显著改善，患者死亡率降低，由重症向危重症的转化率降低，且应用参黄颗粒未增加患者的不良事件，显示出良好的有效性和安全性。

新冠感染患者，感染后或急性重症缓解后，长期存在新冠感染相关症状，且较一般患者具有更长、更复杂的病程的新冠长期阳性人群，此类患者被称为“长期新冠（Long covid）”患者。长期阳性患者，因邪气留恋日久，郁久化热，气血耗伤，瘀阻肺络，邪正交争，正气耗伤，弥漫三焦，病情复杂多变，但病机环节关键在于湿、热、毒、瘀、虚，长期阳性患者病机以湿为主，湿邪影响胃气蒸腾，舌苔厚腻，分布不均；湿邪化热，火乘土位，舌质红，苔黄；病程日久，则入血分，瘀血阻络，气血运行不畅，舌质暗。治疗上当“司外揣内”，辨别寒热虚实，“观其脉证，知犯何逆，随证治之”。临床中长期阳性患者常表现为正虚邪恋的病理状态。正虚主要表现为气虚、阴虚、阳虚等证型，常用的药物有太子参、北沙参、生黄芪、人参、熟地黄、女贞子、旱莲草、白术、茯苓、黄精、石斛、附子、桂枝等。邪恋主要为湿邪和热毒未清，祛湿可选用藿香、佩兰、羌活、苍术；健脾化湿可选用苍术、茯苓、扁豆、薏苡仁；淡渗利湿可选用猪苓、车前子、滑石；清热燥湿可选用黄芩、栀子等。热毒未清者可选用鬼箭羽、肿节风、萆薢、虎杖、马鞭草等药物。

第四节　炎症性急腹症

急腹症是以急性腹痛为主要表现的腹腔脏器疾病的总称，具有起病急、病情重、病因复杂等特点。炎症为主的急腹症常见有急性阑尾炎、急性胆囊炎、胆管炎、腹膜炎等。本病属中医学“腹痛”“肠痈”等范畴。从脏腑辨证来看涉及脏腑主要为肝、胆、脾、胃及大小肠等，其中以腑病为主。根据主要病机，一般可概括为气滞证、血瘀证、热壅证、湿热证、正虚邪恋证等证型。气滞证临床表现以腹部胀痛为主，排气后有所减轻，伴有恶心、呕吐、纳差、肠鸣，舌苔薄白或白腻，脉象多弦；血瘀证临床表现以腹痛拒按为主，舌质紫暗或有瘀斑，脉象弦涩；热壅证临床表现为发热、腹痛持续或阵发性加剧，腹部有明显压痛，常可触及包块；湿热证临床表现较为复杂，因湿热的部位（肝胆、脾胃、膀胱）及程度而表现各异，多见于某些慢性疾病迁延不愈或余毒未清；正虚邪恋证临床表现多以隐痛、低热、纳差为主。

本病常用的中医治法主要有攻下法，根据证型可分为寒下、温下、峻下、润下等。炎症性急腹症以里实热证居多，可用寒下法进行治疗，以达到消除积滞、清解热毒的目的。临床常用药物包括大黄、芒硝等，大黄泻下、清热解毒、化瘀，并有较强的抗菌消炎功效，是炎症性急腹症的最常用药物。芒硝泻下清火、利胆，能增加胆汁分泌，促进胆道蠕动，松弛括约肌。因此芒硝也是炎症性急腹症的常用药物，主要适用于大便燥结的患者，大便稀溏或腹泻者不宜使用。

清热解毒法主要适用于里热证的炎症性急腹症，常用的清热解毒药物有肿节风、金银花、连翘、蒲公英、紫花地丁、红藤、败酱草、栀子、皂角刺、虎杖、大黄等，方邦江教授常用锦红汤（大黄、红藤、蒲公英）治疗此型，尤其是急性胆管炎、急性胆囊炎，效果显著。

清热利湿法多用于炎性急腹症伴见湿热证候者，常用药物有清热燥湿的黄连、黄芩、黄柏、龙胆草、金钱草、葎草、车前草、鸭跖草、扁蓄、瞿麦、海金砂等。

理气活血法常用于气机郁滞、血运不畅的炎性急腹症，常用的理气药有枳实、厚朴、木香、柴胡、香附、八月札、莪术、川楝子、乌药、陈皮、香附、郁金等。常用活血药有川芎、鬼箭羽、当归、延胡索、五灵脂、乳香、没药、桃仁、红花、蜈蚣、全蝎等。炎症性腹痛多表现为热病，易耗津伤液损气，表现为气阴两伤的证候。治疗予以益气养阴，常用益气药物有生黄芪、太子参、党参、人参、北沙参、西洋参、白术、麦冬、五味子、天冬、大生地、女贞子、旱莲草等。

急性胆囊（管）炎，尤其是化脓性囊（管）炎，病情凶险，多发展为脓毒症、脓毒症休克，甚至导致死亡，属于中医“胆胀”范畴。中医学认为，胆为六腑之一，以降为顺，以通为用。胆汁从肝细胞、胆管上皮细胞分泌至毛细胆管、肝内胆管、肝外胆管、胆囊，再排泄至肠道，进而从大便及小便中排出体外，从上至下，浑然有序。其中任何一个环节发生障碍，都可能引起人体生理功能的紊乱从而发生多种病变。对于胆道疾病的治疗，关键是要恢复胆道系统的正常生理机能，包括胆汁的分泌排泄功能，保持胆道的通畅是治疗胆病的基本原则，这同中医所谓“六腑以通为用”的理论相吻合。

“六腑以通为用”可作为中医治疗一切胆系疾病的基本法则，但对于急性胆道系统感染类疾病而言其临床意义更为重大，这是因为：①急性胆系感染大多源于胆道梗阻；②急性胆道感染后，胆管壁组织充血水肿，加重胆道梗阻；③胆汁成分发生改变，胆汁黏度增高，排泄不畅；④大多伴有发热、腹胀、大便干结等肠道不通之表现。因此，在急性胆系感染性疾病的发生、发展演变过程中，“不通”是该病的基本病机。

中医认为急性胆源性感染的病因病机主要为肝胆气滞、疏泄失常，邪热蕴阻、横逆脾土，湿热蕴结、热结不散。“胆腑不通”“不通则痛”是本病的基本病理改变，而“邪从热化”“热从燥化”则是本病变证转归的重要环节。急性胆源性感染的早、中期临床征象在中医辨证中属里热实证，病变发展迅速，一旦治疗不当或不及时，即可因热腐成脓、热毒炽盛，深入营血而导致亡阴、亡阳等危重征象。这种邪正交争的过程，尤其是肝胆湿热交蒸，热盛肉腐演变至热毒嚣张，火毒逆传心包（营血），出现热深厥深的过程。

对于急性胆系感染的治疗，历代中医十分重视“通下”之法。《伤寒论》曰：“结胸热实，脉沉而紧，心下痛，按之石硬者，大陷胸汤主之。”《金匮要略·黄疸病脉证并治第十五》曰：“病黄疸，发热烦喘，胸满口燥者，以病发时，火劫其汗，两热所得。然黄家所得，从湿得之。一身尽发热而黄，肚热，热在里，当下之……黄疸腹满，小便不利而赤，自汗出，此为表和里实，当下之，宜大黄硝石汤。”《景岳全书》有“阳黄证……热果盛者，直宜清火邪”“阳黄证多以脾湿不流，郁热所致，必须清火邪，利小水，火清则溺自清，溺清则黄自退”的记载。常用名方有大承气汤、茵陈蒿汤、大陷胸汤、大柴胡汤、栀子大黄汤等。可见，古人多以“通下法”为本病基本治则，大黄几乎是必用之品。

通下之法对急性胆系感染性疾病之所以行之有效，这是因为：第一，此类方药大多能舒张胆管末端括约肌，有利于淤积于胆道内胆汁的排泄；第二，能增加肠蠕动，促进肠道内容物的排出，减少人体细菌库的细菌量，减轻细菌移位。“六腑以通为用”使邪有出路，通则不痛，病可向愈。

我们团队既往研究表明，中医通下法治疗急性胆系感染既不同于抗生素，又有别于细胞因子或炎症介质的特异性拮抗剂，这可能是传统中医药的优势。中医清热通下法有一定的抑菌作用，更重要的是能对复杂的细胞因子网络进行精密协调，双向调节促炎症与抗炎症细胞因子网络，使之平衡适度，由此抑制炎症介质的过度合成和释放，从而改善炎症，减轻组织损害。

急性胰腺炎合并感染也是临床急腹症的常见病症，急性胰腺炎除表现为上腹部急性疼痛外，尚伴有炎症性发热，究其病机除胃肠热结以外，尚存在瘀血。急性胰腺炎其腹痛多为痛处固定不移、压痛明显。方邦江教授认为该病主要病机为热毒壅结、气滞血瘀，以自拟方通下化瘀方取得良好效果。该方由生大黄、芒硝、枳实、郁金、虎杖、牡丹皮、赤芍、延胡索等组成。大黄泄热通便荡涤肠胃；芒硝助大黄泄热通便并可软坚润燥，与大黄相须为用，峻下热结；枳实行气散结，消痞除满；郁金活血散瘀，利胆退黄；虎杖通瘀攻下，利胆退黄；牡丹皮、赤芍均具凉血、活血之力；延胡索活血祛瘀，行气止痛，《本草纲目》记载延胡索“专治一身上下诸痛，用之中的，妙不可言”。诸药共奏通下化瘀之功。相关研究表明，通下化瘀方不仅可明显改善急性胰腺炎患者的临床症状与体征，明显降低血、尿淀粉酶与血 CRP 水平，而且可降低急性胰腺炎患者血浆缩血管物质 ET 的水平。提示通下化瘀方对急性胰腺炎的作用机制可能与其减少 ET 的生成，稳定毛细血管壁通透性，减少液体向组织间隙转移，提高胰腺毛细血管血流量，缓解微血管痉挛及胰腺组织缺血缺氧，从而发挥其对胰腺的保护效应有关。

第五节　耐药菌感染

近年来，随着抗菌药物的广泛使用、器官移植及免疫抑制剂的应用和有创技术的开展，造成细菌耐药性的不断增强和广泛流行。耐药菌感染现象，在危重病患者中更为突出，给治疗带来了更大的困难。目前在危重病患者中常见的耐药菌有鲍曼不动杆菌、铜绿假单胞菌、肺炎克雷伯菌、金黄色葡萄球菌和大肠埃希菌等。

方邦江教授在治疗包括耐药菌在内的感染和传染性疾病的最大特色就是“平衡”治疗理念，他深刻领悟到脾胃中枢机关在耐药菌感染发生发展中的关键作用。脾与胃通过经脉相互络属而构成表里关系。胃主受纳，脾主运化，胃属燥，脾属湿，胃喜润恶燥，脾喜燥恶湿，两脏燥湿相济，阴阳相合，方能完成饮食物的传化过程。故《临证指南医案》言："太阴湿土，得阳始运；阳明阳土，得阴自安。"两者之间的关系是"脾为胃行其津液"，共同完成饮食物的消化吸收及其精微的输布，从而滋养全身，故称脾胃为"后天之本"。《素问·玉机真脏论》云："五脏者皆禀气于胃，胃者五脏之本也。"说明胃气之盛衰与人体的生命活动及其存亡关系密切。李东垣在《脾胃论》中言"元气之充足，皆由脾胃之气无所伤，而后能滋养元气；若胃气之本弱，饮食自倍，则脾胃之气既伤，而元气亦不能充，而诸病之所由生也"。临床诊治疾病，应十分重视胃气，把"保胃气"作为重要的治疗原则。《景岳全书》云："凡欲察病者，必须先察胃气；凡欲治病者，必须常顾胃气。胃气无损，诸可无虑。"

耐药菌感染由于病邪侵袭，正气陡虚，脾胃中枢失调可谓其本，其标为内生之"湿"邪。具体而言，耐药菌一方面由外侵袭而入可归为外感六淫之"湿"邪；另一方面如因各种原因导致菌群失调，进而导致脾胃中枢功能失调，所产生耐药菌则又可比类为内生五邪之"湿"邪。方邦江教授指出：外来细菌侵袭机体，当属外感六淫之范畴，因耐药菌感染病程缠绵，疾病反复，取类比象，与"湿"邪性质类似，即对人体致病的各类细菌的生长适宜温度及环境符合湿热的情况。各类致病菌的最佳生长温度均为37℃，而耐药菌更是如此；同时耐药菌引起的各类感染，又有病情反复、缠绵难治的特性，与湿邪相类似。西医学对耐药菌的治疗采用抗生素治疗为主，一般从中药药性理论，抗生素大多可归为清热解毒类药物，而耐药菌感染性质类似湿，故用清热解毒之品不能尽祛湿邪，反易致病情缠绵。所以方邦江教授认为：耐药菌感染，当从“湿”论治。几种常见耐药菌感染疾病的治疗经验如下：

1. 肺耐药菌感染

方邦江教授认为，肺位上焦，对肺部常见耐药菌感染应以开宣肺气、轻宣肃发为原则，组方常用炙麻黄、苦杏仁、桑白皮、桔梗、枇杷叶、射干等以宣肺，同时选用苓桂剂以温化寒湿，以三仁汤、藿朴夏苓汤等为基础方以清热化湿，并伍以鱼腥草、金荞麦、红藤、半边莲、半枝莲等清热解毒。因耐药菌感染一般病程较长，病久深入肺络，瘀血内停，故方邦江教授用药时常加入活血化瘀之品，如桃仁、当归、丹参、泽兰等。除此之外，方邦江教授还善用虫类药物，随症应用全蝎、蝉衣、僵蚕等。他认为全蝎不仅有祛风定惊的作用，并可涤痰、开瘀解毒，故在肺耐药菌治疗过程中，若症见高热神昏、喉间痰鸣如拽锯、惊厥频作、苔厚腻者，可内服全蝎，煎汤 2~6g，可起息风化痰、通腑泄浊之功效。蝉衣，味甘，性寒，入肺、肝两经，清代温病学家杨栗山称其“轻清灵透，为治血病圣药”，有“祛风胜湿，涤热解毒”之功。方邦江教授认为蝉衣有疏散风热、清肝化瘀之效，对肺耐药菌感染反复、低热不退、咳嗽频频者疗效颇佳。僵蚕僵而不腐，得清化之气，又名“天虫”，因其能散风降火、化痰软坚、解毒疗疮，故方邦江教授用其治疗肺耐药菌感染病程长、肺部阴影用药后持续不退、痰多的患者。

2. 消化道耐药菌感染

消化道耐药菌感染可以表现为胃幽门螺杆菌的反复感染、慢性消化道感染、危重病胃肠道屏障丧失导致细菌弥散入血产生严重的脓毒血症及长期应用抗生素导致艰难梭状芽孢杆菌感染等。方邦江教授治疗肠源性耐药菌感染时，注重健运脾胃、理气化湿、通腑泄浊、化瘀和营。单味药常用大黄、枳实、枳壳、

三七、红藤、蒲公英、败酱草、当归、桃仁等，成方选用大承气汤、锦红片等。方邦江教授认为肠源性耐药菌感染，理气药可以促进肠蠕动，从而抑制细菌的繁殖，保持肠道菌群的微生态平衡，而活血化瘀和营可改善胃肠道黏膜的血流灌注，降低血管通透性，缓解其缺血、缺氧状态，促进肠道黏膜损伤的修复。

对艰难梭状芽孢杆菌感染，方邦江教授注重预防，认为从应用抗生素伊始即应预防抗生素诱发双重感染及耐药菌的产生。比较简单的办法是口服益生菌，但抗生素应用时往往对口服益生菌也有一定的杀灭作用。因此，方邦江教授治疗本病从“湿”着手，临证以参苓白术散为基础方，随症加减赤石脂、诃子、龙胆草、葛根等药。方邦江教授还认为目前国外应用健康人粪便进行改良后移植的做法，我国古代早已有之。古医籍中记载的采用所谓“金汁”治疗疾病即是很好的体现。

3. 泌尿系耐药菌感染

泌尿系耐药菌感染在中医学属“劳淋”“腰痛”等范畴，病机以肾气亏虚、湿热下注为主，久病易产生变证。对于危重病患者出现高热，原因明确为泌尿系感染引起的，但临床应用抗生素疗效不显著或泌尿感染反复发作者，方邦江教授多考虑为耐药菌感染。在治疗上，即便有高热、汗出、口渴引饮等一派单纯热象，方邦江教授也反对单纯应用清热解毒之品。他认为该病为湿邪作祟，治疗泌尿系耐药菌感染不能仅考虑下焦，还要考虑上焦之肺与中焦之脾在祛湿中的作用。

方邦江教授认为脾失健运是导致“湿”邪久滞的关键，所以他治疗本病，立足健运中焦祛湿，以补中益气汤、参苓白术散、温胆汤、三仁汤、杏仁滑石汤等为基础方。同时他也注重上焦肺之宣发作用，对泌尿系耐药菌感染反复出现小便淋沥不尽、排尿困难者，酌选枇杷叶、桑叶、桔梗等开宣肺气。疾病初起患者，常在利湿基础上加用葎草、生地榆、白花蛇舌草、鸭跖草、车前草、蒲公英等药。若病情反复发作，方邦江教授认为其必有肾气亏虚，根据肾阴亏虚或肾阳亏虚的不同，临床选用生地黄、熟地黄、山茱萸、菟丝子、枸杞子、制附片、肉桂等加减治疗。对于病情反复日久并有瘀滞者，方邦江教授以刘寄奴与王不留行、穿山甲等配伍通瘀行水。

方邦江教授临床从“湿”“健运脾胃”治疗泌尿系耐药菌感染，并不是否定清热解毒药物的治疗作用。他认为，在耐药菌感染极期，有高热、神昏、痰多、腹胀等症状时，清热解毒药物可截断病情的发展，逆转病势。还有某些老年病患者，或者久病、重病患者，感染耐药菌初起有低热、乏力、畏寒、不思饮食、精神萎靡、意识障碍等不典型表现，此时不能受假象迷惑而局限用药，应“寒因寒用”，放手应用清热解毒之药，才能避免病情恶化。对耐药菌感染致高热神昏者，他临证推崇安宫牛黄丸、大承气汤、夺痰定惊散（国医大师朱良春之方）等方，药选拳参、马鞭草、大青叶、白花蛇舌草、鱼腥草、大红藤、大黄等味。他认为安宫牛黄丸不应限于清热豁痰、开窍醒脑的范畴，对耐药菌感染确有良效，细考安宫牛黄丸组方，其所含黄连、黄芩、山栀等药，对耐药菌均有一定的抗菌抑菌作用。同时，方邦江教授认为不能简单地将清热解毒中药与西药的抗生素画等号，很多清热解毒中药不仅可抑菌杀菌，还具有免疫调节、活血、抗氧化等作用，值得临床进一步研究。

第四章

临证验案

第一节 脓毒症

病案一

纪某，男，50岁，湖北人。因“发热2天”于2020年2月19日收入院。

2020年2月初患者于湖北接触发热患者，2月12日出现畏寒发热，肌肉酸痛，鼻塞，胸痛，头晕，乏力。胸部CT示双下肺感染性病灶。新型冠状病毒核酸检测（+）。既往有高血压病史，平素口服硝苯地平缓释片（Ⅱ）。2020年2月19日收治入武汉雷神山医院，入院时患者呼吸20次/分，体温39.1℃，心率128次/分。检查结果显示WBC 9.5×10^9/L，MPV 10.6fL，CRP 88.86mg/L，PCT 0.09IU/L。凝血功能示FIB 6.38g/L，D–二聚体0.75mg/L。ESR 61mm/h。肝功能示ALT 129IU/L，AST 115IU/L，GGT 131IU/L，HBD 345IU/L，LDH 512IU/L。

刻下：畏寒发热，肌肉酸痛，鼻塞，胸痛，呼吸困难，头晕，乏力，纳差，夜寐欠安。舌红，苔黄腻，脉滑。

中医诊断：湿热疫毒病（疫毒闭肺）。

西医诊断：脓毒症；新冠感染。

治法：清热解毒，化湿泄浊。

处方：麻杏石甘汤加减。

黄芩30g，石膏30g（先煎），苦杏仁12g，麻黄9g，苍术15g，射干9g，僵蚕12g，佩兰18g，紫菀12g，马鞭草30g，滑石粉30g，大黄9g（后下），枇杷叶12g，甘草9g，蒲公英15g，红藤15g。5剂，水煎服。

二诊（2020 年 2 月 24 日）：患者发热、咳嗽咳痰明显好转。复查胸部 CT 示双肺多发斑片状磨玻璃影。血常规示 PCT 0.03IU/L，MPV 10.2fL。凝血功能示 FIB 4.29g/L，D- 二聚体 1.71mg/L。肝功能示 ALT 85IU/L，AST 39IU/L，GGT 112IU/L，HBD 185IU/L，LDH 260IU/L。现低热、肌肉酸痛好转，鼻塞、胸痛偶有，头晕，乏力，纳差，夜寐欠安。舌红，苔黄腻，脉滑。

处方：黄芩 30g，石膏 30g（先煎），苦杏仁 12g，麻黄 9g，苍术 15g，射干 9g，僵蚕 12g，佩兰 18g，紫菀 12g，马鞭草 30g，滑石粉 30g，大黄 9g（后下），枇杷叶 12g，甘草 9g，蒲公英 15g，红藤 15g。10 剂，水煎服。

三诊（2020 年 3 月 4 日）：患者不发热，偶有乏力，纳可，夜寐尚可。舌红，苔薄黄，脉细。血常规示 PCT 0.03IU/L，MPV 10.2fL。凝血功能示 FIB 6.38g/L，D- 二聚体 0.75mg/L。肝功能示 ALT 28IU/L，AST 15IU/L，γ-GT 68IU/L，HBD 150IU/L，LDH 181IU/L。ESR 34mm/h。指标已大致正常。新型冠状病毒核酸检测（-）。肺 CT 示肺部炎症较前改善。准予出院。

按语：本病属于“温热病”范畴，疫毒闭肺证。主要由于病毒感染，治疗失时，以致正不胜邪，客入营血，内犯脏腑而成，早期属于“正盛邪亦盛”的病理变化，随着病情进展，可表现为虚实夹杂的复杂证候。西医学治疗主要采取抗感染、抗病毒、液体复苏、应用血管活性药物及激素等手段，但该病死亡率仍居高不下。中医根据不同阶段及不同证候类型采取不同的治法。方邦江教授认为该患者属于脓毒症早期，应当“急下存阴”“清热解毒”，在早期使用锦红汤加减，对截断脓毒症病势具有疗效，该方中大黄泄肺热、祛毒邪，并能改善肺部感染和呼吸功能。现代药理研究显示，大黄有抗菌作用，可以用于治疗肺部感染、调节肠道菌群失调、改善肠道微生态。大黄还有活血之功，有防治脓毒症凝血功能障碍等作用。患者初起有发热恶寒，“有一分恶寒，便有一分表证”，因此配伍麻杏石甘汤清气分实热证。

病案二

李某，男，90岁。因“咳嗽咳痰、呼吸困难2天，加重1天”于2020年4月18日收入院。

患者于2020年4月受凉后出现咳嗽咳痰，痰色黄，质黏稠，活动后呼吸困难，遂来医院就诊。患者1个月前有消化道出血病史。查体双肺可闻及湿啰音。血常规示WBC 18.4×10^9/L，N% 85.6%，PLT 132×10^9/L。胸部CT示双肺多发斑片状感染灶。给予抗感染、解痉平喘、化痰等对症治疗。次日患者仍咳嗽咳痰，发热，体温最高为38.8℃，呼吸困难较前加重，听诊双肺湿啰音较前增多。舌淡红，苔黄腻，脉细弱。血常规示WBC 26.9×10^9/L，N% 89.6%，PLT 45×10^9/L。SOFA评分3分。考虑患者为社区获得性肺炎（重症）、脓毒症，继续予抗感染方案、液体复苏、脏器支持、免疫治疗等对症处置。3天后，患者仍咳嗽，喉中痰鸣，呼吸困难明显，胸闷，尿量减少（＜500mL），腹部可见2cm×2cm左右大小的皮下瘀斑，听诊双肺呼吸音粗，满布粗湿啰音及哮鸣音。血常规示WBC 30.7×10^9/L，N% 90.2%，PLT 42×10^9/L。SOFA评分7分。

刻下：咳嗽，喉中痰鸣，胸闷喘憋。舌淡暗，苔黄腻，脉细弱数。

中医诊断：喘病（痰热壅肺，痰瘀阻络）。

西医诊断：脓毒症；社区获得性肺炎（重症）；Ⅰ型呼吸衰竭。

治法：清热化痰，祛瘀通络。

处方：礞石滚痰丸合葶苈大枣泻肺汤加减。

大黄 6g（后下），红藤 15g，蒲公英 15g，人参 9g，水蛭 6g，青礞石 15g，沉香 6g，南葶苈子 9g，大枣 9g，黄芩 9g，半夏 9g，蜈蚣 3g，全蝎 3g。7 剂，水煎服。

针刺：取穴天突、膻中、丰隆、列缺、太白、定喘、公孙、涌泉、肺俞等。

上法治疗 7 天后，患者呼吸困难、咳嗽咳痰较前明显好转，腹部皮下瘀斑消退，大小便可。听诊双肺呼吸音稍粗，双下肺可闻及细湿啰音。动脉血气分析示 PaO_2 102mmHg，P/F 275.68（FiO2 37%）。血常规示 WBC 15.0×10^9/L，N% 79%，PLT 89×10^9/L。SOFA 评分 4 分。后继续予以上述方法治疗 1 周后，患者偶有咳嗽，无呼吸困难，无皮下出血。复查胸部 CT 示双肺纹理增粗。动脉血气分析示 PaO_2 108mmHg（FiO2 29%），P/F 432。血常规示 WBC 7.8×10^9/L，N% 69.8%，PLT 159×10^9/L，SOFA 评分 0 分，患者康复出院。

按语：该患者因受凉后出现肺部感染，痰热瘀毒犯肺而呈现重症肺炎，胸部 CT 示双肺多发斑片状感染灶，患者氧合指数低于 100 且需要呼吸机辅助通气治疗，SOFA 评分 7 分，考虑患者为脓毒症，虽经积极的抗感染、液体复苏等一系列相关性治疗，患者病情仍未见好转，反有加重之势，病机为痰浊壅肺，耗伤肺阴，灼损肺络，肺失主气，气耗阳虚，正气大亏，出现肺生气之源衰竭的“死候”。由于患者 1 个月前有消化道出血病史，加之患者年老体衰，使用抗凝药出血风险极大。此时以锦红汤清热泻下、凉血解毒、祛瘀化湿，荡涤胃肠泻下通便，使实热之邪下泄而出，截断扭转防止病情进一步加重。同时重用人参大补元气、复元生津，《神农本草经》云人参可“补五脏……除邪气”，《本草纲目》言其可治疗“喘急欲绝”。现代药理学研究证实，人参皂苷可有效提高免疫力，具有明显的抗休克、强心作用，并能有效提高抗炎因子水平。方邦江教授指出温病一旦见有气分证，热毒之邪往往会入腑内结，不管是否便闭，先通腑攻下，急下存阴，使邪有出路防止病情进一步进展。吴又可在《温疫论》中言“大凡客邪贵乎早逐”“逐邪勿拘结粪”“得大黄促之而下，实为开门祛贼之法”。锦红汤苦寒攻下、急下存阴，能迅速排泄邪热瘟毒，有效截断、祛除温热之邪，对截断逆转病邪最为合拍，且早用苦寒攻下，有形之积得以畅通，热毒之邪不致内结而变证丛生。这亦与中医“肺与大肠相表里”传统理论相符，对肺系疾病的预防与治疗有着重要指导意义。经过上述方法治疗后患者病情明显较前好转，SOFA 评分下降为 0 分，且血小板也呈现上升趋势。方邦江教授根据脓毒症中医临床特征和病理机制，将“截断逆转”“急性虚证”理论应用于脓毒症临床实践，有望成为治疗脓毒症的新途径。

病案三

吕某，84 岁。因“发热伴胸闷咳嗽 6 天，加重 1 天”于 2022 年 1 月 17 日收入院。

患者 6 天前因受凉出现发热、胸闷、动则气促，伴咳嗽咳痰，痰黄质黏，不易咳出，未予以重视，上述症状未见好转。1 月 17 日患者胸闷气促、咳嗽咳痰加重，难以平卧，来院后完善相关检查。胸部 CT 平扫示双肺散在炎症并部分实变，两侧胸腔积液并两下肺部分胀不全，起搏器术后改变，附见肝右叶肝内胆管结石可能，胆囊结石，胆囊炎。血常规示 WBC 9.44×10^9/L，N 8.51×10^9/L，HCT 34.6%，CRP 46.81mg/L。动脉血气分析示 PaO_2 60mmHg，$PaCO_2$ 26mmHg，血浆 HCO_3^- 14.2mmol/L，SB 16.8 mmol/L，CO_2 15.0mmol/L，剩余碱 –10.2mmol/L，SaO_2 90.00%，$P(A-a)O_2$ 57.0mmHg，Lac 2.2mmol/L。血糖 25.9mmol/L。

刻下：发热，胸闷气喘，动则加剧，咳嗽咳痰，痰黄质黏，不易咳，纳差，二便尚可，寐欠安。舌红，苔黄腻，脉弦数。

中医诊断：风温肺热病（风热犯肺）。

西医诊断：脓毒症；社区获得性肺炎（重症）；冠状动脉粥样硬化性心脏病；心功能不全（心功能 NYHA 分级Ⅳ级）；高血压病 3 级（极高危）；2 型糖尿病。

治法：辛凉宣肺泻下。

处方：麻杏石甘汤、升降散、锦红汤加减。

麻黄 9g，杏仁 12g，生石膏 45g，大黄 15g，红藤 30g，蒲公英 30g，黄芩 30g，滑石 45g，虎杖 30g，僵蚕 12g，蝉蜕 9g，北沙参 30g，甘草 9g。5 剂，水煎服。

二诊（2022 年 1 月 22 日）：患者诉胸闷气喘好转，仍有咳嗽咳痰，胃纳差。查血常规：WBC 9.13×10^9/L，L% 17.2%，HCT 37.0%，CRP 10.5mg/L。舌红，苔薄黄，脉弦细数。

处方：麻黄 9g，杏仁 12g，生石膏 45g，大黄 6g，红藤 30g，蒲公英 30g，黄芩 30g，滑石 45g，虎杖 30g，僵蚕 12g，蝉蜕 9g，北沙参 30g，甘草 9g，射干 12g，神曲 30g。7 剂，水煎服。

三诊（2022 年 1 月 27 日）：患者胸闷气喘、咳嗽咳痰、纳差等症状明显好转，时有腰酸，胃纳可，二便调。舌红，苔白腻。

处方：太子参 15g，白芍 15g，赤芍 9g，山萸肉 15g，熟地黄 15g，泽泻 15g，茯苓 15g，牡丹皮 9g，怀山药 15g，玉米须 30g，石菖蒲 12g，丹参 30g，怀牛膝 15g。7 剂，水煎服。

按语：本案患者初起恶寒，6 天后病情进展，开始出现发热，胸闷气喘，动则加剧，咳嗽咳痰，痰黄质黏，不易咳，纳差，寐欠安，舌红苔黄腻，脉弦数等邪毒入里化热的征象。《温热论》言："温邪上受，首先犯肺，逆传心包。"该患者病机为疫毒犯肺，热毒壅肺，入里化热，蕴结于阳明。法当辛凉宣泄导下以表里双解，方由麻杏石甘汤、升降散、锦红汤三方加减而成。麻杏石甘汤主治表邪未解，肺热咳喘证，戴天章在《广瘟疫论》中言："非汗则邪无出路，故汗法为治时疫之一大法也。"薛生白《湿热病篇》云："湿病发汗，昔贤有禁，此不微汗之，病必不除。盖既有不可汗之大戒，复有得汗始解之治法。"应用麻黄就是发挥其微汗、解表、开肺、散邪之功。杏仁味苦，降肺气而平喘，与麻黄宣降相伍，使邪有出路。《神农本草经》中记载石膏一药其为微寒之品，绝非大寒，其宜于产乳则知其纯良之性，其性凉而能散，生用更取其解肌透表之力，由于其质地较重，小量恐难取效，方邦江教授非常推崇清代王孟英应用大剂石膏在瘟疫中的应用之法，主张石膏量独大（30~90g），取其非重用不为功之意。升降散出自清代杨栗山《伤寒瘟疫条辨》，基于现代数据挖掘技术发现杨栗山《伤寒瘟疫条辨》治疗温病的核心药对是蝉蜕、僵蚕。杨栗山认为，白僵蚕得天地清化之气，可涤疫疠旱潦之气，于温病尤宜，配合蝉蜕，可彼此相资，化育流行，皆为温病之圣药。锦红汤由大黄、红藤、蒲公英三味药组成，为海派中医"顾氏外科"奠基人顾伯华教授治疗外科炎性急腹症的验方，是在治疗急性阑尾炎验方"复方大黄牡丹汤"的基础上改革而来。红藤又称大血藤，《本草图经》云其可"攻血，治血块"，具有清热解毒、活血、祛风、止痛的作用。《神农本草经》记载大黄"主下瘀血，血闭，寒热，破癥瘕、积聚，留饮宿食，荡涤肠胃，推陈致新，通利水谷，调中化食，安和五脏"，大黄与麻黄、滑石联用，发表、攻下、通利三法并举，使邪从表里而解，与红藤、蒲公英合用清化邪毒，"先发制病，发于机先"，体现了治疗风温病不拘泥于先表后里及禁汗、禁下之常规，意在"早期截断、防止传变”的“治未病”思想。

病案四

宋某，男，84岁，上海市徐汇区人。因“发热2天”于2016年12月11日收入院。

患者入院前2天无明显诱因出现体温升高，最高达38.5℃，咳嗽咳痰，量少，无恶寒，曾自行口服泰诺、头孢拉定等，咳嗽、咳痰好转，体温未测。入院当日早晨7时家属发现患者呼之不应，测体温37.8℃，遂来上海中医药大学附属龙华医院急诊就诊。测指末血氧饱和度80%，查体时发现心率一过性30~40次/分。血常规：WBC 20.68×10^9/L，N% 87.82%，RBC 5.03×10^{12}/L，HB 155g/L，PLT 209×10^9/L，CRP 28.95mg/L。肝肾功能检查：ALT 268U/L，AST 429U/L，γ-GT 278U/L，TB 50.6μmol/L，LDH 2006U/L，Mb 132.3ng/mL。电解质检查：血清钾5.2mmol/L，血清钠134.9mmol/L。血气分析：pH 7.32，PCO_2 30mmHg，PO_2 59mmHg，BE -5.2mmol/L，SaO_2 91%，$P(A-a)O_2$ 160mmHg。胸片提示：双下肺炎症性改变。给予二羟丙茶碱、兰苏、地塞米松抗炎、解痉、化痰、平喘，头孢美唑抗感染治疗，醒脑静醒脑开窍等。现患者为求进一步诊治入院治疗。既往有慢性阻塞性肺疾病病史6年余，平素自行口服沐舒坦等化痰止咳药；阿尔茨海默病10余年，未予相关治疗。查体：神志不清，体温38.1℃，脉搏101次/分，呼吸23次/分，血压95/50mmHg。半卧位，气管居中，胸廓对称，两肺呼吸音粗，双下肺闻及广泛湿啰音，左下肺尤其明显。心率101次/分，律齐，各瓣膜未闻及病理性杂音。全腹软，无压痛、反跳痛及肌紧张，双下肢压迹（-）。双侧肢体肌力Ⅲ级，余神经系统查体未见明显异常。

刻下：嗜睡，痴呆貌，气促，喉间痰鸣，痰色黄，质黏，排出不畅。舌红，苔黄腻，脉滑数。

中医诊断：风温肺热病（痰热瘀阻）。

西医诊断：脓毒症重症肺炎；慢性阻塞性肺疾病急性加重期；阿尔茨海默病；肝功能异常。

治法：豁痰清热，化瘀解毒。

处方：安宫牛黄丸，每次1丸，每日3次。

宽胸理肺汤合锦红汤加减。

法半夏12g，全瓜蒌30g，薤白12g，麻黄9g，生石膏40g（先煎），苏子12g，葶苈子30g，白芥子15g，生大黄18g（后下），红藤30g，蒲公英30g，金荞麦30g，拳参30g，苦杏仁9g，制附片9g（先煎），黄芪60g，鸡骨草30g，橘红9g。7剂，水煎服。

服用上方3剂后，热势渐退，咳喘渐平。连进7剂后，患者意识渐清，身热减退，咳痰好转，复查肝功能较前明显改善，后以健脾、祛湿、宣肺之法再进1周，痊愈出院。

按语：此案例患者正气不足，毒邪内蕴，内陷营血，气血不畅，导致热毒、瘀血、痰浊，瘀滞肺络，气机上逆而发为"暴喘"。方邦江教授选用锦红汤、宽胸理肺汤治疗脓毒症、重症肺炎，并据"肺与大肠相表里"以大黄泄肺热，改善肺部感染和呼吸功能。方中大黄是清热泻火、祛瘀之要药；红藤长于清热解毒，消痈止痛；二者配伍能增强大黄的清热泻火之功。蒲公英清热解毒消痈，剂量大时还有通下的作用，与大黄、红藤合用，既可增强全方的清热通下功效，又能弥补大黄、红藤利湿方面的相对不足。临床中，方邦江教授认为，对于年高体衰的患者，虽有内热，但佐以温阳之药，如附子，可起到激发药力之功。

病案五

许某，女，83岁，上海市徐汇区人。因“咳嗽咳痰1周，伴发热、胸闷1天”于2017年1月5日收入院。

患者1周前无明显诱因出现咳嗽咳痰，伴发热恶寒，体温最高39.1℃，当时无明显胸闷、心慌，外院查血常规示WBC 5.68×10^9/L，N% 77.2%，RBC 3.15×10^{12}/L，HB 110g/L，PLT 258×10^9/L。CRP 10.2mg/L。拟诊为“上呼吸道感染”，予氨酚咖敏、头孢拉定等口服治疗，家属诉症状稍有缓解，体温未测，但仍有咳嗽、咳痰，家属未重视，未进一步就医治疗。今晨患者出现咳嗽、咳痰加重，高热，体温39.2℃，伴胸闷不适，头晕头痛，心慌，恶心欲吐，并不慎摔倒1次，无胸痛，无意识障碍，至我院急诊就诊。查血常规示WBC 19.15×10^9/L，N% 91.3%，RBC 3.05×10^{12}/L，HB 103g/L，PLT 80×10^9/L。CRP 165.28mg/L。凝血功能示PT 11.9s，D-二聚体2.82mg/L。肝肾功能检查示ALB 28.9g/L，ALT 32U/L，AST 22U/L，γ-GT 99U/L，UA 425μmol/L，SCr 68.2μmol/L。电解质示血清钾3.3mmol/L，血清钠131.0mmol/L。心肌酶谱示CK-MB 1.40ng/mL，Mb 85.5ng/mL，Tnl 0.28ng/mL。BNP 495.00pg/mL。头颅CT示老年脑改变。胸部CT示双侧肺炎，伴双侧胸腔积液，扫及肝内低密度灶，慢性胆囊炎、胆结石。现为进一步诊治，收治入院。体温39.0℃，呼吸21次/分，血压100/50mmHg。意识淡漠，呼吸急促，两肺呼吸音粗，双肺满布湿啰音，心率121次/分，律齐，各瓣膜听诊区未闻及病理性杂音。腹平软，无压痛及反跳痛，肝肾区叩击痛（–），双下肢压迹（±）。神经系统检查示上肢肌力Ⅴ级，下肢肌力Ⅳ级，生理反射存在，双侧病理反射（–）。SOFA评分3分。

刻下：意识淡漠，高热，咳嗽咳痰，痰色黄，质黏，胸闷，头痛。舌红，苔黄腻，脉滑数。

中医诊断：风温肺热病（肺阳虚衰，痰热上阻）。

西医诊断：脓毒症；重症肺炎；冠状动脉粥样硬化性心脏病；心功能不全（心功能NYHA分级Ⅳ级）；胆囊炎；胆结石。

治法：温肺扶阳，豁痰清热，化瘀解毒。

处方：安宫牛黄丸，每次1丸，每日3次。

锦红汤合宽胸理肺汤加减：法半夏12g，全瓜蒌30g，薤白12g，黄芪120g，制附片24g（先煎），党参60g，麻黄10g，生石膏60g（先煎），苏子24g，葶苈子30g，白芥子15g，生大黄15g（后下），红藤30g，鱼腥草30g，金荞麦30g，拳参30g，苦杏仁9g。7剂，水煎服。

患者连服上方7剂后，意识渐清，身热减退，咳痰好转，出院后继予上方调理2个月而愈。

按语：肺乃娇脏，不耐寒热，故其发病，易为虚实。就其虚证言之，气虚、阴虚颇为常见。事实上，肺阳之说古已有之，《素问·汤液醪醴论》云："其有不从毫毛而生，五脏阳以竭也……五阳已布，疏涤五脏，故精自生，形自盛，骨肉相保，巨气乃平。"王冰注："五阳谓五脏之阳气也。"即是印证。方邦江教授认为肺阳虚患者临床多表现气怯、痰、喘、咳、炎，可视为老年肺系重症的病理关键。本患者用大剂黄芪、附子、党参，既是扶助肺阳之本，助邪外出，也是该患者得以成功挽救的关键。

病案六

某女，80岁。因"右下肢红肿、热痛2天，意识不清3小时"于2021年12月8日收入院。

患者2天前无明显诱因出现右足红肿、热痛，次日皮损迅速向四周扩展，昨日皮损累及至右下肢，皮损边界较清楚，患处出现水疱，疱液清亮，部分疱壁破裂，趾间浸渍，足底趾蹼缘可见较厚的鳞屑，未予重视及处理。3小时前患者劳累后，突感乏力，继而寒战、高热，体温39.6℃，伴有嗜睡，表情淡漠，由救护车送入急诊治疗。血常规示WBC 14.22×10^9/L，N 10.24×10^9/L，CRP 128.73mg/L，PCT 1.10ng/mL。肝肾功能示TBIL 30μmol/L，SCr 142.7μmol/L。ASO 593IU/mL。足趾间取材真菌镜检（+）。血G试验（1–3）–β–D葡聚糖120pg/mL。两次血培养及疱液培养均为阴性。其余实验室检查未见异常。肺部CT未见异常。头颅CT示脑萎缩，脑回变平，脑沟增宽增深。GCS评分11分，SOFA评分4分。

刻下：嗜睡，发热，右下肢红肿。舌红，苔黄腻，脉滑数。

中医诊断：丹毒（痰热瘀阻）。

西医诊断：脓毒症；急性淋巴管炎。

治法：清热解毒，豁痰祛瘀。

处方：五味消毒饮合四妙散合锦红汤加减。

金银花9g，野菊花15g，蒲公英30g，天葵子9g，地黄15g，大黄9g，红藤30g，藿香9g，川牛膝9g，远志9g，苍术9g，黄柏6g，薏苡仁30g，泽泻45g。7剂，水煎服。

外用：金黄膏外敷患肢，每日2次。

上方连服14剂后，患者右下肢红肿明显好转，无疼痛，出院后继予上方调理1月余而愈。

按语：丹毒是一种比较常见的由溶血性链球菌、金黄色葡萄球菌或流感嗜血杆菌等引起的网状淋巴管炎，其中以下肢丹毒最为常见，约占所有丹毒患者的86.8%。丹毒发病急剧，常有恶寒、发热等前期不适，继而在患处出现边界清楚的水肿性红斑、灼热疼痛，水肿严重时会出现水疱。丹毒一般预后较好，部分患者会进展为肾炎、皮下脓肿和脓毒症，其中脓毒症是所有并发症中最为严重的一种。

本案例中患者SOFA评分为4分（肝功能评分1分+中枢神经系统评分2分+肾功能评分1分），排除其他部位感染，结合患者临床表现及病史资料，诊断为丹毒所致的脓毒症。该患者为80岁高龄女性，在此次住院前丹毒曾反复发作，既往有冠状动脉粥样硬化病史，有糖尿病病史20余年，BMI 34.89kg/m^2，高度肥胖，右下肢淋巴水肿，白细胞计数、血清肌酐均明显升高，上述因素均是该患者发生脓毒症的高危因素。

病案七

胡某，女，18岁，安徽合肥人。因“反复抽搐伴意识障碍2个月”于2017年8月31日收入院。

患者于2017年7月1日无明显诱因出现头痛，呕吐胃内容物1次，1小时后突发昏迷，抽搐，二便失禁，急至安徽医科大学第一附属医院就诊。腰穿检查疑病毒性脑炎。具体治疗家属叙述不详。经治疗后患者神志仍未恢复，抽搐频率增加。家属为求进一步诊治，于3天后转至复旦大学附属华山医院就诊。在复旦大学附属华山医院住院期间，患者仍意识不清，并出现抽搐发作频率增加。头颅CT检查示双侧基底节区可见低密度灶，脑水肿。先后予苯妥英钠联合托吡酯、丙戊酸钠片、地西泮、左乙拉西坦抗癫痫，巴氯酚片缓解肌张力，抽搐未见明显缓解。患者因长期意识不清、卧床、二便失禁等因素，发生耐药菌院内感染，出现高热、休克，体温最高达39.8℃，咳嗽、咳痰不畅。胸部CT示两肺下叶炎症，伴两侧胸腔积液。先后予磷霉素、氟康唑、依替米星、莫西沙星、美罗培南、替加环素等抗生素治疗，及以多巴胺、去甲肾上腺素抗休克治疗，并配合人血清白蛋白、血浆等营养支持。患者持续昏迷，痰液引流不畅，抗生素应用效果不佳，反复发热，痰培养出现二重感染，遂给予患者气管插管，呼吸机辅助通气治疗，后因患者并发呼吸机相关性肺炎，脱机困难，行气管切开。治疗期间，患者曾因药物过敏，周身皮疹，予甲泼尼龙治疗后出现上消化道出血，经治愈。经过2个月治疗，患者意识未能恢复，抽搐时作，气管切开，低热反复，痰液引流色黄。复查胸部CT示两肺下叶炎症，伴左侧胸腔少量积液，较前左肺炎症明显吸收。复查头颅CT示双侧额颞叶、岛叶皮层及基底节区多发病灶，符合病毒性脑炎改变，脑水肿较前有好转，附见鼻旁窦炎症。痰细菌培养提示泛耐药鲍曼不动杆菌，耐甲氧西林金黄色葡萄球菌。痰真菌培养：白念珠菌。患者家属因患者抽搐、意识不清等情况改善不明显，慕名来我院就诊，收入病房。既往否认有慢性病史、遗传病史；2009年外院畸胎瘤手术史（具体不详）；否认疫水疫区接触史；发病前无外出史；无烟酒史。

入院时查体：意识不清，体温38.2℃，心率103次/分，血压135/80mmHg，双侧瞳孔等大等圆，直径约4.5mm，对光反应迟钝。舌头肿大，破溃气管切开，痰量多，两肺呼吸音粗，双下肺可闻及湿啰音，右肺可闻及散在哮鸣音，心率103次/分，律齐，无病理性杂音。腹平软，腹部压痛、反跳痛、墨菲征、麦氏征检查不能配合，肠鸣音3次/分，四肢肌力不能配合，肌张力亢进，局部肢体小抽动，右侧上肢明显，腱反射未引出。格拉斯哥昏迷评分3分。

入院时辅助检查：血气分析示pH 7.480，$PaCO_2$ 26.0mmHg，PO_2 198.0mmHg，TCO_2 20.2mmol/L，BE −4.1mmol/L，SaO_2 100.00%，$P(A-a)O_2$ 55.0mmHg。BNP 16.0pg/mL。凝血功能检查结果显示AT-Ⅲ 64%，FDP 11.6μg/mL，FIB 0.7g/L，PT 27.6s，

APTT 45.2s，TT 22.2s，D-二聚体 2.52mg/L。肝肾功能检查结果显示 TP 60.1g/L，ALT 71.0U/L，AST 137.0U/L，γ-GT 60.0U/L，UA<0.71mmol/L，SCr 20.3μmol/L。血常规检查结果显示 WBC 13.5×10^9/L，N% 85.4%，L% 11.3%，RBC 3.59×10^{12}/L，HB 111.0g/L，CRP 57mg/L。HCT 34.0%，PLT 495×10^9/L。胸部 CT 示两肺下叶炎症，伴左侧少量胸腔积液。

刻下：患者意识不清，时有抽搐，发热，体温 38.2℃，气管切开，痰液引流量多，色黄，质黏。舌红，舌体胖大，苔薄黄腻，脉细数。

中医诊断：暑温（暑入营血，内陷心包）。

西医诊断：脓毒症休克；病毒性脑炎；继发性癫痫；呼吸机相关性肺炎；多重耐药菌感染肺炎。

诊疗措施：方邦江教授认为患者因"病毒性脑炎"导致长期意识不清，继发性癫痫，并发重症肺炎，气管切开。目前经过积极抢救治疗，患者病情仍不稳定，时有抽搐，仍有发热，体温 38.2℃，气管切开处痰液引流量多，色黄，目前根据痰液培养情况，无有效抗生素可应用。如不能积极控制感染、抽搐，患者病情还会反复、加重、恶化，目前患者还存在多脏器功能衰竭之风险，在减量使用多巴胺抗休克治疗，西药德巴金控制癫痫（减少了三种抗癫痫药）、应用磷霉素抗感染、保肝、护肾、营养支持的基础上应注重中药治疗。

中医治法：清热化痰，开窍醒脑。

处方：炙全蝎 4g，巴豆霜 0.25g，硫黄 35g，硼砂 1g，飞朱砂 1.5g，飞雄黄 1.2g，陈胆星 3g，川贝、天竺黄各 1.5g，麝香 0.15g（后下）。10 剂，上药共研极细末，鼻饲，每次 0.7g，每日 2 次。

复元醒脑汤加减：党参 30g，胆南星 30g，石菖蒲 30g，大黄 30g，水蛭 15g，益母草 60g，生地黄 30g，玄参 30g，全蝎 4g，虎杖 30g，僵蚕 6g，羚羊角粉 1g（冲服）。3 剂，水煎，鼻饲，每日 2 次。

安宫牛黄丸，每次 1 粒，每日 3 次，鼻饲。

大承气汤灌肠，每日 1 次。

参附注射液 100mL，静脉滴注，每日 3 次。

二诊（2017 年 9 月 2 日）：经过中、西药治疗 3 日，患者抽搐发作频率较前有所减缓，仍有低热，体温在 37.8~38.3℃之间波动，大便溏薄，日行多次。查体意识不清，体温 38.2℃，心率 103 次 / 分，律齐，血压 135/80mmHg，双侧瞳孔等大等圆，直径约 4.5mm，对光反射迟钝。气管切开处痰液引流量较前有所减少，两肺呼吸音粗，右下肺可闻及湿啰音，右肺可闻及散在哮鸣音，四肢肌力不能配合，肌张力亢进，腱反射未引出。格拉斯哥昏迷评分 3 分。舌红，苔薄黄腻，脉细数。证属痰热闭阻清窍。治宜清热化痰、开窍醒脑。

处方：安宫牛黄丸，每次 1 粒，每日 1 次。

复元醒脑汤加减：党参 30g，胆南星 30g，石菖蒲 30g，大黄 15g，水蛭 15g，益母草 60g，生地黄 30g，玄参 30g，全蝎 4g，虎杖 30g，僵蚕 6g，羚羊角粉 1g（冲服），地鳖虫 9g。5 剂，水煎，鼻饲。

三诊（2017 年 9 月 7 日）：患者近期再度出现高热，体温 39.8℃，抽搐发作频率增加，冷汗出，气管切开处痰液引流量显著增多。查体意识不清，体温 39.8℃，心率 128 次 / 分，律齐，血压 85/50mmHg，呼吸急促，双侧瞳孔等大等圆，直径约 4.5mm，对光反射迟钝。两肺呼吸音粗，两肺满布湿啰音，右肺可闻及散在哮鸣音，四肢肌力不能配合，肌张力亢进，腱反射未引出。qSOFA 评分 3 分，格拉斯哥昏迷评分 3 分。血常规示

WBC 16.50×10^9/L，N 87.3%，RBC 3.21×10^{12}/L，HB 101g/L，CRP 132.5mg/L。舌淡苔薄黄，脉沉细。证属阳气衰竭，清窍闭阻。治以开窍醒脑，回阳救逆，解毒化痰。

处方：高丽参30g，胆南星30g，石菖蒲30g，大黄30g，水蛭15g，僵蚕6g，生地黄30g，玄参30g，全蝎4g，虎杖30g，姜黄12g，羚羊角粉1g（冲服），红藤30g，赤芍15g，牡丹皮15g，蒲公英30g，制附片15g（先煎），蜈蚣4g，滑石15g，生石膏30g（先煎）。5剂，水煎，鼻饲。

安宫牛黄丸，每次1粒，每日3次。

参附注射液100mL，每8小时1次，静脉滴注。

四诊（2017年9月12日）：患者身热已退，抽搐较前好转，气管切开处痰液引流量显著减少。查体患者意识不清，体温37.2℃，心率98次/分，律齐，血压105/60mmHg，双侧瞳孔等大等圆，直径约4mm，对光反射迟钝。两肺呼吸音粗，无湿啰音，右肺可闻及散在哮鸣音，四肢肌力不能配合，肌张力亢进，腱反射未引出，无明显肢体抽搐。格拉斯哥昏迷评分4分。血常规示WBC 8.27×10^9/L，N% 77.5%，RBC 3.45×10^{12}/L，HB 107g/L，CRP 48.3mg/L。痰培养示肺炎克雷伯菌（+++），除对阿米卡星敏感外，对其他抗生素均不敏感。舌淡苔薄，脉细。证属气虚痰阻，清窍闭阻。治拟开窍醒脑，益气化痰。

处方：补中益气汤合复元醒脑汤加减。

党参50g，胆南星30g，石菖蒲30g，黄芪60g，白术15g，陈皮9g，生地黄30g，淡竹沥9g，全蝎4g，虎杖30g，姜黄12g，升麻15g，当归15g，柴胡15g，蜈蚣4g。5剂，水煎，鼻饲。

安宫牛黄丸，每次1粒，每日1次。

患者经过上述治疗后，未再发热，抽搐好转，抗生素、抗癫痫药逐渐减量，呼吸机脱机，但意识未能恢复。上方加减进退月余，家属觉疗效满意，出院返家康复。3个月后随访患者家属诉其已意识清楚、生活自理。

按语： 本例患者的成功救治，充分体现了方邦江教授在缺血缺氧性脑病、重症肺炎、脓毒症、休克、多重耐药菌感染等疾病方面的治疗精髓。患者为青年女性，因罕见重症“病毒性脑炎”“继发癫痫”起病，长期卧床后又添“坠积性肺炎”，应用抗生素后，再度合并多重耐药菌感染。患者意识不清，高热反复，抽搐不停，家属已至绝望，抱着侥幸态度至方邦江教授处求诊。方邦江教授对此类患者首倡“复元醒脑”“豁痰清热”，所应用的安宫牛黄丸除有醒神之效外，还可以清热解毒。他对危重病力倡“治未病”思想，“急下存阴”以截断病势的发展。当病情发生反复时，“回阳救逆”不忘“清热解毒”，病情缓解时，补中益气以“健运中焦”，调理善后。该危重病患者病情一波三折，治疗进退有度，终拨云见日，转危为安。

病案八

许某，女，89岁。因“发热伴咳嗽3天”于2008年6月7日来诊。

患者3天前受凉后出现发热、咳嗽，自服感冒药物后不见缓解，并有咳嗽加剧，自测体温38.5℃，遂来院急诊。入院时患者发热，咳嗽气急，痰黄，量多，质黏稠。患者既往有高血压、冠心病、心律失常、房颤、糖尿病、脑梗死病史。体温38.2℃，心率92次/分，呼吸21次/分，血压130/80mmHg。神志模糊，心率92次/分，房颤律，病理性杂音未及，双肺呼吸音粗，可闻及痰鸣音，腹平软，无压痛及反跳痛，双下肢无水肿。神经系统检查正常。血常规示WBC 8.4×10^9/L，N% 76.7%，CRP

62.3mg/L。胸部X线片示左下肺斑片状影，左下肺炎。遂予以头孢他啶、加替沙星控制感染，二羟丙茶碱、盐酸氨溴索祛痰平喘，痰热清清热化痰，同时予以降压、控制血糖治疗。5天后患者咳嗽咳痰症状未见缓解，两肺仍满布湿啰音，同时出现呼吸困难、不能平卧、双下肢浮肿等心衰症状。6月11日复查血常规示WBC 10.7×10^9/L，N% 74.5%，CRP 23mg/L。患者感染症状未得到有效控制，并且出现了右心衰。

调整抗生素为盐酸莫西沙星联合利君他啶，加大激素用量，并加用强心扩血管药物后患者上述症状未见明显缓解，遂求方邦江教授予中医治疗。

刻下：咳嗽咳痰，痰黄，量多，质黏稠，喘促，下肢肿胀。舌暗红，舌体胖，苔黄，脉结代。

中医诊断：风温肺热病（痰热壅肺）；喘证（水气凌心）。

西医诊断：脓毒症；社区获得性肺炎；冠状动脉粥样硬化性心脏病；心功能不全（心功能NYHA分级Ⅲ～Ⅳ级）；心律失常，心房颤动；2型糖尿病。

治法：泻肺平喘，辛温通阳，豁痰下气。

处方：葶苈大枣泻肺汤合瓜蒌薤白半夏汤加减。

葶苈子30g，大枣30g，瓜蒌皮15g，瓜蒌子9g，薤白18g，半夏9g，茯苓15g，白术15g，附子12g，干姜6g，蜈蚣6g，地龙9g。5剂，水煎服。

二诊（2008年6月19日）：6月16日患者肺部感染症状仍未得到有效控制，心衰症状进行性加重。痰培养结果显示白念珠菌感染，血常规示WBC 11.9×10^9/L，N% 77.1%。加用富马酸比索洛尔片改善心肌氧耗，硫酸依替米星抗真菌感染。6月19日患者咳嗽气急症状加重，端坐呼吸，不能平卧，并出现神志改变，双下肢浮肿加重，呼吸困难，呼吸频率25次/分，紫绀，血压进行性下降至80/50mmHg，心率加快至95次/分，少尿，体温降低，最低为36.2℃。患者应用广谱抗生素后出现院内感染，目前为脓毒症休克阶段，病情危重。中医辨证属阳虚水泛，治当温阳利水。

处方： 真武汤合五皮饮加减。

茯苓15g，白术15g，附子12g，干姜6g，大腹皮9g，桑白皮9g，陈皮9g，益母草45g，人参5g。5剂，水煎服。

参附注射液1000m，每8小时1次，静脉滴注。

患者从6月20日起病情逐渐好转，升压药物剂量逐步减少至停用，神志转清，呼吸困难，紫绀逐渐好转，体温逐渐恢复正常，咳嗽咳痰症状好转，逐步停用抗生素，7月1日患者痊愈出院。

按语： 脓毒症和脓毒症休克为临床危急重症，本病属于中医"风温肺热"范畴。主要由于菌素并存，正气内虚，加之治疗不当或治疗失时，以致正不胜邪，客于营血，内犯脏腑而成。根据其临床表现可分为虚实两类：病变的初期以实证为主，表现为"正盛邪亦盛"的病理变化；随着病情的不断深入，病变表现为"虚实夹杂"的复杂证候；极期突出在"正衰邪盛"及"正衰邪衰"的脏器功能不全的状态。西医学治疗采取抗感染、液体复苏、应用血管活性药物、正性肌力药物，并采取机械通气、控制血糖及肾脏替代治疗等。中医根据不同的阶段及不同的证候类型采取不同的疗法。本案患者病情演变过程中出现神昏、喘急、四肢厥冷、脉微欲绝，证属阳气暴脱，并出现阳虚水泛，全身浮肿。应采用大剂量参附益气温阳固脱，并采用真武汤合五皮饮加减温阳利水。患者为高龄患者，并且既往有高血压、糖尿病、冠心病、心律失常、房颤等多种内科疾病，病情危重，稍有不慎即可危及生命。采用中西医结合疗法后，患者病情得到缓解，并痊愈出院。

病案九

汤某，女，44岁。因“心搏骤停，心肺复苏术后10天”于2011年5月20日收入院。

患者于2011年5月11日行痔疮切除术，术后突发心搏骤停，经心肺复苏后自主心律恢复，仍意识丧失，无自主呼吸，以呼吸机辅助呼吸，伴有肢体抽搐。于5月12日转入上海长征医院急救科治疗。当时患者高热，神志不清，自主呼吸微弱。体温38.7℃，心率96次/分，血压130/85mmHg，压眶反射迟钝，双瞳孔等大等圆，对光反射存在，球结膜水肿。两肺均可闻及湿啰音，腹软。病理征未引出。血常规示WBC 17.2×10^9/L，N% 87.90%。肝肾功能示AST 46U/L，ALT 86U/L，Scr 57μmmol/L。心肌酶谱示CK 1040U/L，CK-MB 43U/L，CK-MM 797U/L，TNT（-）。胸片示双肺炎症。心电图示窦性心律不齐。5月17日行气管切开术后，患者仍然呈深度昏迷，无自主呼吸，持续高热、肢体抽搐。鉴于患者病情危重，西医治疗效果不满意，医院希望采用中西医结合治疗，遂邀请方邦江教授会诊，后经医院和家属要求于5月18日转入我院急诊科。患者入院时昏迷，自主呼吸微弱，痰多，质黄稠，时有面部及肢体抽搐。体温38.2℃，心率100次/分，律齐，血压126/70mmHg。球结膜轻度水肿，两肺满布干湿啰音。四肢软瘫，肌张力减低，双侧腱反射亢进，病理征未引出。血常规示WBC 12.0×10^9/L，N%87.5%，CRP 51.5mg/L。肝肾功能、动脉血气分析大致正常。头颅CT未见明显异常，胸部CT示两下肺感染。

刻下：患者神昏，高热，四肢软瘫，汗出肢冷，二便失禁。舌红，苔黄腻，脉沉微数。

中医诊断：脱证（痰蒙清窍，元神虚脱）。

西医诊断：心肺复苏后综合征（肺、心、脑、肝）；脓毒症；重症肺炎；继发性癫痫。

治法：回阳固脱，豁痰开窍。

处方：复元醒脑汤加减。

人参 60g，石菖蒲 30g，三七 10g，水蛭 10g，大黄 20g，胆南星 30g，益母草 30g，制附子 15g，山茱萸 30g。5 剂，每日 1 剂，水煎鼻饲。

羚羊角粉，每次 3g，每日 3 次，鼻饲。

安宫牛黄丸，每次 1 粒，每日 3 次，鼻饲。

针灸：足三里、阴陵泉、血海、腹哀、大包，电针治疗，每日 2 次。膻中，粗刺治疗，每日 2 次。

支气管肺泡灌洗：痰热清注射液。

二诊（2011 年 5 月 25 日）：患者神志清楚，精神萎靡，语言含糊，四肢软，咳嗽，咳痰色黄，质黏，大便干结，小溲色黄，舌红，苔薄黄，脉细滑。证属痰蒙神窍，治拟豁痰开窍。

处方：全瓜蒌 18g，杏仁 12g，甘草 6g，胆南星 12g，法半夏 12g，白芥子 9g，石菖蒲 9g，郁金 9g，青礞石 30g，羚羊角粉 3g（冲服），钩藤 18g，川贝母 6g，生大黄 9g（后下），三七 9g，天麻 9g，益智仁 30g，藿香 9g。7 剂，水煎，每日 1 剂，鼻饲。

5 月 29 日上午，患者神志清楚，对答切题，语言流利，双上肢肌力 3 级，双下肢肌力 4 级，肌张力减退，病理征未引出。可自主进食，拔除胃管。脑复苏成功，转康复科治疗。经康复诊治后患者神清，对答切题，语言清晰，呼吸平稳，偶见肢体不自主抽动，体温正常，双肺呼吸音清，心率正常，四肢肌力 4 级，肌张力减退，病理征未引出。建议出院转当地医院巩固治疗。

按语：方邦江教授认为本病病因为心搏骤停导致的缺血缺氧性脑损伤。缺血缺氧性脑病患者长期神志不清、卧床，易合并各类感染，尤以肺部耐药菌感染为多见，常反复应用抗生素而疗效不显著，症见高热神昏、喉间痰如拽锯、惊厥频作，常合并心力衰竭，并有呼吸道的窒息危险。方邦江教授认为此时病机系清窍蒙蔽，邪毒炽盛，痰浊阻滞，可应用安宫牛黄丸，急性发作当以涤痰泄热为主要手段，以清心开窍为目标。方邦江教授临证还善用自拟复元醒脑汤。方中人参大补元气，为君药；胆南星、石菖蒲豁痰泄浊；三七、益母草、水蛭活血逐瘀；大黄泄热凉血。实验研究证实，复元醒脑汤能改善大鼠神经行为和缺血脑组织的病理结构，降低脑系数、脑组织含水量、脑血管通透性而缓解脑水肿，并能显著上调脑组织 VEGF 蛋白及其 mRNA 的表达，还可通过 SDF-1/CXCR4 信号转导途径调节内皮细胞归巢。这一研究成果提示复元醒脑汤治疗的作用机制与促进脑组织血管的修复与新生有着密切的关系，复元醒脑汤能通过多种机制来修复脑损伤。

病案十

某女，80 岁。2023 年 12 月 11 日来诊。

患者右上腹疼痛伴乏力 3 天。1 年前发现血糖升高，未予以诊疗。患者于 2023 年 12 月 8 日因腹痛于某医院就诊。行肝脓肿穿刺置管引流术，引流液送检行病原学培养。腹部增强 CT 检查提示肝左右交界区团块影，考虑感染性病变，肝脓肿可能性大。血常规提示 WBC $15.06\times10^9/L$，N% 94.8%，CRP 227.75mg/L，考虑肝脓肿。查体双肺呼吸音粗，双下肺可闻及少许湿啰音，未闻及哮鸣音。腹部平软，右上腹部压痛，肝区叩痛，无反跳痛及肌紧张，肠鸣音弱。患者逐渐出现呼吸困难，血氧饱和度下降至

90% 左右，双肺可闻及湿啰音。考虑严重感染导致急性呼吸窘迫综合征（ARDS），于 12 月 8 日行经口气管插管，患者血氧饱和度回升至 98% 左右。继续补液抗休克，血管活性药物稳定血压，呼吸机辅助呼吸。患者血小板进行性下降，尿量少。后行连续性肾脏替代、输血小板等综合治疗。脓液培养及血培养均提示肺炎克雷伯菌，选用头孢他啶、左氧氟沙星抗感染治疗，同时给予去甲肾上腺素持续泵入，双肺呼吸音粗，双下肺可闻及少许湿啰音，未闻及哮鸣音。

刻下：神志昏迷，面色少华。舌红，苔白，脉数。

中医诊断：脓毒症（邪毒内蕴，败血损络）。

西医诊断：脓毒症；细菌性肝脓肿；急性呼吸窘迫综合征。

治法：清热解毒、活血化瘀、益气养阴、通阳活络。

处方：参黄汤合锦红汤加减。

人参 30g，大黄 30g，仙鹤草 90g，蒲公英 30g，红藤 30g，白及 15g，甘草 30g，三七粉 8g。3 剂，水煎服。

二诊（**2023 年 12 月 15 日**）：患者呼之能应，体温 37.9℃，血压 111/56mmHg，心率 91 次 / 分。复查血常规示 WBC 20.85×10^9/L，N% 91.9%，RBC 2.32×10^{12}/L，Hb 68g/L，PLT 63×10^9/L。PCT 11.33ng/mL。肝肾功能示 ALT 67.7U/L，AST 24.9U/L，BUN 7.79mmol/L，Cr 70μmol/L，UA 88μmol/L。CT 可见双肺散在炎症，双肺下叶部分组织实变不张，肝左右叶交界区斑片状稍高、稍低密度影，考虑肝脓肿伴少许出血可能，腹腔少许积液，腹膜炎。患者目前仍有低热，大便数日未行，尿黄，舌红，苔薄腻，脉细。证属邪闭清窍，腑气不通。治当通腑泄浊。沿用上方，5 剂，水煎，胃管注入及灌肠同时使用，促进胃肠功能恢复，观察大便及腹部情况改变。

三诊（**2023 年 12 月 18 日**）：患者复查肝肾功能示 ALT

55.2U/L，AST 26.9U/L，BUN 14.96mmol/L，Cr 88μmol/L，UA 176μmol/L。血常规示 WBC 15.31×10^9/L，N% 91.8%，RBC 2.61×10^{12}/L，Hb 79g/L，PLT 232×10^9/L。PCT 2.54ng/mL。复查 CT 提示双肺炎症稍有吸收，肝实质团片状稍低密度影较前病灶缩小。目前患者神志转清，大便已行，热已退，口干，心烦，夜寐不安，舌红，少苔，脉细。拟转专科进行下一步治疗，现证属余邪未清，气阴两亏。治拟养阴柔肝，健脾泄浊。

处方：生脉散加减。

太子参 45g，麦冬 15g，天冬 30g，五味子 9g，黄芪 45g，枸杞子 30g，怀山药 45g，熟地黄 15g，山萸肉 15g，六月雪 30g，红景天 25g，鸡骨草 30g，玄参 30g，酸枣仁 30g。5 剂，水煎服。

休克本质属于急性虚证，治疗上以回阳固脱为主，待病情稳定后，需注意祛邪与扶正固本，辨清邪气之轻重、病位之浅深、病势之缓急，并结合具体脏腑进行分型治疗。

按语：脓毒症的发生病因不外乎内因（正气不足）和外因（邪毒侵入），正气虚弱，抗邪无力，正虚邪恋，邪毒阻滞，气机逆乱，脏腑功能失调；外感六淫、戾气、虫兽、金刃、毒物等，正邪交争，耗伤正气，邪毒阻滞，正虚邪实，气机逆乱，脏腑功能失调。脓毒症的发生主要责之于正气虚弱，邪毒入侵，内陷营血，络脉气血营卫运行不畅，导致毒热、瘀血、痰浊内阻，瘀滞脉络，进而导致各器官受邪而损伤，引发本病。其基本病机为正虚毒损，毒热、瘀血、痰浊瘀滞脉络。气机逆乱，脏腑功能失调，邪实未去、正气已虚，病机特点为本虚标实。

脓毒症的辨证应当遵循六经辨证、卫气营血辨证。六经辨证是脓毒症辨证论治的基本辨证体系，但脓毒症并不是一个病，而是一个临床综合征，它可因多种疾病而引发，临床常把脓毒症分为热证、瘀证、虚证三大证。脓毒症的中医临床特点主要是邪毒内侵，热盛毒生。临床治疗该病虽有宣透、清气、化浊、消营、凉血诸法，但清热解毒之法是贯穿始终的。方邦江教授指出，用好清热解毒要注意两点：一要早用，在卫分阶段即可加入清热解毒之品；二要重用，量要大，剂要重，这样才能阻断病势，使之不向内传变。方邦江教授临证常应用的清热解毒药有金银花、连翘、大青叶、蒲公英、贯众、黄芩等。方邦江教授认为该病“邪陷三阴，无在少阴；外系三阳，独重阳明；心包营血，瘀阻湿闭”，同时提倡“早期截断逆转”，寒热并用，清托兼施，临证变通，尤擅用锦红汤，取得了显著的临床疗效，并依据脓毒症的病机特点，提出了脓毒症早期治疗以“清热解毒”和“急下存阴”为治疗大法，以冀扭转病情的进一步恶化与截断病势的迁延，从而将中医“既病防传”的“治未病”思想引申到防治脓毒症多脏器功能衰竭的临床与实践。

方中人参大补元气，具有复元、生津之功，脓毒症由于长期大量使用广谱抗生素，导致肠道菌群失调，而人参对人体肠道免疫细胞具有良好的免疫调节作用，有效提高脓毒症患者肠道黏膜的免疫功能，遏制肠道细菌移位。仙鹤草收敛止血、解毒，现代药理研究其能提高血小板黏附性、聚集性，增加血小板数目及加速血小板内促凝物质释放。大黄泻下攻积，清热泻火，凉血解毒，逐瘀通经。红藤长于清热解毒，消痈止痛，与大黄配伍能增强大黄的清热泻火之功。蒲公英清热解毒，大剂量应用还可通下，与大黄、红藤合用，既可增加清热通下之功，又能弥补大黄、红藤利湿方面的相对不足。

病案十一

某男，89岁。因“反复便血3个月，气喘1周”于2020年

4月20日来诊。

患者于2020年1月开始无明显诱因出现黑便，质稀，每1~2日1次，乏力，活动后胸闷，至2020年4月患者活动后气喘，乏力，体重减轻15kg左右，无呕吐、腹泻等不适，在当地医院诊断为“结肠恶性肿瘤伴消化道出血”，行抑酸护胃、止血等对症支持后上述症状好转，后突发上腹部疼痛，行腹部CT提示结肠癌肠穿孔，立即予手术治疗，术后第2天患者出现咳嗽咳痰，痰黄质黏，胸闷气喘，查血常规示WBC 18×10^9/L，N 82.6%。予抗感染、解痉化痰平喘、营养支持等治疗后患者气喘症状逐渐加重，痰黄不易咯出，术后第3天气喘明显，发热，体温38.6℃，听诊双肺可闻及粗湿啰音。舌淡红，苔黄腻，脉细弱。PaO_2 50mmHg，PaO_2/FiO_2<100mmHg，血常规示WBC 26.9×10^9/L，N% 89.6%，HB 51g/L，PLT 45×10^9/L。胸部CT示双肺多发斑片状感染灶，SOFA评分7分。考虑患者脓毒症、重症肺炎、结肠恶性肿瘤穿孔术后、上消化道出血，继续予呼吸机辅助通气、抗感染治疗、液体支持治疗等治疗3天，至术后第7天患者症状较前加重，胸闷，气喘，喉中痰鸣，听诊双肺粗湿啰音较前增多，舌暗淡，苔黄腻，脉细弱。

中医诊断：喘证（元气虚损，痰浊中阻）。

西医诊断：脓毒症、重症肺炎、结肠恶性肿瘤穿孔术后、上消化道出血。

治法：培补元气，化痰通络。

处方：人参50g，青礞石15g，沉香6g，黄芩9g，大黄6g，蜈蚣6g，全蝎6g。5剂，每日1剂，水煎服。

针灸取天突、太白、公孙、足三里、涌泉、丰隆等穴位，每日1次。

中药配合针灸治疗5天后患者胸闷气喘较前好转，仍咳嗽咳痰，痰黄质黏不易咯出，呼吸机脱机，改为面罩吸氧（氧流量4L/min）。血气分析示 PaO_2 100mmHg，PaO_2/FiO_2 344mmHg。听诊双肺湿啰音较前减少，SOFA 评分 1 分。后继续上述方法治疗 15 天后，患者无明显胸闷气喘，偶有咳嗽，复查胸部 CT 示两肺炎症较前明显吸收，改为鼻导管吸氧（2L/min），血气分析示 PaO_2 108mmHg，PaO_2/FiO_2 432mmHg。血常规示 WBC 8.9×10^9/L，N% 70.6%，HB 81g/L，PLT 92×10^9/L，SOFA 评分 0 分。嘱患者出院。

按语：本例患者为术后重症肺炎，胸部 CT 示双肺多发斑片状感染灶，患者氧合指数低于 100 且需要呼吸机辅助通气治疗，SOFA 评分 7 分，考虑患者脓毒症，患者便血数月，后行结肠肿瘤切除后，加之患者年老体衰，起病后很快出现胸闷气喘等症，即在本虚的基础上出现新的、急性、加重的虚证，经积极抗感染等治疗后，未见明显好转，反有加重之势，病机为痰浊壅肺，耗伤肺阴，灼损肺络，肺失主气，气耗阳虚，正气大惭，已现肺生气之源衰竭的“死候”。此阶段当扶元救逆为先，伍以化痰通络。方中重用人参为君，大补元气，复元生津，《神农本草经》云人参可“除邪气”，《本草纲目》谓其可治疗“喘急欲绝”。现代药理研究证实，人参皂苷可有效提高免疫力，具有明显的抗休克、强心作用，并能有效提高抗炎因子水平。同时配合礞石滚痰丸（青礞石、沉香、大黄、黄芩）化痰祛邪、泄浊导毒外出，辅以全蝎、蜈蚣通络化痰，并配合针灸扶正固元，针药相合，扶元救逆，使患者转危为安。脓毒症患者的特点为起病急、变化迅速，本质是正气亏虚，应根据邪正之轻重，把握好药物剂量及药物配伍，使全方攻邪而不伤正，补虚而不滋邪。方邦江教授根据脓毒症中医临床特征和病理机制，将“急性虚证”理论应用于脓毒症临床实践，有望成为治疗脓毒症的新途径，相信未来本团队在通过大样本、多中心、随机双盲对照临床试验研究，为“全程补虚”的中医药治疗脓毒症的创新防治策略提供可靠的循证依据，并揭示其作用机制，构建中医药特色治疗脓毒症方案。

第二节 新冠感染

病案一

某男，59岁。因“反复发热5天”入院。

2020年1月中旬于湖北地区接触发热患者，后于1月22日出现畏寒、肌肉酸痛，自服泰诺后畏寒症状部分缓解。1月24日患者畏寒加重，伴明显肌肉酸痛，咳嗽无痰，自测体温38.3℃。查血常规、CRP、流感病毒等均为阴性，胸部CT正常，新型冠状病毒核酸检测（+）。后于1月27日复查胸部CT示双肺散在斑片状感染灶；血常规示N下降，CRP 10.8mg/L。遂收入武汉市某医院治疗。患者既往有高血压病史数年，最高血压不详，目前服用氨氯地平控制血压，每日1次，控制尚可。入院前已反复发热5天，最高38.5℃，SaO_2 93%，心率、血压正常。1月31日胸部CT示双肺多发斑片状感染灶，右侧少量胸腔积液。

刻下：干咳，气短，乏力，纳差，口干，心慌，眠差，二便可。舌红，苔黄腻，脉弦细稍数。

中医诊断：疫病（湿温，疫毒闭肺，化源欲绝）。

西医诊断：新冠感染（重症）。

治法：扶元泄浊。

处方：参黄颗粒加减。

人参60g，大黄30g，红藤30g，蒲公英30g。7剂，水煎服。

2020年2月6日行辅助检查，血常规示N% 76.40%，L% 12.50%。CRP 53.0mg/L。肝肾功能示ALT 77U/L，AST 43U/L，γ-GT 113U/L，ALB 33.3g/L，PA 183.0mg/L，Cr 110.8μmol/L。胸部CT示两肺多发斑片状感染灶，较前稍进展。2月9日患者咳嗽、喘憋、乏力及口干均已缓解，食欲恢复，舌淡红，苔薄腻，脉弦。复查胸部CT示两肺多发斑片状感染灶，较2月6日稍吸收。继续以上述方案治疗至2月20日患者临床症状消失，肺部CT检查炎症吸收，核酸检测转阴而痊愈出院。

按语：本案患者为新冠感染重症，其起病后以低热反复、身热不扬、身重、舌红、苔腻、脉细数为特点，恰如吴鞠通《温病条辨》对“湿温”的描述，其言“头痛恶寒、身重疼痛……午后身热”。吴鞠通在《温病条辨》中又指出“肺之化源绝者死”“乃温病第一死法也”，本案患者起病后很快出现气短、乏力、心悸等症，经抗病毒、抗炎等治疗后未见明显好转反有加重之势，其病机正为上焦邪毒炽盛，耗伤肺阴，灼损肺络，肺失主气，气耗阳虚，已现肺生气之源衰竭的“死候”。此阶段当急以扶元救逆为先，伍以排毒泄浊。遣方用药重用人参为君，该药大补元气，复元生津，《神农本草经》记载人参可“补五脏……除邪气”，《本草纲目》认为其可治疗“喘急欲绝”。新冠感染患者存在显著的免疫力低下，而现代药理研究表明，人参皂苷可有效提高机体免疫力，并具有显著强心、抗休克作用。新冠感染患者病情加重与促炎因子/抗炎因子比例失衡相关，从中医学角度理解，可将促炎因子视为“邪”，抗炎因子视为“正”，新冠感染患者促炎因子瀑布样释放而导致抗炎因子水平明显低下，人参单体及组成的复方中可多靶点作用新冠感染炎症信号通路，有效提高机体抗炎因子水平而发挥扶正的作用。方中以大黄为臣，泄浊导毒外出，使以红藤、蒲公英清化邪毒。诸药相合，共奏扶元救逆、泄浊导毒之功，使患者得以转危为安。

病案二

高某，男，78岁。因“发热10余天”于2020年2月5日就诊。

患者10余天前无明显诱因出现发热，体温最高39.0℃，胸闷，气短，轻度咳嗽，干咳，乏力，纳差不适，活动后气短，无头晕、头痛、肌肉酸痛、心慌、胸痛，无尿频、尿急、尿痛，小便可，大便不成形，睡眠欠佳。2020年1月29日胸部CT示双肺感染，病毒性肺炎可能，纵隔淋巴结增多，双侧胸膜增厚。2020年2月3日血常规示WBC 10.27×10^9/L，L% 9.8%。甲流(–)，乙流(–)，呼吸道合胞病毒(–)，肺炎支原体(–)，腺病毒(–)，副流感病毒(–)，新型冠状病毒核酸检测(+)。自服金叶败毒颗粒、阿比多尔症状稍缓解，于2020年2月5日由急诊以“病毒性肺炎”收入院。既往有病毒性肺炎患者接触史；高血压病史40余年，自服缬沙坦控制血压；冠心病病史30余年，2014年行心脏支架手术。入院查体：体温37.0℃，呼吸20次/分，心率96次/分，SaO_2 97%（鼻导管吸氧5L/min），双肺呼吸音粗，未闻及明显干湿啰音，心腹查体未见明显异常，双下肢未见明显水肿。

刻下：舌红绛少津，少苔，脉细弱。

中医诊断：疫病（寒湿犯肺，气阴两伤）。

西医诊断：新冠感染；高血压；冠状动脉粥样硬化性心脏病。

治法：益气养阴，透邪解毒。

处方：西洋参10g，太子参15g，石斛20g，麦冬10g，生石膏30g，知母10g，桔梗10g，鳖甲10g，龟板10g，生地黄10g，淡竹叶15g，芦根30g。3剂，水煎服。

2月7日查房，患者诉胸闷气短较前明显减轻，食欲较前好转。查体：体温36.5℃，呼吸20次/分，心率80次/分，SaO_2 97%；神志清楚，精神可，咽部充血，声音正常；双肺呼吸音粗，双肺未闻及明显干湿啰音。心腹查体未见明显异常。

按语：本案患者感受疫毒邪气，正邪交争，故发热；正邪交争太过，导致机体正气迅速耗伤，故乏力明显；肺气大伤，肺失宣肃，故胸闷、干咳；子病及母，累及脾胃，故纳差；舌红绛少津，少苔，脉细弱是气阴两伤之征。根据"急性虚证"理论，治疗总以扶正祛邪为原则。方中西洋参、太子参、石斛、麦冬补气养阴，扶正补虚；鳖甲、龟板、生地黄养阴透邪；生石膏、芦根、淡竹叶清热解毒，给邪以出路，祛邪而不忘顾护阴液；知母滋阴祛火，助养阴透邪之力；桔梗解毒利咽。全方共奏益气养阴、透邪解毒之功。

病案三

范某，女，52岁。因"间断发热2周余"于2022年4月20日入住上海新国际博览中心方舱医院。

患者2022年4月6日自觉发热乏力，鼻塞咽干，头晕纳差，偶有咳嗽胸闷，自测体温38℃，新型冠状病毒抗原检测（+），在隔离点自行服用连花清瘟颗粒未见明显好转。

刻下：低热，乏力，体温37~38℃，咽干，头重，纳差，偶有咳嗽、胸闷，夜寐欠安，小便色黄，大便微溏，月经尚可。舌红，苔腻偏黄，脉浮滑。

中医诊断：疫病（寒湿犯肺）。

西医诊断：新冠感染。

处方：金银花30g，连翘30g，薄荷6g，藿香9g，芦根30g，苍术6g，虎杖15g，制大黄15g。4剂，水煎服。

二诊（2022年4月24日）：患者咳嗽较前加重，鼻涕稠，量多色黄，已无发热，胃纳欠佳，乏力、夜寐稍有改善，小便偏黄，大便已成形。舌质红，苔黄厚腻，脉滑数。考虑患者肺热明显，续上方加连花清瘟颗粒口服，以加强清热化湿之功。

三诊（2022年4月28日）：患者鼻塞仍作，偶有咳嗽，流涕不显，胃纳尚可，睡眠一般，二便通畅。舌质淡红，苔白厚腻，脉滑。上方加用化湿败毒颗粒口服，攻补兼施，标本兼顾。

四诊（2022年5月2日）：患者鼻塞、咳嗽已不明显，胃纳可，睡眠一般，二便通畅。舌质淡红，苔白腻，脉滑。治以扶正祛毒。

处方：黄芪45g，虎杖30g，马鞭草30g，黄芩25g，青连翘18g，贯众6g，藿香9g，生薏苡仁30g，鬼箭羽30g，瓜蒌皮30g，生甘草9g。4剂，水煎服。

五诊（2022年5月6日）：患者现无明显不适，舌淡红，苔薄，脉濡滑。予生脉饮加用血府逐瘀胶囊益气养阴，活血化瘀。口服巩固疗效，以防复阳。

按语：外感邪气，正邪交争而发热；苔腻偏黄，脉浮滑，小便偏黄提示患者已从热化。病邪初起当遵循“治上焦如羽，非轻不举”，予金银花、连翘配伍薄荷，轻宣上焦；苍术燥湿止泻；藿香芳香运脾化湿。此时疫毒盘踞肠腑，脏腑同病，逐邪勿拘结粪，加制大黄使邪毒从下焦而走，尽早逐邪。渗湿于热下，予芦根淡渗通利小便，通利二便分消走泄，宣上、畅中、渗下给邪以出路。患者初起症状较轻，未见高热，但过早服用寒凉之剂，不免有冰伏之疑。《灵枢·百病始生》云：“盖无虚，故邪不能独伤人……两虚相得，乃客其形。”肺开窍于鼻，患者素有鼻炎病史，“至虚之处，便是容邪之处”，疫毒邪气乘鼻而入，入里化热，患者呼吸道症状较前加重，病邪由表入里，加之湿邪黏滞，则见身热不扬。此时病机传变，湿毒化热，予连花清瘟颗粒辛凉宣泄，化湿败毒，祛邪兼顾扶正。三诊患者仅见鼻塞、轻微咳嗽等卫表不和之症，此时正邪俱虚，予化湿败毒颗粒补益正气，鼓邪外出。病后体虚，予以扶助正气，邪去正安，无须药石，症状必会自解。患者出院后，予以生脉饮益气养阴，血府逐瘀胶囊行气化瘀，清肺络之血瘀。

病案四

张某，男，70岁，退休职工。因“反复发热伴乏力6天，加重伴气促3天”于2020年2月18日就诊。

患者既往有慢性支气管病史多年，吸烟史50年余。患者6天前无明显诱因出现发热恶寒，体温最高达38.9℃，伴有头痛，乏力，偶有干咳，无恶心呕吐、腹痛腹泻、鼻塞流涕，自行服用解热镇痛药后未见明显好转。因反复发热，乏力明显，胸闷气促，动则明显，遂至当地医院就诊，并完善相关辅助检查。血常规示WBC 4.62×10^9/L，N% 36.7%，L% 47.3%，MONO% 13.2%，BASO%0.9%。CRP 5.7mg/L。新型冠状病毒核酸检测(+)。胸部CT示两肺可见多发斑片状磨玻璃感染灶，考虑病毒性肺炎。西医予以莫西沙星及甲强龙等对症治疗后未见明显好转，3天前患者上述症状较前加重并出现气促，遂来求诊。

刻下：神清，精神萎靡，体温37.9℃，体温间断反复，在36.8~38.2℃之间，乏力，胸闷气促，动则明显，时有心烦，偶有咳嗽咳痰，痰黄白相间，量少，口渴不欲饮，胃纳不佳，尿可，大便日行1~2次，色黄，不成形，黏滞不爽，夜寐欠安。舌偏红，苔黄腻，边有齿痕，脉滑数。

中医诊断：疫病（湿热之邪阻遏膜原）。

西医诊断：新冠感染（重症）。

治法：宣透膜原，辟秽化浊。

处方：达原饮加减。

槟榔 6g，厚朴 12g，苍术 12g，陈皮 9g，半夏 9g，藿香 6g，佩兰 9g，柴胡 9g，黄芩 9g，草果 6g，浙贝母 15g，知母 9g，六一散 6g。4 剂，水煎服。

二诊（2020 年 2 月 23 日）：患者刻下体温 37.2℃，近 3 日体温在 36.7~37.5℃之间波动，偶有咳嗽，痰色白量少，心烦胸闷稍好转，动后气促减轻，口渴欲饮，胃纳稍有改善，尿可，大便日行 1~2 次，色黄成形，排便黏滞不爽减轻，夜寐尚可。舌淡红，边有齿痕，苔薄黄腻，根厚腻，脉滑。辨证同前，继续予以当前方药治疗。

三诊（2020 年 2 月 27 日）：患者体温 36.9℃，体温平已 3 日，无明显咳嗽咳痰，行走活动后稍有气促，胸闷心慌不明显，仍觉乏力，易汗出，口干，时时欲饮水，胃纳尚可，尿可，大便色黄成形，日行 2 次，夜寐安。2020 年 2 月 26 日行第一次新型冠状病毒核酸检测（–）。胸部 CT 示左下肺外带可见少量感染灶，比较前片，病灶明显吸收。舌淡红，边有齿痕，苔薄白，脉细。辨证为气阴两虚证，予以益气养阴，清解余邪。

处方：清暑益气汤加减。

炙黄芪 15g，人参 6g，白术 12g，泽泻 9g，麦冬 9g，陈皮 9g，当归 6g，五味子 6g，防风 6g，炙甘草 6g。

四诊（2020 年 3 月 1 日）：患者体温平，长时间行走稍有气促，乏力汗出改善，口干减轻，胃纳可，二便调，夜寐安。舌淡红，齿痕减轻，苔薄白，脉濡。2020 年 2 月 29 日行第二次新型冠状病毒核酸检测（–）。继续予益气养阴方案以巩固治疗。

按语：初诊时根据患者实验室检查诊断新冠感染毋庸置疑。结合患者症状、体征及舌脉，考虑为湿热侵犯中焦，遏阻膜原之证。据患者前期症状，病邪在上焦卫表而入，留恋于肺，初期湿重于热，热象不显。初诊时根据症状可知病邪由卫表入里，传入中焦，湿邪郁而化热，伏于中焦，膜原被遏。湿土与脾胃同类相召，湿邪困脾，脾阳不振，运化无权，水湿停聚，则见四肢乏力，胃纳不佳。湿邪阻滞气机，则见胸闷等。湿邪化热，湿热并重，可见口渴不欲饮，苔黄腻等。遵照薛氏《湿热病篇》中遏阻膜原证治，予达原饮。方中以槟榔、厚朴、草果为君药，槟榔辛散除湿，化痰破结；厚朴芳香化湿，理气化浊；草果辛香化浊，宣透伏邪。此三药为辛香之品，可直达膜原，化膜原湿热，祛邪外出。苍术健脾燥湿；藿香、佩兰辛温散寒，芳香化湿；三药共用既宣发肺气，又解表散寒。陈皮理气和中，半夏燥湿降逆，二药并用健脾燥湿，共为臣药。柴胡疏散半表之邪，黄芩清泄半里之热，浙贝母清热化痰，知母苦寒泻火，佐以“清热而不留湿，利水而不伤阴”之六一散。诸药共用，“宣上、畅中、渗下”调节三焦气机。二诊时患者湿热之证虽有好转，但仍有湿热伏于内，续原方。三诊时患者以乏力、汗出、口干为主要症状，结合舌脉，与薛氏《湿热病篇》中湿热伤气所言症状相似，以清暑益气汤治之。齿痕舌，薄白苔亦为佐证。湿热之邪易耗气伤阴，卫气虚则腠理开，易汗出；脾气虚则四肢不荣，易乏力；肺气虚则呼吸不畅，易气促；阴虚则津液不足，易口干。方中以甘温之黄芪、人参为君药，黄芪益气健脾，固表止汗；人参益元气补肺生津。白术益气健脾渗湿，陈皮行气化湿，二者为臣药，与君药共用增强益气健脾之功。泽泻淡渗利湿，当归滋阴补血，麦冬清热生津，五味子敛阴止汗，防风祛风解表，炙甘草调和诸药。全方以益气健脾、培补元气为重，辅以养阴生津，体现“补而不峻，温而不火，滋而不腻”。四诊时患者仍以气阴两虚为主要表现，续予原方益气固表，养阴生津。

病案五

某女，51岁。因“咳嗽、胸闷1个月”于2020年2月20日入院。

患者1个月前因接触新冠感染患者后出现咳嗽咳痰，少量白色黏痰，自觉胸闷，活动后气短，遂于当地医院就诊。新型冠状病毒核酸检测(+)，胸部CT示两肺弥漫感染病变。给予抗病毒、吸氧等治疗后，仍有咳嗽，咳少量白色黏痰，胸闷，活动后气短。后于2020年2月20日转入我院求诊，体格检查：呼吸25次/分，指尖血氧饱和度93%，中下肺呼吸音减弱，心率88次/分，律齐。血常规示WBC 5.41×10^9/L，N% 57.7%，L% 35.3%。新型冠状病毒核酸检测（+)，其余生化检查正常。胸部CT示双肺可见斑片状磨玻璃密度影、条索状密度增高影。

刻下：咳嗽，咳痰，少量白黏痰，胸闷气短，纳可，二便调，夜寐安。舌淡红，苔薄黄，脉细。

中医诊断：疫病（痰热蕴肺）。

西医诊断：新冠感染（重症）。

治法：宣肺止咳，清肺化痰，补气活血。

处方：生麻黄12g，杏仁15g，石膏30g（先煎），甘草9g，黄芩15g，黄连6g，瓜蒌15g，半夏12g，陈皮9g，茯苓15g，苏子20g，白芥子15g，葶苈子20g，桑白皮15g，紫菀15g，枇杷叶15g，生黄芪30g，丹参20g，三棱15g，莪术15g，桃仁15g，芒硝6g。5剂，水煎服。

二诊（2020年2月25日)：患者咳嗽减少，仍有胸闷气短。舌淡红，苔薄黄，脉细。

处方：生麻黄12g，杏仁15g，石膏30g（先煎），甘草9g，黄芩15g，黄连6g，瓜蒌15g，半夏12g，陈皮9g，茯苓15g，苏子 20g，白芥子 15g，葶苈子 20g，桑白皮 15g，生黄芪 30g，丹参 20g，三棱 15g，莪术 15g，桃仁 15g，芒硝 6g，生晒参 7g，熟地黄 15g，山萸肉 15g，夏枯草 12g，生牡蛎 30g(先煎)。7 剂，水煎服。

2020 年 3 月 8 日患者复查胸部 CT 示双肺可见斑片状磨玻璃密度影、条索状密度影，较前明显吸收。患者咳嗽、胸闷气短较前明显好转。

按语：新冠感染重症患者患病时间多为 20~30 天，病程长，大多患者处于新冠感染中期肺部明显炎症、斑片状影、炎症吸收不良阶段。本案患者为中年女性，发病到住院时间为 40 天，病程长，促进肺部炎症吸收是治疗关键。中医认为其病机特点为痰湿蕴肺，气机阻滞，痰瘀闭肺，本虚标实；治法思维应整体考虑证候要素中痰瘀、气血、脏腑以及正气的强弱，综合权衡其主次；治法应痰瘀同化、气血同调、扶正祛邪、攻补兼施等诸法协同而治。处方以麻杏石甘汤、小陷胸汤、二陈汤、三子养亲汤、葶苈大枣泻肺汤加减。丹参、三棱、莪术、桃仁破血逐瘀；正气存内，邪不可干，黄芪、生晒参大补元气；久病及肾，肾不纳气，加熟地黄、山萸肉补肾纳气，扶正可以预防疾病加重或传变；夏枯草、生牡蛎软坚散结，预防肺纤维化；芒硝泻肺之痰从大便而出。本案处方为多个经方化裁组合，诸药合用，协调阴阳气血脏腑，使患者阴阳气血脏腑恢复平和状态而好转出院。

病案六

某女，25 岁，学生，武汉人。因“发热 3 天”于 2020 年 1 月 16 日入院。

2020 年 1 月 16 日患者出现轻微咳嗽咳痰，痰少色白，伴有乏力，遂至社区医院就诊，查体温 36.8℃，完善相关辅助检查。

WBC $9.24\times10^9/L$，L $2.93\times10^9/L$，N% 34.7%，L% 16%；CRP 10.9mg/L；甲型、乙型流感抗原检测（–）；胸部CT示未见明显实质性病变。仔细询问患者有新冠感染疑似患者接触史，遂行新型冠状病毒核酸检测，结果呈阳性，遂收治入院治疗。

刻下：咳嗽，咳痰色白，神倦少气，周身酸痛，食少纳呆，便溏。舌质淡，苔白腻，边有齿痕，脉滑缓。

中医诊断：湿温病（疫毒袭肺）。

西医诊断：新冠感染（轻型）。

治法：化湿透表导下。

处方：藿朴夏苓大黄汤加减。

藿香9g，羌活9g，厚朴9g，半夏9g，茯苓12g，杏仁9g，黄芪30g，大黄3g（后下），草果6g，虎杖15g。5剂，水煎服。

患者服用上方5日后，症状基本消失。继服3剂，1月24日、25日两次核酸检测结果均为阴性，准予出院，随访未复阳。

按语：本案患者属新冠感染轻型，临床主要表现为咳嗽、咳白色痰、神倦少气、肢体酸痛、纳呆、便溏、舌淡苔白腻、脉滑缓，结合此次疫情发生在己亥年深冬的武汉，其处于亚热带季风气候带且地势低平，河流湖泊众多，降水量大，空气湿度大，故疫毒侵袭人体极易夹湿邪致病，该患者即是例证。《温疫论》言疫毒之邪感染人体"内不在脏腑，外不在经络"，而是"舍于伏脊之内，去表不远，附近于胃，乃表里之分界，是为半表半里"。瘟疫早期多为疫毒内壅，阳气郁遏，不能达表。治当化湿透表导下，方选藿朴夏苓大黄汤。方中藿香芳香化湿宣透，以疏表湿，使阳不内郁；羌活乃风药，味辛苦性温，祛风除湿；厚朴、半夏燥湿运脾，使脾能运化水湿，不为湿邪所困；杏仁开泄肺气于上，使肺气宣降，则水道自调，咳嗽咳痰自止；茯苓淡渗利湿于下，使水道畅通，则湿有去路；黄芪具有补气、固表、利水之功，在此发挥强盛人体正气，抵御疫毒之邪侵入人体之功，取《素问·刺法论》“不相染者，正气存内，邪不可干”之意；加入辛烈气雄之草果，能除盘踞半表半里之伏邪；小剂量使用大黄，不为攻下燥屎结粪，而在开门祛邪，使半表半里之疫邪从下解，意在泻毒。临床发现个别患者服用大黄后出现腹泻现象，此乃湿邪未尽，待邪去尽，腹泻自止。现代研究发现大黄可增加胃肠蠕动，改善肠黏膜屏障，减少对内毒素的吸收，起到类似血液净化的作用；在另一项研究中发现大黄及活性成分有着直接抗炎抑菌、免疫调节、抗氧化的作用，同时还可以改善微循环，最终遏制炎症介质“瀑布”反应，进而延缓感染性疾病的进展。《药性论》载虎杖“治大热烦躁，止渴，利小便，压一切热毒”，具有活血祛瘀、清热利湿、解毒之功效，现代药理研究发现虎杖及其提取物对流感及副流感病毒、伪狂犬病病毒、疱疹病毒、肝炎病毒等均有良好的抑制作用。虎杖单体化合物虎杖苷具有抗肝纤维化、改善肝脂肪变性等护肝作用，对于伴有肝功能损害的新冠感染患者尤为适用。此外，从虎杖中分离的蒽醌类化合物还有一定泻下和利尿的作用，具有“去宛陈莝”“洁净府”之功效，可谓一药多用。

病案七

某男，40岁，黄石人。因“发热、头痛3天”，明确诊断为新冠感染于2020年2月1日入院。

患者3天前无明显诱因渐起发热，体温38.2℃，伴头痛，自行口服布洛芬和阿奇霉素，上述症状未见好转，新型冠状病毒核酸检测（+），遂转入我院进一步治疗。入院后完善相关辅助检查，WBC 3.61×10^9/L，N 2.36×10^9/L，L 0.91×10^9/L，PCT 0.02ng/mL，CRP 11.51mg/L，ESR 24mm/h。胸部CT示两肺多发磨玻璃影，伴小叶间隔增厚，心包膜局限性增厚。

刻下：发热，体温38.7℃，干咳无痰，口干，口苦，时有喘息，大便干，小便黄，寐欠佳。舌红，苔黄腻，脉滑数。

中医诊断：湿温病（湿热郁肺）。

西医诊断：新冠感染（普通型）。

治法：辛凉宣泄导下。

处方：自拟泻肺败毒方。

麻黄9g，杏仁12g，生石膏45g，大黄15g（后下），红藤30g，蒲公英30g，黄芩30g，滑石4g，虎杖30g，僵蚕12g，蝉蜕9g，北沙参30g，甘草9g。5剂，水煎服。

二诊（2020年2月6日）：患者服用上方后体温渐平，5天后体温恢复正常，咳嗽好转，但有咽痛，纳谷不馨，大便每日1~2次，小便正常。舌淡红，苔黄稍腻。复查胸部CT示炎症较前吸收，病变范围较前缩小。

处方：麻黄9g，杏仁12g，生石膏45g，大黄6g（后下），红藤30g，蒲公英30g，黄芩30g，滑石4g，虎杖30g，僵蚕12g，蝉蜕9g，北沙参30g，甘草9g，射干12g，六神曲30g。7剂，水煎服。

1周后，患者未再发热，新型冠状病毒核酸检测两次阴性（间隔24小时以上），于2021年2月18日出院。

按语：本案患者为新冠感染普通型，初起发热、头痛，3天后病情进展，开始出现干咳无痰、口干口苦、喘息、大便干、小便黄、寐欠佳、舌红、苔黄腻、脉滑数等疫毒之邪入里化热的征象，叶天士言“温邪上受，首先犯肺，逆传心包”，该患者病机为疫毒犯肺，热毒壅肺，入里化热，蕴结于阳明。法当辛凉宣泄导下以表里双解，方选自拟泻肺败毒方，该方由麻杏石甘汤、升降散、锦红汤三方加减化裁而成。麻杏石甘汤主治表邪未解，肺热咳喘证，麻黄在《医宗金鉴》中被称为“仲景开表逐邪发汗第一峻药”。戴天章在《广瘟疫论》中言“非汗则邪无出路，故汗法为治时疫之一大法也”。薛生白在《湿热病篇》自注“湿病发汗，昔贤有禁。此不微汗之，病必不除。盖既有不可汗之大戒，复有得汗始解之治法”。故方邦江教授在治疗该病时不论寒热均主张小剂量（3~6g）使用麻黄，“在卫汗之可也”，应用麻黄就是发挥其微汗、解表、开肺、散邪之功，有学者研究发现微汗法可有效清除新型冠状病毒和阻止因此引起的炎症风暴。杏仁味苦，降肺气而平喘，与麻黄宣降相伍，使邪有出路。石膏一药在《神农本草经》中记载其为微寒之品，绝非大寒，且其宜于产乳则知其纯良之性。其性凉而能散，生用更取其解肌透表之力，由于其质地较重，小量恐难取效，方邦江教授主张石膏量独大（30~90g），取其非重用不为功之意。升降散一方出自清代杨栗山《伤寒瘟疫条辨》，基于现代数据库技术挖掘发现杨栗山《伤寒瘟疫条辨》治疗温病的核心药对为蝉蜕、僵蚕。杨栗山认为，僵蚕得天地清化之气，可涤疫疠旱潦之气，于温病尤宜。配合蝉蜕，可彼此相资，化育流行，皆为温病之圣药。锦红汤由大黄、红藤、蒲公英三味药组成，为海派中医“顾氏外科”奠基人顾伯华教授治疗外科炎症性急腹症的验方，是在治疗急性阑尾炎验方“大黄牡丹汤”的基础上改革而来。实验研究表明锦红汤能抑制胆源性感染引起的全身炎症，降低血浆TNF-α、IL-2、IL-6、IL-8等炎性细胞因子水平，维持机体免疫稳定，这在一定程度上可提高新冠感染患者抵御病邪的能力。红藤又称大血藤，《本草图经》言其可“攻血，治血块”，具有清热解毒、活血、祛风、止痛的作用。在回顾性分析新冠感染患者后发现，血栓形成可能是造成其死亡的主要原因，新冠感染患者多伴有过度免疫反应，这种非正常的免疫反应会造成血管内皮损伤从而引起纤溶凝血系统激活，导致微血栓形成，在诊治过程中适当加入具有活血通络作用的红藤，可以有效预防血栓，改善患者预后。《神农本草经》言大黄“主下瘀血，血闭，寒热，破癥瘕、积聚，留饮宿食，荡涤肠胃，推陈致新，通利水谷，调中化食，安和五脏”，大黄泻毒外出，与麻黄、滑石联用，发表、攻下、通利三法并举，使邪从表、里而解，与红藤、蒲公英合用清化邪毒，体现了治疗温病不拘泥于先表后里及禁汗、禁下之常规，意在“早期截断、防止传变”的“治未病”思想。

病案八

顾某，女，86岁。因“发热半日”于2023年8月12日入院。

患者于2023年8月12日出现发热，体温38.6℃，咳嗽咳痰，家属怀疑新型冠状病毒抗原阳性，遂来就诊，查血常规示WBC 22.08×10^9/L，N% 94.6%，L% 2.5%。CRP 48.21mg/L。予以地塞米松抗炎，二羟丙茶碱、溴己新平喘化痰，那屈肝素钙抗凝，奥美拉唑抑酸护胃，美罗培南、左氧氟沙星抗感染，氯化钾补钾等对症支持治疗。现患者咳嗽咳痰，乏力气喘，胸闷气急，为求进一步诊疗收入我科病房。患者既往有高血压病史10年，服用美托洛尔、替米沙坦等药物；糖尿病史10年，注射胰岛素控制血糖。

刻下：咳嗽，咳痰，痰色白质黏，胸闷气急，乏力气喘，上腹部隐痛，胃纳差，大便2日未行，夜寐差。舌质淡，苔白腻，边有齿痕，脉滑缓。

中医诊断：湿温病（疫毒袭肺）。

西医诊断：新冠感染（轻型）。

治法：健脾清肺，通腑排毒。

处方：黄芪15g，白术15g，茯苓15g，砂仁6g，陈皮9g，半夏9g，杏仁9g，前胡15g，黄芩15g，黄连6g，金银花15g，鱼腥草30g，百部9g，贯众9g，生大黄9g，生甘草9g。7剂，水煎服。

患者服上方7剂后，症状基本消失，新型冠状病毒核酸检测结果阴性，于2023年8月19日出院。

按语：患者咳嗽，咳痰，痰色白质黏，乏力，胸闷，为正气不足，邪气乘虚而入，“正气存内，邪不可干”“邪之所凑，其气必虚”，咳、痰、喘病证虽在肺，而病之根本在于脾。脾为生痰之源，肺为贮痰之器。临床上常用健脾利肺之法治疗肺病。针对该患者，采用健脾清肺、通腑排毒之法。治以四君子汤合黄芪、砂仁健脾益气；二陈汤合杏仁、前胡健脾助运，宣肺止咳；黄芩、黄连、金银花、鱼腥草、百部、贯众共奏清除疫毒之功；“六腑以通为用”，用大黄祛除热毒结粪，调畅气机。诸药相合，共奏健脾清肺、通腑排毒之功。

病案九

吴某，女，43岁。因“发热伴头痛半日”于2023年7月18日就诊。

患者2023年7月18日起发热伴头痛，体温37.8℃，乏力，肌肉酸痛，遂至我院就诊，查血常规示WBC 5.31×10^9/L，L 0.92×10^9/L。ESR 39mm/h。新型冠状病毒核酸检测（+）。

刻下：患者时有头痛、发热、胸闷，稍有咳嗽，痰不多，伴乏力、肌肉酸痛，鼻咽部肿胀出血。舌质淡红，苔白腻，脉细。

中医诊断：湿温病（热毒犯肺）。

西医诊断：新冠感染（轻型）。

治法：透邪达表，清热通腑。

处方：银翘散加减。

金银花 15g，连翘 15g，辛夷 9g，牛蒡子 12g，荆芥 12g，黄芩 15g，桔梗 9g，芦根 15g，陈皮 9g，甘草 6g，石膏 18g，大黄 9g。7 剂，水煎服。

患者服用上方 7 剂后，患者一般情况可，体温平，头痛较前好转，无咳嗽、咳痰。舌质淡红，苔白腻，脉细。新型冠状病毒核酸检测阴性遂予以出院。

按语：湿温病变以肺脾为中心，疫戾之气从口鼻、皮毛而入，肺卫首当其冲，肺气失宣则咳嗽；卫阳被遏，营阴郁滞，则发热、头痛；脾在体合肉，主四肢，湿温多以脾胃病变为中心，脾气运化和升清功能失常，则肌肉酸痛、乏力；肺气失于宣降，湿热邪气阻塞胸中，则胸闷。此为热毒袭肺，同时应注意清除中焦邪气，当治以透表达邪，清热通腑。治以银翘散加减，石膏既能清泄肺胃之热，又可辛凉宣散肺气；黄芩清肺胃热；陈皮燥湿，且芳香醒脾；患者鼻咽部肿胀出血，加用辛夷配合金银花、连翘、黄芩疏风热、清肺热、通鼻窍；大黄清腑泄热，使邪有出路。诸药相合，透邪达表，清热通腑，疾病向愈。

病案十

黄某，男，29 岁。因“发热 3 日”于 2022 年 7 月 20 日就诊。

患者于 2022 年 7 月 18 日晚出现发热，畏寒，体温 37.6℃，伴乏力、纳差，偶有咳嗽、咳痰，于我院急诊科就诊，并完善相关辅助检查，新型冠状病毒核酸检测（+）；血常规示 WBC 5.24×10^9/L，N 3.13×10^9/L，L 1.52×10^9/L；CRP 25.41mg/L；ESR 21mm/h；胸部 CT 示双肺炎症。综合考虑为新冠感染，予退热等对症治疗后仍发热。

刻下：发热，畏寒，咳嗽，咳少量黄痰，纳差，夜寐尚安，二便调。舌质红，边有齿痕，苔白腻，脉滑。

中医诊断： 湿温（湿邪郁肺）。

西医诊断： 新冠感染（普通型）。

治法： 化湿解毒，宣肺透邪。

处方： 麻黄6g，杏仁9g，薏苡仁15g，荆芥9g，羌活12g，金银花15g，连翘9g，蝉蜕9g，僵蚕9g，苍术12g，芦根15g，黄芩9g，牛蒡子12g，桔梗6g，虎杖12g，片姜黄12g，甘草6g，茯苓15g。5剂，水煎服。

二诊（2022年7月26日）： 患者稍有咳嗽，咳吐少量白痰，无发热，无口苦口干，无明显胸闷气促。胃纳尚可，夜寐可，二便可。舌红，苔薄白，脉滑。

处方： 苍术15g，陈皮12g，川厚朴9g，广藿香15g，草果6g，细辛3g，羌活12g，槟榔9g，桔梗6g，鱼腥草30g，薏苡仁15g，葶苈子15g，黄芩12g。5剂，水煎服。

2022年7月28日查房，患者胃纳可，无咳嗽咳痰，无发热，夜寐可，二便可。舌红，苔白，脉数。新型冠状病毒核酸检测（–）。胸部CT示肺部炎症较前改善。

按语： 患者属于湿邪郁肺证，湿毒损伤肺卫，肺中津液受损，化为水饮，郁阻肺络。患者现处于湿邪入里化热阶段，故痰色黄。《温热论》提出了“温邪上受，首先犯肺，逆传心包”。为防止逆传心包、阴液枯竭、正气溃散等危候的发生，故以麻黄、杏仁、荆芥、羌活祛湿邪，同时兼顾患者化热之象，予以黄芩、牛蒡子、虎杖、金银花、芦根、连翘清上焦之热，截断其由营分继续进入血分。方中加入片姜黄、蝉蜕、僵蚕，取升降散之意，使气机升降有序，杂气流毒得以消散。二诊时患者发热已解，且胃纳好转，然综合患者脉象及舌象，提示外邪仍未完全解除。故以达原饮化裁，开达膜原，辟秽化浊。苍术、陈皮、鱼腥草、薏苡仁、葶苈子化湿以治肺壅喘急，细辛、羌活散风祛湿，桔梗载药上行。诸药共奏散风祛湿之效。三诊时诸证缓解，核酸转阴，故出院。

病案十一

韩某，女，41岁。因“发热伴全身酸痛2日”于2022年1月30日就诊。

患者于2022年1月28日发热，自测体温37.8℃，无畏寒、寒战，伴全身酸痛，无咳嗽咳痰，无胸痛咯血，无胸闷气促，于我院就诊，并完善相关辅助检查。新型冠状病毒核酸检测（+）。血常规示WBC $5.04\times10^9/L$，N $3.79\times10^9/L$，L $0.97\times10^9/L$。CRP 19.81mg/L。胸部CT示两肺散在炎症，心包少量积液。

刻下：现发热，仍有咳嗽，胃纳可，睡眠可，二便正常。舌质红，苔黄腻，脉滑。

中医诊断：湿温（湿毒郁肺）。

西医诊断：新冠感染（普通型）。

治法：清肺通腑，凉血化瘀。

处方：石膏30g，瓜蒌30g，生大黄6g，葶苈子10g，桃仁10g，僵蚕9g，丹参15g，牡丹皮15g，赤芍15g，郁金15g，知母15g，黄芩12g，紫草30g，生地黄30g，半夏12g，山慈菇9g。5剂，水煎服。

二诊（2022年2月4日）：咳嗽咳痰，胸闷气急，口渴，大便不畅，小便黄。舌质红，苔黄腻，脉滑。

处方：石膏30g，瓜蒌30g，生大黄6g，葶苈子10g，桃仁10g，僵蚕9g，丹参15g，牡丹皮15g，赤芍15g，郁金15g，知母15g，黄芩12g，生地黄30g，半夏12g，山慈菇9g，积雪草30g，红景天12g，虎杖15g。5剂，水煎服。

三诊（2022年2月9日）：咳嗽咳痰已缓解，胃纳可，夜寐尚可，二便调。舌质红，苔薄，脉滑。

处方：金银花 15g，麦冬 15g，黄芩 15g，黄连 9g，鱼腥草 30g，杏仁 9g，薏苡仁 30g，百部 9g，黄芪 15g，白术 15g，半夏 9g，茯苓 15g，贯众 9g，甘草 6g，南沙参 15g。7 剂，水煎服。

按语：初诊邪气自口鼻而入，后变九传，症见咳嗽，舌质红，苔黄腻，脉滑，为湿毒郁肺之证。传自里出表，应清里解表，故予石膏、知母、黄芩清肺胃之热；瓜蒌、半夏宽胸散痰，宣肺止咳；大黄通腑泄浊；葶苈子、桃仁行水祛瘀，宽胸理气；丹参、牡丹皮、赤芍、郁金、紫草、生地黄清热凉血，防病邪入营；山慈菇清热解毒，化痰散结。二诊上方去紫草，加积雪草、红景天、虎杖，加强清热活血之效，而无寒凝之弊。三诊患者咳嗽大减，邪毒已由营分透转卫气，故予金银花、贯众、黄芩、黄连、鱼腥草清热透邪，薏苡仁、半夏、麦冬燥湿化痰，杏仁、百部宣肺止咳，白术、甘草、南沙参、茯苓、黄芪扶正益气养阴。

病案十二

杨某，女，68 岁。因“发热伴乏力 1 日”于 2023 年 5 月 8 日就诊。

患者 2023 年 5 月 7 日出现发热，体温 39.2℃，伴乏力，食欲减退，无咳嗽咳痰，至我院就诊，并完善相关辅助检查。新型冠状病毒核酸检测（+）。血常规示 WBC 4.48×10^9/L，N 3.35×10^9/L，L 0.9×10^9/L。CRP 53.31mg/L。既往高血压病史 5 年，糖尿病病史 4 年。

刻下：现体温平，面色晄白，口干多汗，五心烦热，神疲乏力，纳呆，大便干结，小便尚可，夜寐可。舌红，苔黄腻，脉滑数。

中医诊断：湿温（邪热壅肺）。

西医诊断：新冠感染（普通型）。

治法：宣畅气机，透邪转气。

处方：前胡9g，黄芩24g，细辛3g，桑白皮9g，川贝母6g，紫菀15g，款冬花15g，冬瓜子30g，川芎9g，川厚朴9g，鱼腥草30g，桔梗3g，白术9g，茯苓12g，薏苡仁30g，豆蔻6g，炙甘草6g。3剂，水煎服。

二诊（2023年5月11日）：患者大便干结较前有改善，仍神疲乏力，活动后气促，纳差，小便尚可，夜寐可。舌质淡，舌胖大，苔白腻，脉细数。

处方：桑白皮9g，川贝母6g，紫菀15g，款冬花15g，冬瓜子30g，川芎9g，川厚朴9g，鱼腥草30g，桔梗3g，白术9g，茯苓12g，薏苡仁30g，白豆蔻6g，炙甘草6g，党参15g，黄芩10g，苍术10g。3剂，水煎服。

三诊：（2023年5月14日）：患者精神振作，大便秘结，小便通畅，夜寐尚安。舌红，苔薄黄，脉滑数。

处方：桑白皮15g，地骨皮30g，黄芩15g，薏苡仁30g，赤芍15g，桃仁15g，浙贝母15g，鱼腥草30g，忍冬藤30g，茯苓15g，枳壳9g，桔梗9g，炙甘草6g，瓜蒌皮15g。3剂，水煎服。

按语："大凡客邪贵乎早逐"，综合患者病情，方邦江教授认为病邪刻下为兼湿之温邪，需宣上、畅中、渗下并举才可宣畅气机、透邪转气。故用黄芩、前胡、细辛、桔梗散肺卫郁热，拨动气机；川贝母、桑白皮、款冬花、紫菀泻肺下气；白术、茯苓、薏苡仁、炙甘草健脾益气，防止湿阻中焦；豆蔻、厚朴行气消积；冬瓜子除湿利水。二诊时患者大便干结情况较前改善，说明气营之壅塞已打开，外邪已有路可出。然综合患者舌、脉象以及纳差、疲乏症状，考虑患者肺脾气虚，故予党参、苍术仿效四君子汤之意，培补中气以利祛邪外出。三诊患者症状虽已明显好转，但气阴两伤日久，恐瘀血内生。津液耗伤、气血不足导致大肠传导功能失常而引起便秘，同时这些因素又导致血瘀，而血瘀反过来又引起便秘。现患者大便秘结，单用枳壳恐效果不佳。故加用赤芍、桃仁养阴凉血，活血化瘀。瘀血去而新血生，气机通畅而津液输布，则大便自通。肺与大肠相表里，若大肠腑气不通，则肺气不降而致胸闷、咳喘，故此法兼通腑宣肺之效。同时，以黄芩泻白散为底方，泻肺经伏火。方中加入鱼腥草、瓜蒌皮、桔梗、浙贝母开胸散结；忍冬藤清热凉血；薏苡仁健脾化湿。

病案十三

李某，女，57岁。因“咳嗽咽痛1周，加重伴发热2日”于2023年1月6日就诊。

患者1周前无明显诱因出现咳嗽咽痛，未予重视，患者症状逐渐加重，2天前出现恶寒发热，最高体温可达39.5℃，自测新型冠状病毒抗原（+）。遂至我院就诊，查胸部CT示两肺散在感染。WBC 13.76×10^9/L，N% 91.2%，CRP 79.82mg/L，SAA 399.09mg/L。

刻下：恶寒发热，咳嗽咽痛。舌红，苔白腻，边有齿痕，脉数。

中医诊断：风温（表里俱实）。

西医诊断：新冠感染。

治法：宣肺解表，利湿泄热。

处方：自拟方三通退热饮加减。

麻黄6g，大黄6g，滑石30g，石膏30g，杏仁9g，白芍15g，知母6g，枇杷叶15g，生姜9g，大枣4枚，炙甘草6g。7剂，水煎服。

二诊（2023年1月13日）：患者服药后高热已退，偶有咳嗽，余症尚可。舌淡红，苔薄白，脉细数。

处方：生脉散加减。

人参6g，麦冬9g，五味子6g，白术6g，当归6g，陈皮6g，淡竹叶9g，炙甘草6g。7剂，水煎服。

2023年1月19日电话随访，患者体温正常，热退身静，其后未发热，诸症消失，病愈体安。

按语：患者感受疫戾之气，疫毒传变迅速，邪气入里化热而发高热、咳嗽咽痛等症，当取适宜药物干预来截断病情传变，若治疗不当或病重药轻不及病灶，则会导致病情加剧恶化难治，故采用“三通疗法”施治。方邦江教授自拟三通退热饮，全方以麻黄、大黄和滑石为君药，共奏解表退热、泻下利湿之功。麻黄解表散邪止咳，火郁发之，宣散上焦肺卫之郁热；配石膏清散肺中实热，其中石膏用量倍麻黄，佐制麻黄温性保留其辛散之力，麻黄反助石膏透热之功，令肺中邪热尽从肌表而泄，两药相得益彰；麻黄配伍杏仁，清肺热，止咳嗽；白芍、知母滋阴清热；大黄，取“下不厌早”之意，清热泻火，使热邪从下而去；滑石清热利湿，使热从小便而下；姜枣合用，调和营卫；炙甘草益气和中，调和诸药。二诊时，患者热邪已退，但尚有余邪，且气阴两虚，治当益气养阴，扶正祛邪。人参从“气”论治，益气扶正；麦冬、五味子酸甘化阴；白术、当归补益气血；陈皮理气和胃，使诸药补而不滞；淡竹叶以清余邪。方邦江教授强调观察疾病传变规律，合理采用发表、寒下兼通利之法，引邪外出，后期注重顾护正气，既可祛邪扶正，又可截断扭转，防止热邪深入传变。

第三节 发热

病案一

张某，女，36岁。因“反复发热3个月”于2017年6月22日来诊。

患者于2017年3月22日受凉后开始出现发热，体温39.0℃，恶寒，无咳嗽、咳痰，无腹痛、腹泻等不适，至安徽省池州市人民医院就诊，予头孢美唑抗感染治疗后热退，但患者仍感恶寒、肢冷、乏力，未予重视。至3月30日患者再次出现发热，体温39.0℃，至安徽省池州市人民医院行头孢美唑抗感染治疗后仍反复发热，体温37.8~38.5℃。于6月15日至复旦大学附属华山医院就诊。血常规示WBC 2.86×10^9/L，N 1.86×10^9/L，HB 108g/L，CRP 27.9mg/L。肝肾功能、心肌酶谱、电解质、凝血功能、自身免疫抗体等检查均正常。行降温、抗感染等治疗后仍反复发热，为求中医药治疗遂来方邦江教授门诊。

刻下：发热，恶寒，倦怠乏力，腰膝酸软，肢冷，纳少，便溏，面色㿠白，睡眠一般。舌质淡，苔白，脉沉无力。

中医诊断：外感热病（阳虚发热）。

西医诊断：不明原因发热。

治法：助阳解表。

处方：麻黄附子细辛汤合再造散加减。

麻黄6g，细辛6g，附子9g，白芍12g，党参15g，川芎9g，干姜3g，炙甘草12g，防风9g，白术12g，熟地黄12g，当归6g，大枣20g，陈皮9g，黄芪24g，桂枝9g，仙鹤草30g。14剂，水煎服。

二诊（2017年7月10日）：经治疗后患者腰膝酸软较前好转，仍感倦怠乏力，四肢不温，无腹泻，无发热，纳可，寐尚安，二便调。舌质淡，苔白，脉沉细弱。证属肾阳虚，外感风寒证，治以助阳解表。

处方：附子9g，白芍12g，党参15g，川芎9g，炙甘草12g，防风9g，白术12g，熟地黄12g，当归6g，大枣20g，陈皮9g，黄芪24g，桂枝9g，枸杞子30g，浮小麦30g，紫河车6g。21剂，水煎服。

三诊（2017年8月1日）：患者自诉倦怠乏力明显好转，腰膝酸软明显好转，无发热恶寒，纳可，眠安，二便调。舌淡红，苔薄白，脉细。证属肾阳亏虚，治以温补肾阳。

处方：附子9g，白芍12g，党参30g，川芎9g，炙甘草12g，防风9g，白术12g，熟地黄12g，当归6g，大枣20g，黄芪24g，枸杞子30g，浮小麦30g，紫河车6g，肉桂6g，苍术9g。21剂，水煎服。

患者继续服中药调理3个月后未再发热。

按语：该患者素体阳虚怕冷，应不发热，今反见发热，恶寒较甚，是外感寒邪后邪正相争所致。其脉沉细无力，兼倦怠乏力，肢冷，辨证为肾阳虚，外感风寒证。方以麻黄附子细辛汤合再造散加减。方中麻黄、附子、细辛温阳解表；桂枝助阳解表、温经通脉；党参、黄芪大补元气；白芍、桂枝调和营卫；白术伍干姜温运中焦；仙鹤草止泻、补虚；熟地黄、当归活血养血；陈皮理气健脾。二诊患者发热症状消失，去麻黄、细辛、干姜；无腹泻，去仙鹤草；针对肾阳虚加紫河车。三诊针对阳气虚，加大党参剂量，加肉桂。

对于一些不明原因的发热，其病机可能是多种病理因素的叠加，往往有免疫功能低下的原因。结合本病案，辨证不明原因发热应注意以下几个方面：

（1）明确外感、内伤，这是治疗一切发热病的原则。

（2）阳虚发热与气虚发热是不同的。阳与气虽本为一体，但程度不同。气虚发热有神疲乏力、少气懒言，但少有四肢逆冷等阴寒内盛的症状。阳虚发热乃阳虚阴盛，火不归原，治宜补火助阳，引火归原。

（3）久病易耗气伤血。疾病经久不愈存在“久病多虚”“久病多瘀”，久之耗气伤血，瘀滞内阻，而成虚实夹杂、缠绵难愈之候，治宜调气血、化瘀滞。

病案二

张某，女，40岁。因“发热咳嗽10日”于2010年9月19日收入院。

患者10天前因旅途劳累后出现发热，最高体温达39℃，午后热盛，次日清晨热渐退，体温37.5~39℃之间，发热时伴有前额、眉棱骨痛，咽痛，咳嗽，痰少，色白，不易咯出，纳差，恶心呕吐，胸闷心慌。于外院就诊治疗，静脉使用多种抗生素，1周后热未退，发热特点同前，为求进一步诊疗故来我院就诊。既往有病毒性心肌炎史10年。入院后完善相关辅助检查，血常规示WBC 8.4×10^9/L，N% 69.1%，L% 22.3%。CRP 0.4mg/L。尿常规、肝肾功能、电解质等均无异常。

刻下：恶寒发热，咳嗽咳痰，头胀痛，口干口苦，胸闷伴两胁不适，不欲饮食，小便调，大便溏薄，夜寐安。舌红赤，苔薄白，脉弦数。

中医诊断：外感热病（寒郁化热，湿浊内生，气机阻滞）。

西医诊断：不明原因发热。

治法：调畅气机，辟秽化浊。

处方：小柴胡汤合达原饮加减。

柴胡18g，黄芩9g，知母9g，草果6g，槟榔9g，白芍9g，厚朴6g，石膏30g，地骨皮12g，牡丹皮9g，鳖甲9g，大枣15g，生姜6g，甘草6g，党参15g。3剂，水煎服。

二诊（2010年9月24日）：服药3剂后，患者精神转佳，高热渐退，低热仍存，夜热早凉，头痛缓解，肢体酸痛减轻，口干口苦仍存，夜间潮热盗汗明显，手足心热，偶感心悸，无恶寒，无恶心呕吐，胃纳可，二便调。舌嫩红，苔薄白，脉细。证属气阴两伤，治宜益气养阴、清解余热。

处方：青蒿鳖甲汤加减。

地骨皮12g，牡丹皮9g，知母9g，鳖甲9g，生地黄15g，玄参15g，南沙参15g，北沙参15g，阿胶9g，五味子9g，川石斛15g，熟地黄15g，太子参15g，酸枣仁12g。5剂，水煎服。

服药5剂后，患者精神转佳，热退，头痛、肢体酸痛已无，口干口苦、手足心热、潮热、盗汗基本缓解，胃纳可，二便调，夜寐安。舌红，苔薄白，脉细。准出院。

按语：《伤寒论》云："伤寒五六日，中风，往来寒热，胸胁苦满，嘿嘿不欲饮食，心烦喜呕，或胸中烦而不呕，或渴，或腹中痛，或胁下痞硬，或心下悸，小便不利，或不渴，身有微热，或咳者，小柴胡汤主之。"该患者因初感邪气以发热、咽痛、咳嗽表证为主，日久邪气不解传于少阳，正邪分争在胁下，枢机不利，邪气入里，从阳而入阴则发为恶寒，少阳之气外扰则发热，正邪进退于半表半里之间，故寒热往来。少阳经循行于胸胁，少阳之经气不利，则发胸胁满困；少阳气机不利，肝胆之气抑郁，疏泄不利，则不欲饮食；少阳之气亦影响胃气，胃气上逆则恶心呕吐。方中重用柴胡疏达膜原之气机，疏解少阳经之邪热；黄芩苦泻膜原之郁火，清胆腑邪热；厚朴、草果、槟榔达下，以畅达三焦气机。而其组方又以党参、大枣、炙甘草补中益气健脾以运化气机，开通少阳之枢；再佐以知母、地骨皮、牡丹皮清热养阴；石膏亦可除大热；鳖甲则可养阴血，不致热入血分而伤阴动血。此方服后热自能渐退，寒热往来、恶心呕吐缓解。然热病后期津液精血多亏损，从而导致阴血不济，而出现低热、潮热、盗汗、手足心热、口干、心慌等症状，故二诊以益气养阴、生津止渴为主。方中地骨皮、牡丹皮、知母退骨蒸潮热以养阴；玄参、南沙参、北沙参、五味子益气养阴，酸甘化阴；鳖甲、阿胶养血补血；生地黄、熟地黄滋阴养血；川石斛、太子参益胃升津止渴；酸枣仁养心安神。诸药合用，退虚热而化阴液。对于外感热病后期的扶正祛邪治疗效果明显。故患者服药5剂后，余症状基本缓解。

病案三

尤某，女，44岁。因“咳嗽伴发热1个月”于2008年6月2日收入院。

患者1个月前无明显诱因出现头痛、发热，最高体温39.5℃，伴咳嗽咳痰，痰色白，量少，可咳出，在当地医院拟诊为“上呼吸道感染”，先后予以抗感染、止咳、化痰等对症治疗，患者体温仍波动于36.5~38.8℃，自觉身热，乏力自汗，恶心纳差，为求进一步诊治来我院就诊。入院后完善相关辅助检查，血常规示WBC 5.50×10^9/L，N% 23.8%，L% 65.0%，CRP<0.50mg/L。胸片示两肺纹理增深。B超示颈部、腋下、腹股沟淋巴结肿大。相关病毒指标、风湿及自身免疫指标、肿瘤标志物、甲状腺功能、结核、CT等检查，均无明显异常发现。入院后首次予抗病毒治疗，给予利巴韦林抗病毒并对症治疗为主。

刻下：发热，咳嗽，头痛，乏力自汗，恶心纳差，二便调。舌淡红，苔薄白腻，脉浮数。

中医诊断：风温肺热病（风热犯肺）。

西医诊断：不明原因发热。

治法：升清降浊，散风清热。

处方：蝉蜕15g，僵蚕12g，大黄9g，甘草6g，莱菔子15g，藿香15g，草果6g，知母15g，黄芩9g，大腹皮9g，神曲9g，青蒿30g，大枣15g。3剂，水煎服。

二诊（6月6日）：患者体温波动在36.5~37.5℃之间，头痛、恶心纳差等症状均有所好转，乏力，二便调。舌淡红，苔薄白，脉细数。证属风热犯肺。治拟升清降浊，散风清热。

处方：蝉蜕15g，僵蚕12g，甘草6g，莱菔子15g，藿香15g，草果6g，知母15g，黄芩9g，大腹皮9g，神曲9g，青蒿30g，大枣15g，黄精9g。5剂，水煎服。

服上方5天后，患者体温已平，乏力、自汗等症状有所好转。复查血常规示WBC 5.60×10^9/L，N% 46.2%，L% 42.1%，基本正常。准出院。

按语：本案是一位长期低热的患者，我们完善相关检查后，分析结果可能是病毒感染所引起的发热。由于受现有检查条件及手段的限制，我院无法进行进一步的病原学检测，故诊疗方案是在对症抗病毒治疗的基础上，辅以中医药治疗。而中医药治疗长期发热，有丰富的经验且疗效确切。故方邦江教授以"升清降浊，散风清热"立法，以达原饮、升降散、青蒿鳖甲汤为主方，随症加减，疗效甚佳。达原饮出自吴又可《温疫论》，有开达膜原、辟秽化浊之效。吴又可《温疫论》谓："邪自口鼻而入，则其所客，内不在脏腑，外不在经络，舍于伏脊之内，去表不远，附近于胃，乃表里之分界，是谓半表半里，即《针经》所谓横连膜原是也。凡邪在经为表，在胃为里，今邪在膜原者，正当经胃交关之所，故为半表半里。”邪在膜原，湿与热结，形成阻遏之势；因痰湿同源，有时可兼痰。其临床表现发热或一日数次，发无定时，胸闷呕恶，头痛烦躁。而该患者的临床表现也与此相符。

升降散辛凉宣泄、升清降浊、清热解毒、逐秽祛邪、表里双解、凉血荡涤。该方泄热通腑，升降同施，气血并治，使人体气血调和，升降畅通。临床运用该方治疗外有表邪、里有郁热之证，在辨证的基础上，适当配合其他方药，有较好疗效。“夜热早凉，热退无汗，热自阴来者，青蒿鳖甲汤主之。”（《温病条辨》）。《本草新编》云：“青蒿……专解骨蒸劳热，尤能泻暑热之火……泻火热，又不耗伤气血，用之以佐气血之药，大建奇功。可君可臣，而又可佐使，无往不宜也，但必须多用。因其体既轻，而性兼补阴，少用转不得力……青蒿之退阴火、退骨中之火也。然不独退骨中之火，即肌肤之火，未尝不其泻之也。故阴虚而又感邪者，最宜用耳。”方邦江教授认为该患者是湿热互结，阻滞气机引起的发热，故选用上述三方中的部分药物，重新组方，药味仅13味，颇为精简，但由于辨证精准，脉证相合，故疗效甚佳。

由于现代医院的快速发展，对中医院的急诊科医疗提出了新模式——“中医为主，西医为用”中西医结合的原则。对于临床危重急诊患者的救治，需要大胆使用中药汤药，缩短疾病疗程，弥补西药治疗的不足。这需要我们“熟读经典，深谙医理”。对于经方的运用，“有是证，用是方，添一症，则添一药”，在辨证论治的基础上，灵活化裁，遵古而不泥古，这才是继承、发展中医处方之道！

病案四

何某，女，73岁。因“反复发热3个月”于2020年6月5日来诊。

患者于3个月前无明显诱因出现发热，体温最高达39.2℃，伴有腰腿疼痛，纳差，四肢酸软乏力。曾至复旦大学附属华山医院、上海交通大学医学院附属同仁医院就诊，外院完善相关辅助检查，胸片示两肺纹理增多，主动脉迂曲。心脏彩超示左心室舒张功能减退。腹部彩超示肝囊肿。HbA1c 6.3%。其余检查结果均正常。具体诊断不清，曾口服头孢克肟治疗。既往有高血压病史，曾口服降压药，现未服药。

刻下：发热，乏力，双下肢脚踝及脚背肿痛，局部红肿热痛，口干，纳差，眠可，二便调。舌红，苔黄腻，脉弦数。

中医诊断：湿温病（湿热内蕴）。

西医诊断：不明原因发热。

治法：清利湿热，宣畅气机。

处方：三仁汤合五苓散加减。

杏仁12g，白蔻仁9g，薏苡仁45g，滑石30g，通草9g，姜半夏12g，厚朴9g，淡竹叶9g，茯苓30g，猪苓12g，白术12g，泽泻12g。14剂，水煎服。

二诊：患者自诉发热次数较前明显较少，现双下肢脚背仍水肿，踝关节疼痛，舌红，苔薄，脉弦细微数。考虑患者以湿热伤阴为主，调整处方如下。

处方：白虎加桂枝汤合沙参麦冬汤加减。

牡蒿30g，薏苡仁30g，北沙参30g，五味子9g，麦冬30g，石膏30g，怀山药45g，知母12g，生甘草9g，桂枝12g，僵蚕9g。14剂，水煎服。

三诊：患者自诉已无发热，左脚及踝部水肿消失，偶有便秘，小便调，舌红，苔薄少津，脉弦细。

处方：牡蒿 30g，薏苡仁 30g，北沙参 30g，五味子 9g，麦冬 30g，石膏 30g，怀山药 45g，知母 12g，生甘草 9g，桂枝 12g，僵蚕 9g，知母 9g，五味子 9g，生白术 24g，麦冬 30g。14 剂，水煎服。

按语：本案患者无明显诱因出现发热，伴有腰腿疼痛，纳差，四肢酸软乏力，口干，纳差，眠可，二便调，舌红，苔黄腻，脉弦数。结合舌脉考虑该患者为湿温病，湿热内蕴证，方以三仁汤合五苓散加减。本方以三仁为君药，其中杏仁苦温宣畅上焦肺气，使气化则湿亦化，此即开上；白蔻仁芳香化湿，行气宽中，宣畅脾胃，此即畅中；薏苡仁利湿清热而健脾，疏导下焦，使湿热从小便而去，此即渗下。配伍滑石、通草、竹叶甘寒淡渗，利湿清热，疏导下焦，使湿邪有出路，三药为臣药。半夏燥湿和胃，止呕除痞；厚朴行气化湿，二药可使寒凉之品清热而不碍湿，共为佐药。合五苓散泽泻、茯苓、猪苓、白术利水渗湿，健脾以运化水湿。二诊考虑湿热易伤阴，故予白虎加桂枝汤合沙参麦冬汤加减。方中石膏、知母清热生津；桂枝通经温化；北沙参、麦冬清养肺胃；生甘草益气培中，甘缓和胃，生津止渴；牡蒿解表退热；薏苡仁、怀山药健脾益气；五味子益气生津；僵蚕祛风止痛，化痰散结改善脚踝疼痛。方中诸药合用，清利湿热，宣畅气机，宣上畅中渗下，使邪气得解，气畅湿行，枢机得利，三焦通畅，诸症自除。

病案五

李某，女，46 岁。因“发热 2 天”于 2023 年 1 月 2 日来诊。

患者于 2 天前无明显诱因出现发热，体温 38℃，持续 2 天，偶伴咳嗽，咽部吞咽不适，胸闷气短，夜间明显，平素易感冒，偶有心慌，胃纳差，时有呃逆。为求中医药治疗遂来我院就诊。

刻下：发热，倦怠乏力，夜寐安，大便欠畅，小便浑浊。舌淡暗，舌苔黄腻。

中医诊断：外感发热病（风热）。

西医诊断：不明原因发热。

治法：升清降浊，散风清热。

处方：马鞭草30g，僵蚕9g，蝉蜕9g，大黄6g，桔梗6g，金荞麦30g，鱼腥草30g，桑白皮9g，南沙参15g，佩兰15，木蝴蝶6，川贝母3g。14剂，水煎服。

二诊：患者服药后热已退，无明显咳嗽，偶有白痰，质稠，胸闷改善，仍有心慌，脐周胀痛，胃纳改善，无呃逆，大便较前顺畅，小便色质变淡，夜寐较浅。舌体胖大，舌质淡暗，苔滑腻偏黄，脉濡。

处方：半夏12g，陈皮9g，滑石30g，茯苓15g，泽泻24g，白术15g，苍术15g，厚朴9g，杏仁9g，白蔻仁6g，薏苡仁30g，竹叶9g。14剂，水煎服。

服上药后，患者热退，无咽部不适，其余症状基本缓解，胃纳可，二便调，夜寐安。舌红，苔薄白，脉细。

按语：本患者无明显诱因出现发热，偶伴咳嗽，咽部吞咽不适，胸闷气短，夜间明显，平素易感冒，偶有心慌，胃纳差，时有呃逆，考虑为外感发热所致，故方予升降散以升清降浊，散风清热。方中僵蚕、蝉蜕祛风解痉，散风热，宣肺气，宣阳中之清阳；大黄荡积行瘀，清邪热，解温毒，降阴中之浊阴。一升一降，可使阳升阴降，内外通和，而温病表里三焦之热全清。南沙参、佩兰、金荞麦、桔梗、木蝴蝶、川贝母、鱼腥草健脾益气，清热利湿，化痰利咽。服药后患者发热改善，二诊予健脾祛湿方善后。杏仁苦温宣畅上焦肺气，使气化则湿亦化，此即开上；白蔻仁芳香化湿，行气宽中，宣畅脾胃，薏苡仁利湿清热而健脾，此即畅中；竹叶疏导下焦，使湿热从小便而去，此即渗下；半夏、陈皮、厚朴理气行滞，燥湿化痰；茯苓健脾渗湿，以助化痰。本方结构严谨，诸药合用，前期以升清降浊，散风清热为主，阳升阴降，内外通和，三焦之热全清；后期结合症状舌脉以利湿清热而健脾，顾护后天之本，气畅湿行，诸症自除。

病案六

王某，女，18岁。因“发热1周”于2023年2月1日来诊。

患者于1周前受寒后出现发热，咳嗽，咳痰，痰黄，于外院中药调理无明显改善，仍反复发热，体温最高38.5℃。

刻下：发热，咳嗽，淡黄色痰，质稠，易咯出，时有恶寒发热，无明显咽痛，胃纳差，大便黏，夜间汗出明显，夜寐欠安。舌苔黄，脉数。

中医诊断：外感发热病（风热袭肺）。

西医诊断：不明原因发热。

治法：宣肺发表，泻下通利。

处方：麻黄6g，杏仁12g，桑白皮9g，石膏45g，滑石45g，大黄6g，马鞭草30g，一枝黄花15g，拳参30g，生甘草9g，鱼腥草30g，金荞麦30g，牛蒡子9g，桔梗6g，川贝母6g。5剂，水煎服。

二诊：患者自诉服药后第二日高热已退，无恶寒，咳嗽，咳声低微，咳痰少，淡黄色，无咽痛，仍有汗出，夜间明显，胃纳可，大便每日4次，不成形，小便清，量正常，夜寐较前改善。舌淡红，苔薄白，脉浮。

处方：天浆壳9g，鱼腥草30g，白花蛇舌草30g，杏仁9g，桔梗 6g，旋覆花 12g，金荞麦 30g，黄荆子 12g，蝉蜕 9g，滑石 30g，拳参 15g，炙麻黄 6g，川贝母 6g，甘草 9g。14 剂，水煎服。

服药后，患者热退，其余症状基本缓解，胃纳可，二便调，夜寐安。舌红，苔薄白，脉细。

按语：本案患者受寒化热出现发热，伴咳嗽咳痰，痰黄，时有恶寒，舌苔黄，脉数，结合舌脉，考虑为外感发热病，风热袭肺证。方邦江教授创“三通疗法”，即通过发汗、通利大小便以泄热。病之初起邪在表而不从外解，必致热结阳明，邪热蕴结，化燥伤阴，应及早运用下法，表里双解，内外并调，使邪热疫毒从大小便排出。他还主张病在卫分时应兼清气，病在气分时应兼凉血，在治疗时需护脑、护津、护胃。临证时注重调和阴阳，阴平阳秘，热退而愈。故本案以宣肺发表，泻下通利为法。方中麻黄宣肺解表，大黄通下泄热，寓肺与大肠相表里之意，滑石引热下行，多法并举。此患者系风寒化热，表里俱热，方邦江教授以自拟“三通疗法”，表里双解，收获全功。

病案七

高某，男，75 岁。因“发热 4 天”于 2023 年 3 月 4 日来诊。患者于 4 天前出现发热，体温 37.6℃，持续 4 天，伴有喘促气短，遇风加重，不欲饮食，大便干结，3 日一行。于外院进行相关理化检查未见明显异常。

刻下：患者自觉低热，倦怠乏力，睡眠一般，纳差，便干。舌淡，苔薄白，脉沉细弱。

中医诊断：内伤发热（气虚发热）。

西医诊断：不明原因发热。

治法：补肺健脾，益气退热。

处方：党参 15g，白术 20g，黄芪 20g，桑椹 15g，茯苓

10g，砂仁 10g，鸡内金 10g，焦山楂 20g，焦神曲 20g，焦麦芽 20g，甘草 10g。14 剂，水煎服。

二诊：经治疗后患者自诉无发热，倦怠乏力较前好转，睡眠较前改善，纳可，二便调。舌淡红，苔薄白，脉沉细。续予前方 14 剂。

按语：本案患者年逾七旬，或久病劳损，或禀赋不足，或饮食不节，致脾胃虚弱，不思饮食，气血无从化生，营卫失之濡养，外邪乘虚侵袭肌表，正邪相争而发热，故易感且遇风为重。虽因外邪所致发热，但其本在脾胃，若脾胃劳损，气机运化不利，气滞日久，易生热生火。肺所主之气，所布津液均源于脾的升清，上散之水谷精气与津液，故脾气充足才能使肺健气旺。该案患者脾胃虚损，气血化生不足，土不生金，故气短喘息。肺与大肠互为表里，肺失清肃，大肠传导失司，故见大便干结，实为气虚便秘症状。肺脾气虚，可见舌淡白、无苔、脉沉细弱。方邦江教授选用四君子汤，临床中常用此方施治脾胃气虚者，此乃补气基础方。党参补肺脾气，亦能补血生津；白术益气健脾，生用能促进胃肠蠕动；桑椹滋阴补血，生津润燥，润肠通便；茯苓利水渗湿，健脾安神；砂仁化湿行气，醒脾调胃；黄芪补气健脾，益卫固表；鸡内金消食导滞；焦三仙消积化滞，与鸡内金配伍，可治疗各种类型的食积，增强胃肠道传导功能；甘草补中益气，调和诸药。诸药合用，共奏健脾益气、补虚退热之功，而病自解。

病案八

咸某，女，35 岁。因“反复低热 1 月余”于 2023 年 2 月 10 日来诊。

患者于 1 个月前无明显诱因出现低热，最高体温达 37.5°，余无不适。为求中医药治疗遂来方邦江教授门诊。

刻下：患者自觉低热，口干口苦，胃部不适，腹泻，平素大便稀溏，小溲可。舌暗，苔薄腻，脉弦细。

中医诊断：内伤发热病（少阳）。

西医诊断：不明原因发热。

治法：补气清热，和解少阳。

处方：小柴胡汤加减。

柴胡9g，生黄芪60g，陈皮9g，银柴胡9g，北沙参30g，生白术24g，升麻9g，当归9g，炙甘草9g，半夏12g，怀山药60g，薄荷10g，青蒿45g，知母15g，蝉蜕9g，滑石30g。7剂，水煎服。

二诊：患者服药后体温恢复正常，胃部不适较前好转，胁痛改善，口干、口苦好转，舌暗红，苔白腻，脉沉细。

处方：柴胡9g，生黄芪60g，陈皮9g，银柴胡9g，北沙参30g，生白术24g，升麻9g，当归9g，炙甘草9g，半夏12g，怀山药60g，薄荷10g，青蒿45g，知母15g，蝉蜕9g，白薇9g。续服7剂。

服药后患者热退，其余症状基本缓解，胃纳可，二便调，夜寐安。舌红，苔薄白，脉细。

按语：小柴胡汤出自《伤寒论》具有和解少阳之功效，主治伤寒少阳证。《伤寒论》云："伤寒五六日，中风，往来寒热，胸胁苦满，嘿嘿不欲饮食，心烦喜呕，或胸中烦而不呕，或渴，或腹中痛，或胁下痞鞭，或心下悸，小便不利，或不渴，身有微热，或咳者，小柴胡汤主之。"本案患者低热月余，口干口苦，证符少阳证，故予小柴胡汤加减。方中柴胡苦平，为少阳经之专药，既可透泄少阳半表之邪外散，又可疏泄少阳气机之瘀滞。胆气犯胃，胃失和降，佐以半夏和胃降逆。邪入少阳，缘于正气本虚，故佐以北沙参、生黄芪益气健脾，既扶正以祛邪，又御邪内传。炙甘草以助扶正，且能调和诸药，为使药。怀山药、陈皮、白术健脾祛湿；薄荷、蝉蜕清除风热；青蒿、知母清除虚热。诸药合用，以和解少阳为主，兼和胃气，使邪气得解，枢机得利，则诸症自除。

病案九

陈某，男，38岁。因“反复低热4月余”于2023年2月5日来诊。

患者于4个月前因感染新冠病毒出现发热，核酸转阴后仍持续低热，最高体温达37.8℃，伴咽部不适。半个月前于外院查肺部CT，检查结果示双肺下叶磨玻璃结节，目前考虑良性增殖灶。为求中医药治疗遂来方邦江教授门诊。

刻下：患者自觉低热，伴咽部不适，胃纳可，睡眠减少。舌红，苔白腻微黄，脉沉细数。

中医诊断：内伤发热（阴虚发热）。

西医诊断：不明原因发热。

治法：养阴透热。

处方：青蒿鳖甲汤加减。

青蒿45g，鳖甲18g，生地黄30g，知母12g，牡丹皮15g，僵蚕6g，牛蒡子9g，木蝴蝶6g，桔梗6g，黄连6g，枳实9g，陈皮9g，半夏12g，竹茹12g，郁金12g，生薏苡仁30g，远志12g，生甘草6g。7剂，水煎服。

二诊：患者服药后自觉发热较前好转，咽部不适改善，心律明显下降。舌暗红，苔薄白，脉缓，右脉细沉弦，左脉细软，沉取无力。

处方：青蒿45g，鳖甲18g，生地黄30g，知母12g，牡丹皮15g，僵蚕6g，牛蒡子9g，木蝴蝶6g，桔梗6g，黄连6g，枳实9g，陈皮9g，半夏12g，竹茹12g，生薏苡仁30g，远志12g，生甘草6g。续服14剂。

患者体温恢复正常，未再发热，无其他不适，二便调，舌质淡红，脉细微数。

按语：患者因感染湿温疫毒后出现低热，结合舌脉，辨证为邪热未尽所致阴虚发热，故方予青蒿鳖甲汤加减，以养阴透热。方中鳖甲咸寒，直入阴分，滋阴退热；青蒿苦辛而寒，其气芳香，清热透络，引邪外出；两药相配，滋阴清热，内清外透，使阴分伏热宣泄而解，共为君药。即如吴鞠通所言："此方有先入后出之妙，青蒿不能直入阴分，有鳖甲领之入也；鳖甲不能独出阳分，有青蒿领之出也。"生地黄甘寒，滋阴凉血；知母苦寒质润，滋阴降火，共助鳖甲养阴退虚热，为臣药；牡丹皮辛苦微寒，泄血中伏火，为佐药。诸药合用，共奏养阴透热之功。患者自觉咽部不适，故予木蝴蝶、牛蒡子清肺利咽，桔梗配伍甘草为桔梗汤，宣肺利咽。半夏、竹茹、枳实配伍陈皮为黄连温胆汤以清热理气化痰，僵蚕疏风通络。全方以青蒿鳖甲汤为基础方，搭配桔梗汤及黄连温胆汤加减，标本兼顾，清扫邪热，诸症尽除。

病案十

杨某，女，36岁。因"反复发热2个月"于2022年10月8日来诊。

患者2个月前无明显诱因出现发热，体温波动在37.5~39℃之间，遂至上海长征医院风湿免疫科住院治疗，各项检查均未见明显异常。经2个月抗感染、抗病毒、免疫调节等治疗均罔效。

刻下：患者面色白，身热，关节酸痛，体温最高达39℃，口干，喜热饮，大便溏，小便清长。舌淡，苔白腻，脉沉细。

中医诊断：发热（阳虚发热）。

西医诊断：不明原因发热。

治法：助阳解表。

处方：麻黄附子细辛汤合阳和汤加减。

麻黄12g，制附子45g，细辛10g，鹿角胶20g，白芥子9g，熟地黄15g，肉桂3g，炒白术15g，炮姜炭3g，甘草9g。7剂，水煎服。

患者服药后，热度即退。继续予补中益气汤调理2个月以善后，迄今未发。

按语：本案患者面色白，身热，关节酸痛，口干，喜热饮，大便溏，小便清长，结合舌脉，辨证为发热病，阳虚发热证，方以麻黄附子细辛汤合阳和汤加减。方中麻黄解表；附子温阳；细辛气味辛温雄烈，佐附子以温经，佐麻黄以解表。三味药合用，于温阳中兼以解表，于解表中升发阳气。另用熟地黄滋补阴血，填精补髓，此为"阴中求阳"之法，使阳气生化有充足的物质基础。配用鹿角胶，补肾助阳，强壮筋骨。两药合用，养血助阳，以治其本。寒凝湿滞，非温通而不足以化，故用肉桂、炮姜炭温阳散寒通血脉，以治其标。炒白术、白芥子健脾除湿祛痰，宣通气血，又令熟地黄、鹿角胶补而不滞。甘草解毒，调和诸药，为使药。综观全方，补阴药与温阳药合用，辛散药与滋补药配伍，根据病情加减用药，使寒湿得宣而不伤正，精血得充而不恋邪，用治阳虚发热可助阳解表，获效确切，可供临床参考。

病案十一

马某，女，43岁。因"反复发热2月余"于2023年1月10日来诊。

患者2个月前无明显诱因出现发热，伴有恶寒，体温最高达

39.1℃，在当地医院住院治疗无效，后辗转上海交通大学医学院附属瑞金医院住院 3 周，检验指标无明显异常，仍发热，原因不明。该患为孟河医派大家马培之后裔，经国医大师朱良春推荐至方邦江教授处就诊。

刻下：患者面色白，身热反复，体温最高达 39.1℃，口干喜热饮，二便尚调。舌淡，苔薄，脉沉细。

中医诊断：发热（阳虚发热）。

西医诊断：不明原因发热。

治法：助阳解表，调和营卫。

处方：麻黄附子细辛汤合再造散加减。

麻黄 10g，制附子 30g，细辛 12g，桂枝 12g，白芍 18g，黄芪 30g，白术 30g，防风 9g，甘草 9g，大枣 15g，生姜 3 片。7 剂，水煎服。

患者服药后热退，后予健脾祛湿之剂调理 3 个月病愈。

按语：本案患者面色白，身热反复，口干喜热饮，舌淡，苔薄，脉沉细，结合舌脉，辨证为阳虚发热证，方以麻黄附子细辛汤合再造散加减，治以助阳解表，调和营卫。《伤寒论·辨少阴病脉证并治》云："少阴病，始得之，反发热，脉沉者，麻黄附子细辛汤主之。"方中麻黄与附子、细辛相配，为专于助阳发汗之剂，宜于素体阳虚，复感寒邪者；黄芪大补元气；白芍敛阴和营；白术益气健脾；防风解表祛风，助阳解表，兼有益气健脾，调和营卫之功，宜于阳虚气弱，外感风寒者；生姜、大枣解表散寒；甘草调和诸药。方邦江教授深谙经典理论著作，以"热因热用""塞因塞用"之原则治疗该病，虽热绵数月，然方药对证，效如桴鼓，顷刻竟获全功。

病案十二

王某，女，43岁。因“发热2日”于2023年3月2日来诊。

患者于5天前受寒后出现咳嗽咳痰，3天后出现发热，最高体温达40℃，流清涕，未服药。为求中医药治疗遂来方邦江教授门诊。

刻下：患者自觉发热，咳嗽咳痰，小便黄，大便可，纳少，寐差。舌淡红，苔腻，脉浮微数。

中医诊断：发热（风热犯肺）。

西医诊断：不明原因发热。

治法：发表，泻下，通利。

处方：三通退热饮。

麻黄12g，石膏45g，杏仁12g，大黄9g，滑石30g，僵蚕9g，蝉蜕9g，枇杷叶12g，拳参30g，大青叶15g，白茅根30g，甘草9g。5剂，水煎服。

二诊：患者服药后热退，咳嗽咳痰好转，偶咳白痰，余症平。

处方：麻黄12g，石膏45g，杏仁12g，大黄9g，僵蚕9g，蝉蜕9g，枇杷叶12g，拳参30g，大青叶15g，白茅根30g，甘草9g。7剂继服。

三诊：患者体温平，未再发热，咳而少痰，咽干，纳可，二便调。舌淡红，脉细微数。

处方：竹叶石膏汤加减。

竹叶15g，石膏30g，麦冬30g，人参9g，炙甘草6g，粳米6g。5剂，水煎服。

患者服药后热退未起，余无特殊不适。

按语：此医案中方邦江教授深刻领会先师朱良春教授治疗

外感高热“先发制病，攻病宜早”的学术理念和治疗观念，大胆突破，多管齐下，齐头并进，即发表、攻下、通利三法并举，直挫热势，阻断传变的“三通疗法”。患者高热居高不退，证属风热证，法当宣肺发表，泻下通利，方用三通退热饮。方药重用麻黄、大黄、滑石三药，共为统领，直捣病巢。患者服药后热退，诸症好转，予竹叶石膏汤清除余热，益气生津。竹叶、石膏清透气分余热；人参、麦冬补气养阴生津；甘草、粳米和脾养胃。以发表、泻下、通利三法并举以“截断逆转”，直挫热势，效如桴鼓。三通退热饮以发表、攻下、通利三法为治则，重用麻黄、大黄、滑石三药，共奏清热发表、泻下通利之功，获效确切，可供临床参考。

病案十三

王某，男，53岁。因“右侧胁肋部疼痛伴胸闷气喘10余天”于2023年6月20日来院就诊。

患者10余天前因发热、咳嗽在某医院就诊，完善相关检查，胸部CT示双肺轻度感染性病变，心包腔及右侧胸腔少量积液。心脏彩超示先天性室间隔缺损（膜周部）；左心室增大；肺动脉轻度高压；心包腔少量积液。双下肢动静脉彩超示右下肢股静脉瓣、大隐静脉瓣功能不全；双下肢胫后静脉增宽，提示血液瘀滞。综合考虑为肺部感染，经头孢呋辛、左氧氟沙星静脉滴注治疗后，出现右侧胁肋部疼痛，不能平卧，未予任何处理，休息后略有好转，但症状持续不解。遂至我院就诊，入院时症见右侧胁肋部疼痛，胸闷气喘，活动后加重，其余无明显不适，无发热恶寒。查体示体温37.0℃，心率80次/分，呼吸20次/分，血压112/80mmHg，双肺可闻及湿啰音，胸骨左缘第3~4肋间可闻及响亮而粗糙的收缩期杂音，有心包摩擦音、心包摩擦感。完善相关辅助检查，血常规示 WBC 6.52×10^9/L，N% 77.2%，HB 91g/L。CRP 10.1mg/L。肝功能示 GLB 34.80g/L，A/G 1.1，γ-GT 61.6U/L，SA 86.4mg/dL。血气分析示 pH 7.48，AB 29.0mmol/L，SB 29.0mmol/L，TCO_2 30.2mmol/L，BE 5.1mmol/L，SaO_2 99%。凝血功能示 D-二聚体 2.04mg/L，FIB 4.82g/L，PT 11.80s，TT 15.70s，INR 1.0。其他检查均未见明显异常。予哌拉西林钠他唑巴坦钠、莫西沙星抗感染，达肝素钠抗凝等治疗。6月25~28日患者间断发热，体温最高达39.3℃，伴心率增快至108次/分。期间复查血常规示 WBC 10.77×10^9/L，N 5.02×10^9/L，HB 93g/L。CRP 67.6mg/L。胸部CT示考虑右肺中下叶节段性肺炎可能。血培养、痰培养、真菌涂片检测、一般细菌涂片检测、结核杆菌斑点试验、新冠病毒核酸检测等检测结果均无异常。加用氟康唑、利奈唑胺抗感染，并予以热毒宁等清热解毒。6月29日延请中医治疗，四诊合参，予葛根汤加减治疗，以发汗解表、升阳止泻。往后数日，患者仍间歇性低热，体温在37.9℃上下波动。7月17日，患者体温再次上升，体温39.0℃，鉴于该患者发热反复持续不解，根据检验结果未能明确病因，病程长，经以上治疗后，仍未取得满意疗效，考虑该患者病情属疑难情况，故特请方邦江教授前往诊治。

刻下：发热，经前方葛根汤加减解表治疗后，体温仍有较为明显的波动，长时间呈现反复低热症状，夜间体温较白天体温升高明显，胸部刺痛，胁肋疼痛，胸闷气喘，咳嗽咳痰，大便稀溏。舌质红，舌苔黄腻，脉弦滑。

中医诊断：发热（外感风寒，内有瘀血，内外相感，郁而生热）。

西医诊断：不明原因发热。

治法：活血化瘀，升清降浊。

处方： 血府逐瘀汤合升降散加减。

桃仁 18g，红花 9g，当归 9g，生地黄 30g，川牛膝 18g，川芎 12g，赤芍 15g，桔梗 6g，枳壳 18g，柴胡 18g，甘草 9g，大黄 9g，姜黄 15g，蝉蜕 12g，僵蚕 18g，蜈蚣 2 条。14 剂，水煎服，早晚各一次，并送服羚羊角粉 0.3g。

服药后，患者体温逐渐平稳下降，7 月 21 日患者体温为 36.9℃。患者精神明显改善，右侧胁肋部疼痛明显减轻，无咳嗽咳痰，大便成形，小便调。效不更方，嘱患者继续服用上方，以巩固疗效，至 7 月 30 日，患者已无明显不适，胁肋部已无疼痛感，且服药期间体温稳定正常，故准予出院。

按语： 本病案体现了辨证论治的重要性。该患者发热病程长达 50 天，发热反复不愈，患者在发热的同时有明显恶寒症状，为明显的外感表证。但前期治疗的医生未经中医辨证，仅根据没有确诊性的检查检验结果的情况下采用经验性对症治疗，使用抗生素、退烧药、清热解毒类药物，此乃以寒治寒，岂能收效？其主治医生见西医治疗收效甚微，故改用中医辨证治疗，根据其表寒未解的病机，予以发汗解表，表寒已解，患者体温自然下降。然而，患者体温虽有所下降，但仍出现不稳定的波动，呈现间歇性的低热。在发热病证中，内因往往容易被忽略。经方邦江教授细致询问观察，判断该患者发热除有表邪不解之外，应当有瘀血作祟，瘀血内伏，郁而发热，加之外邪侵袭，内邪外感相互夹杂，最终导致患者发热反复不退。且考虑到患者一直使用抗生素、退烧药、清热解毒之剂等寒凉之品以求快速退热，导致中阳不升，浊气不降，从而使患者出现大便稀溏的症状，故以活血化瘀、升清降浊为治法。以血府逐瘀汤化其瘀血；蜈蚣加强化瘀作用，蜈蚣走窜力速，凡气血凝聚之处皆能开；羚羊角粉退热，羚羊角粉功专退热，且能化瘀；升降散升清降浊，以恢复患者中焦气机升降，则患者气喘、便溏等症状消失。总结本案，可以得出，在热病的治疗中，我们应当注意以下几点：①外感虽然是发热病中最常见的病因，但绝不能放弃考虑内因的可能性，特别是在诊治疑难病症时，内因往往会成为治病的关键。②应当谨记辨证论治原则，切莫仅凭检验结果用药，否则易造成误治，使病程迁延。③望闻问切时应当细致入微，不应遗漏任何相关的细节，细节往往会成为治病的关键。

病案十四

陈某，女，77岁。因“反复发热6天”于2018年6月13日就诊。

患者6天前开始出现发热，体温最高37.8℃，伴有喘促气短，遇风加重，不思饮食，大便干结，数日一行。理化检查未见明显异常。

刻下：发热，喘促气短，不思饮食，便秘。舌淡，苔薄白，脉沉细弱。

中医诊断：发热（肺脾气虚）。

西医诊断：上呼吸道感染。

治法：健脾益气，补虚退热。

处方：四君子汤加减。

党参15g，白术20g，黄芪20g，桑椹15g，茯苓10g，砂仁10g，鸡内金10g，焦山楂、焦神曲、焦麦芽各20g，甘草10g。6剂，水煎服。

二诊：患者服药后未再发热，予归脾丸善后，随访未再复发。

按语：此案患者年已七旬有余，或禀赋不足，或久病劳损，或饮食不节，致脾胃虚弱，气血无从生化，营卫失之濡养，外邪乘虚侵袭肌表，正邪相争而发热，故易感，遇风为重。虽因外邪所致发热，但其本在脾胃，若脾胃劳损，气机运化不利，气滞日久，易生热生火。肺所主之气，所布津液均源于脾所升清，上散之水谷精气与津液，故脾气充足才能使肺健气旺。该案患者年迈脾胃虚损，气血化生不足，土不生金，故气短喘息。肺与大肠互为表里，肺失清肃，大肠传导失司，故见便干，数日一行，实为气虚便秘症状。肺脾气虚，可见舌淡，脉沉细弱。方邦江教授选用四君子汤治疗本病，临床中常用此方治疗脾胃气虚，此乃补气基础方。党参补肺脾气，亦能补血生津；白术益气健脾，生用能促进胃肠蠕动；桑椹滋阴补血，生津润燥，润肠通便；茯苓利水渗湿，健脾安神；砂仁化湿行气，醒脾调胃；黄芪补气健脾，益卫固表，可补脾胃肺气虚，改善气短喘息；鸡内金消食导滞；焦三仙消积化滞，与鸡内金配伍，可治疗各种类型的食积，增强胃肠道传导功能；甘草补中益气，调和诸药。诸药合用，共奏健脾益气、补虚退热之功，而病自解。

病案十五

郁某，女，40岁。因“反复低热一周”于2017年3月20日就诊。

患者于1周前受凉后出现低热，体温37.8℃，伴出汗，头痛，鼻塞，咽痛。体格检查：咽红；双肺呼吸音清；心腹查体无明显异常。既往有高血压病、脑梗死病史。

刻下：低热，汗出头痛，鼻塞，咽痛，夜寐欠佳。舌暗淡，苔白腻，边有齿痕，脉数。

中医诊断：外感热病（湿温犯肺）。

西医诊断：急性上呼吸道感染。

治法：扶正祛邪，除湿透热。

处方： 黄芪 60g，升麻 9g，白术 15g，苍术 15g，黄连 9g，柴胡 12g，陈皮 9g，南沙参 45g，佩兰 15g，滑石 60g（包煎），生甘草 9g，青蒿 45g，鳖甲 9g（先煎）。7 剂，水煎服。

二诊： 患者仍低热间断发作，体温最高 37.9℃，出汗，无头痛，无鼻塞，无咳嗽，无鼻涕，咽痛，夜寐欠佳。舌暗淡，苔白腻，边有齿痕，脉细。

处方： 黄芪 60g，白术 15g，苍术 15g，黄连 9g，柴胡 12g，陈皮 9g，南沙参 45g，佩兰 15g，知母 9g，生甘草 9g，青蒿 45g，鳖甲 9g（先煎）。7 剂，水煎服。

服药后患者热退。

按语： 中医学将发热分外感发热和内伤发热。外感发热为六淫之邪或温热疫毒之气，致营卫失和、脏腑阴阳失调，出现体温升高，表现为恶寒、烦热、口渴、脉数等一系列外感症状，是人体对于致病因子的一种全身反应。西医感染性发热与中医外感发热有相似之处，方邦江教授根据患者外感发热的特点，对此病有独特的认识。“热者寒之”，对于外感发热以清热为治疗原则，根据病邪性质、病位、影响气血津液的不同，以清热解毒、清热利湿、通腑泻下、清泄脏腑，在清热同时兼顾养阴益气，灵活运用，以达清除邪热、调和脏腑之目的。“夜热早凉，热退无汗，热自阴来者，青蒿鳖甲汤主之。”本方用于发热，邪伏阴分证，临床应用以夜热早凉，热退无汗，舌红苔少，脉细数为辨证要点。方邦江教授临证审证求因，因人制宜，辨证论治，衷中参西，灵活运用，主张大胆使用中药汤剂，发挥中药调节免疫、调节气血、阴阳平衡机制的优势。

第四节　炎症性急腹症

病案一

王某，女，47 岁。因“反复发作右胁隐痛牵及背部 3 年，加重 1 周”于 2007 年 8 月 21 日来诊。

患者 3 年前反复出现右胁隐痛不适，痛连肩背，外院 B 超检查示胆囊多发结石，最大结石直径约 1.5cm。胆囊造影示胆囊显影欠佳。胆囊收缩试验示用餐后 1 小时胆囊收缩仅 1/4，胆囊收缩功能差。外院专家建议手术治疗，因恐惧手术选择保守治疗。1 周前进食油腻食物后开始出现右胁疼痛，阵发性加剧，伴恶心呕吐，恶寒发热，口干口苦，尿黄，在外院抗感染治疗 5 天后，仍发热、右胁疼痛，B 超示胆囊 12cm×8cm，胆囊颈部结石嵌顿，胆囊壁增厚达 6mm。为求进一步诊治至我院就诊，查体：患者形体肥胖，神志清晰，巩膜无黄染，腹软，腹式呼吸存在，触诊中上腹剑突下及右肋缘下压痛（+），右肋缘下胆囊体表投影点处饱满感，触痛最甚，右上腹反跳痛（+），余腹无压痛与反跳痛，肝区叩击痛明显。

刻下：发热，恶心，呕吐，口干苦，大便干结，小便赤黄，厌食油腻。舌质淡，苔稍腻，脉弦细。

中医诊断：胁痛（气滞湿郁）。

西医诊断：急性胆囊炎；胆囊多发结石。

治法：疏肝利胆，清热化湿。

处方：大柴胡汤加减。

柴胡 9g，制半夏 9g，枳实 9g，厚朴 9g，郁金 9g，青皮

9g，生山楂15g，黄芩9g，生大黄9g（后下），白芍15，生山栀12g，蒲公英15g，陈皮9g。3剂，水煎服。

二诊（2007年8月24日）：患者服药后热退，胁痛减轻，大便已畅，神疲，纳呆，肩背酸痛。舌淡，苔薄黄，脉弦细。辨证为气滞湿郁，治宜疏肝利胆，行气化湿。

处方：柴胡9g，制半夏9g，枳实9g，厚朴9g，郁金9g，青皮9g，生山楂15g，黄芩9g，白芍15，生山栀12g，蒲公英15g，陈皮9g，白术10g。5剂，水煎服。

服药5天后，患者胁痛已尽除，体温平，纳食正常，便调，已恢复至急性发作前。后继续予胆囊结石、慢性胆囊炎对症治疗。

按语：胆囊结石的重要危害之一就是容易演变成急性胆囊炎，其发病急骤，进展快，疼痛剧烈，严重者可出现全身中毒症状，甚至胆囊穿孔、腹膜炎，甚至危及生命。急性胆囊炎手术时机的把握十分重要，错失最佳手术时期而手术者，可能因胆囊充血水肿严重，胆囊三角区解剖结构不清而只能行胆囊造瘘术。术后3个月左右仍需再次行胆囊切除术，而二次手术将给患者带来极大的不便与痛苦。中医药治疗对于降低急诊手术率有重要意义，能使急性炎症得以控制，变急诊手术为将来的选择性手术，减轻了患者的痛苦，提高了手术治疗的安全性。本病中医大多参照“胆胀”“胃脘痛”等辨证。《灵枢·胀论》曰：“胆胀者，胁下痛胀，口中苦，善太息。”胆为清腑，以通为用，以降为顺。因肝失疏泄，胆失通降，气滞邪阻，故见诸症。在治法上始终体现一个“和”字，急性炎症控制后，应参照慢性胆囊炎、胆囊结石辨证。本案遵循“六腑以通为顺”之旨，选用大柴胡汤，切机而愈。

病案二

陈某，男，52岁，上海人。因“右胁胀满疼痛2天”于2006年11月7日来诊。

患者喜嗜饮酒，平素在外应酬较多。患者2天前进食油腻饮食后出现右胁胀满疼痛，痛引肩背，伴反复发作阵发性右胁部绞痛。1天前出现发热，体温38.4℃，伴恶心呕吐，纳差，食后脘腹胀甚。患者平素大便日行2次，黏滞不爽，但发病后大便干结。查体：患者神清，发热，巩膜无黄染，腹部较肥胖，柔软，腹式呼吸，中上腹剑突下及右肋缘下压痛（+），右肋缘下胆囊体表投影点处饱满感，触痛最甚，右上腹可疑反跳痛，余腹无压痛与反跳痛，肝区叩击痛明显。B超检查示胆囊大小约11cm×6cm，胆囊壁水肿，胆囊内见多枚强回声，最大0.8cm×1.5cm。

刻下：发热，右胁痛，腹胀，恶心，呕吐，纳差，大便干结，小便黄赤，口干欲饮，口苦心烦。舌质红，苔黄腻，脉弦滑。

中医诊断：胁痛（肝胆湿热）。

西医诊断：急性胆囊炎；胆囊多发性结石。

治法：清热化湿，疏肝利胆。

处方：大柴胡汤合茵陈蒿汤加减。

柴胡9g，黄芩12g，茵陈15g，虎杖12g，栀子12g，半夏9g，生大黄6g（后下），白芍12g，延胡索9g，枳实12g，郁金12g，麦冬9g。3剂，水煎服。

二诊：患者服药后右胁痛减轻，脘胀减轻，仍低热，大便畅下。舌质红，苔黄腻，脉弦滑。辨证为肝胆湿热，治宜清热化湿，疏肝利胆。

处方：柴胡9g，黄芩12g，茵陈15g，虎杖12g，栀子12g，半夏9g，生大黄6g（后下），白芍12g，延胡索9g，枳实12g，郁金12g，麦冬9g，大腹皮12g，莱菔子15g，谷芽、麦芽各9g。5剂，水煎服。

三诊：患者服药后胁痛消失，但觉神疲，食欲欠佳，口干。舌淡红，苔薄，脉弦。证属肝阴亏耗，治宜养阴柔肝，利胆和胃。

处方：太子参15g，黄芪15g，白芍12g，白术12g，沙参9g，麦冬9g，野百合9g，何首乌12g，郁金12g，茵陈15g，虎杖12g，栀子12g，焦山楂9g，焦神曲9g，生大黄3g（后下）。14剂，水煎服。

嘱其控制饮食，戒酒后，未再复发。

按语：本病属中医"胁痛""胆胀"和"黄疸"等范畴。湿热阻于肝胆，气机郁滞，故右胁胀满疼痛；湿阻气机，胃失和降，故纳呆；湿热内蕴，胆气上逆，热邪内扰，故口苦心烦；湿热阻碍气机，肠腑通降不利，故大便干结；舌质红，苔黄腻，脉弦滑，为湿热内盛之象。因此，治以清热化湿，疏肝利胆。方中茵陈、虎杖、栀子、大黄利胆通腑；柴胡、黄芩、郁金疏肝利胆；半夏降逆止呕。经治疗，患者胁痛等基本消失，再拟养阴柔肝法贯穿于治疗始终，并嘱其调饮食，慎起居，适劳逸，避风寒，畅情志，减少饮酒，保持大便通畅，以防复发。

病案三

刘某，男，47岁，上海人。因"上腹部持续性疼痛4小时"于2007年10月19日来诊。

患者有胆囊多发小结石、慢性胆囊炎病史多年，曾有数次胆绞痛发作史，发作后自服疏肝利胆药物或经医院急诊补液等处理，病情均能较快缓解。医院曾建议手术切除胆囊，患者因害怕手术而保守治疗。平时患者间断服用利胆药物，采取低脂饮食。发病前患者食用较多油腻、高胆固醇性食物。患者于就诊前4小时开始出现上腹部刀割样腹痛，疼痛剧烈，难以忍受，并伴有腰背部放射痛，反复恶心、呕吐，呕吐物为含胆汁的胃内容物。曾服用利胆药物，因疼痛不缓解由家人送入我院急诊。入院查体：患者神清，痛苦状，巩膜无黄染，整个上腹部压痛，以中上腹为明显，伴反跳痛及上腹部肌紧张，腹部无包块，无移动性浊音。血、尿淀粉酶均升高，周围血白细胞计数上升，血清钙降低。上腹部CT示胰腺炎，胆囊多发小结石，胆总管不扩张，未见结石。

刻下：腹痛，腹胀，恶心，呕吐。舌质红，苔黄厚腻，脉数。

中医诊断：脾心痛（脾胃实热）。

西医诊断：急性胆源性胰腺炎。

治法：通里攻下。

处方：清胰汤合大承气汤加减。

柴胡15g，黄芩9g，胡黄连9g，白芍15g，木香9g，延胡索9g，生大黄15g（后下），芒硝9g（冲服），厚朴9g，枳壳9g，金银花15g。2剂，水煎服。

嘱：胃肠减压，禁食不禁中药。中药从胃管注入，夹管2小时。

二诊（2007年10月21日）：治疗2天后患者腹痛减轻，腹胀，偶有恶心。舌质红，苔黄腻，脉滑数。证属脾胃实热，治宜通里攻下。

处方：柴胡15g，黄芩9g，胡黄连9g，白芍15g，木香9g，延胡索9g，生大黄15g（后下），芒硝9g（冲服），厚朴9g，枳壳 9g，金银花 15g，丹参 12g，牡丹皮 12g，赤芍 9g。3 剂，水煎服。

嘱：胃肠减压，禁食不禁中药。中药从胃管中注入，并夹闭 2 小时。

三诊：患者上腹部疼痛明显缓解，偶有恶心，便稀，日行 3 次。舌质红，苔薄黄，脉滑。证属脾胃实热，治宜清热通里。

处方：柴胡 15g，黄芩 9g，胡黄连 9g，白芍 15g，木香 9g，延胡索 9g，芒硝 9g（冲服），厚朴 9g，枳壳 9g，金银花 15g，丹参 12g，牡丹皮 12g，赤芍 9g。14 剂，水煎服。

患者治疗后解除胃肠减压，治疗 2 周余，治愈出院。

按语：本病属脾胃实热，症见脘腹满痛拒按，脾胀燥实，腹坚气便不通，口不渴，尿短赤，身热。《素问·举痛论》云："热气留于小肠，肠中痛，瘅热焦渴则坚干不得出，故痛而闭不通矣。"根据"六腑以通为用""通则不痛"的理论，应首先采取通里攻下的治法，同时根据《素问·至真要大论》"热者寒之"及《神农本草经》"疗热以寒药"，必须加强清热解毒治疗。《素问·六微旨大论》曰："出入废则神机化灭，升降息则气立孤危。故非出入，则无以生长壮老已；非升降，则无以生长化收藏。是以升降出入，无器不有。"升降出入是脏腑活动的基本形式。胰腺炎的病位虽在胰腺，但与肝、胆、脾、胃关系密切。胃主受纳，腐熟水谷，和降为顺；脾主运化，化生津血，气升为和；脾胃位于中焦，为气机升降之枢纽。脾胃受损，气机升降失常，升清降浊障碍。肝胆主疏泄，其性升发，气的上升外达，皆与肝胆的疏泄功能有关。脾胃的升清降浊，肝胆的升发疏泄，都是气机升降运动的体现。若肝胆脾胃受损，将引起升降失常，所以《素问·刺法论》指出："升降不前，气交有变，即成暴郁。"方邦江教授根据《素问·至真要大论》"散者收之，抑者散之……高者抑之，下者举之”的精神确立了“调理升降，以平为期”的治法。本方中柴胡、厚朴、木香合用，疏肝利胆，调理脾胃，即体现了本治法。二诊中患者上腹胀满，痛有定处，方邦江教授认为，急性胰腺炎后期，容易形成假性胰腺囊肿，故应加用行气活血化瘀药物以改善胰腺微循环。《血证论》指出“瘀血在经络脏腑之间，则结为癥瘕”，《证治准绳》指出“夫人饮食起居，一失其宜，皆能使血瘀滞不行，故百病由污血者多”。

病案四

张某，女，70岁，上海人。因“上腹部持续性疼痛2天，加剧半天”于2009年4月12日来诊。

患者既往有胆囊结石病史5年，平时进食油腻饮食后可出现中右上腹闷胀隐痛，服用利胆药物能较快缓解。患者2天前无明显诱因出现右上腹胀痛，呈持续性，伴阵发性加剧，发热，恶心，呕吐。曾服用利胆药、解痉止痛药及补液等，但病情无缓解。就诊前半天患者腹痛明显加剧。入院查体：患者神清，痛苦状，巩膜黄染，右上腹部压痛，无肌紧张，腹部无包块，肝区有叩击痛，无移动性浊音。血、尿淀粉酶均升高，血清总胆红素、转氨酶升高，外周血白细胞计数升高。腹部B超示胆囊结石，胆总管扩张。

刻下：发热，腹痛，腹胀，呕吐，黄疸。舌质红，苔黄腻，脉弦滑。

中医诊断：脾心痛（肝胆湿热）。

西医诊断：急性胆源性胰腺炎。

治法：清利肝胆湿热。

处方：清胰汤合龙胆泻肝汤加减。

茵陈30g，山栀15g，龙胆草15g，泽泻9g，柴胡15g，黄芩9g，胡黄连9g，白芍15g，木香9g，延胡索9g，生大黄15g（后下），芒硝9g（冲服）。2剂，每日1剂，分2次从胃管注入。

嘱：胃肠减压，禁食不禁中药，中药从胃管注入，并夹闭2小时。

二诊（2009年4月14日）：患者腹痛减轻，黄疸减退，呕吐、发热消失，仍感腹胀，口渴不欲饮，小便黄赤。舌质红，苔薄黄腻，脉弦滑。辨证为肝胆湿热，治宜清利肝胆湿热。

处方：茵陈30g，山栀15g，龙胆草15g，泽泻9g，柴胡15g，黄芩9g，胡黄连9g，白芍15g，木香9g，延胡索9g，生大黄15g（后下），芒硝9g（冲服），炒山楂9g，砂仁9g，谷芽、麦芽各9g，淡竹叶9g。7剂，水煎服。

三诊（2009年4月21日）：续治7天后，查血清淀粉酶、血WBC均降低。腹胀减轻，便稀，日行2次，口渴不欲饮，小便黄赤消失，精神渐佳。舌质红，苔薄白，脉弦。辨证为肝胆湿热，治宜清利肝胆湿热。

处方：茵陈30g，山栀15g，龙胆草15g，泽泻9g，柴胡15g，胡黄连9g，白芍15g，木香9g，延胡索9g，生大黄15g（后下），芒硝9g（冲服），炒山楂9g，砂仁9g，谷芽、麦芽各9g，淡竹叶9g，郁金9g。14剂，水煎服。

随访未见复发。

按语：湿热既为胰腺炎的病理产物，又是其重要的致病因素之一。在本病的早期，由于饮食损伤脾胃，运化失司，内生湿浊，湿蕴生热，形成湿热内蕴之证。中期湿热与食积结滞肠腑，形成腑实证，或湿热之邪熏蒸肝胆，形成肝胆湿热之证，或气滞与湿热互结，影响肝胆脾胃的疏泄升降功能。临床上常出现恶心、呕吐食物或胆汁、少数吐蛔、大便溏泻等症，故《类证治裁》总结指出“湿……在脏腑，则呕恶肿胀，小水赤涩，经所谓湿胜则濡泻也”。湿之积为痰，朱丹溪指出：“痰之为物，随气升降，无处不到”,《古今医鉴》指出“夫胃脘心脾痛……素有顽痰死血……若不分而治之，何能愈乎”，因此，针对本病病机，治疗中也可加用清热利湿化痰之品。

第五节　亚急性甲状腺炎

病案一

某女，65 岁。因“反复颈前区疼痛 1 个月，发热 3 天”于 2019 年 1 月 14 日来诊。

患者 1 个月前受凉后出现发热、咳嗽等症状，右侧颈部疼痛，发热恶寒，就诊于当地社区医院，予解热抗炎药物（具体不详）治疗，后右侧颈部疼痛缓解，患者 3 天前发热反复，出现左侧颈部疼痛，伴咽痛，多汗，全身酸痛，纳可，眠差，二便调。为求进一步治疗前来我院就诊。甲状腺彩超示甲状腺弥漫性病变伴结节形成（右侧大者 28mm×21mm，左侧 22mm×12mm）。甲状腺功能：T3 1.7nmol/L，T4 107.7nmol/L，TSH 0.850IU/mL，TG>500ng/mL。ESR 106mm/h。

刻下：发热，颈部疼痛，咽痛，全身酸痛，多汗，眠差。体温 38.7℃，甲状腺Ⅱ度肿大，质韧，压痛明显。舌质暗，苔白腻，脉弦数。

中医诊断：瘿病（湿热蕴结）。

西医诊断：亚急性甲状腺炎。

治法：清利湿热。

处方：达原饮加减。

草果12g，槟榔9g，厚朴9g，知母9g，黄芩12g，白芍9g，甘草9g，僵蚕12g，蝉蜕9g，穿山龙30g，鬼箭羽30g，滑石45g，肿节风15g，苍术12g，虎杖30g。7剂，水煎服。嘱患者注意休息，近期避免食用辛辣刺激食物。

二诊（2019年1月21日）：患者服药后仍有低热，体温最高37.7℃，偶有咳嗽，少痰，偶有胃部不适，颈部疼痛症状明显改善，甲状腺Ⅱ度肿大，舌暗，苔黄腻，脉滑数。

处方：草果12g，厚朴9g，甘草9g，僵蚕12g，蝉蜕9g，穿山龙30g，鬼箭羽30g，滑石45g（包煎），肿节风15g，苍术12g，虎杖30g，麻黄9g，杏仁12g，石膏45g（先煎），大青叶15g，黄连12g，半夏12g，全瓜蒌18g，南沙参30g，六神曲15g。7剂，水煎服。

三诊（2019年2月18日）：患者服药1个月后偶发低热，咳嗽、咳痰较前显著缓解，颈部疼痛感消失，胃脘仍有不适感，饭后恶心，纳欠佳。舌暗，苔薄腻，脉滑偏数。

处方：草果12g，厚朴9g，甘草9g，僵蚕12g，蝉蜕9g，穿山龙60g，鬼箭羽30g，肿节风15g，苍术12g，麻黄9g，杏仁12g，石膏45g（先煎），大青叶15g，黄连6g，半夏12g，全瓜蒌18g，六神曲15g，太子参30g，青蒿30g，藿香9g。14剂，水煎服。

患者两月后复诊，复查甲状腺功能：FT4 11.95pmol/L，Tg 390ng/mL，TRAb 2.15IU/L，血常规正常。颈部疼痛未复发。舌红，苔中间腻，脉沉细。追访至2019年9月中旬患者亚急性甲状腺炎未复发。

按语：患者因颈前区疼痛明显、发热为主诉就诊，诊断为亚急性甲状腺炎。综合患者的症状、体征、舌苔脉象，考虑患者主因外感风热，热毒内蕴，以达原饮为基础，使秽浊得化，热邪得清，阴津得复，则邪气溃散。亚急性甲状腺炎是一种感染性疾病，方邦江教授用药时考虑祛邪扶正相结合。方中肿节风、鬼箭羽既能清热解毒抗感染，又能消瘿散结；虎杖苦降泄热；苍术清热燥湿；僵蚕、蝉蜕通经活络、软坚散结，一则可以引经入络，二则可散结消肿。二诊时考虑患者仍有低热，咳嗽少痰，属风温犯肺，故去白芍、黄芩、知母、槟榔，加用麻杏石甘汤宣肺止咳，因患者有胃脘部不适，再加半夏理气和胃，除痞满。继予神曲消食除胀，顾护胃气。方剂组合中蕴含着方邦江教授常用退热的“三通疗法”，即给热邪以出路。三诊时患者发热较前好转，故去清热寒凉之滑石，加青蒿清虚热使邪气渐退，太子参滋阴补虚。因患者食后恶心，脉滑偏数，舌苔薄腻，故予藿香化湿和胃。该患者素体正虚，卫外之力偏薄，易感受外邪而患病，急性期急则治其标，热退期、恢复期缓则治其本。

病案二

李某，女，47岁。因“反复颈部疼痛2个月”于2018年12月10日来诊。

患者于2个月前受凉后出现颈部疼痛，伴咳嗽，咳黄痰，于无锡市第二人民医院就诊，并完善相关辅助检查。甲状腺功能示TT3 1.67ng/mL，TT4 107.11ng/mL，FT3 4.58pg/mL，FT4 16.25pg/mL，TSH 0.001μIU/mL，Tg 0.6ng/mL，TgAb 65.30IU/mL，TPO-Ab 250.58KIU/L。甲状腺B超示双侧甲状腺弥漫性改变，左侧甲状腺可探及约4cm×2cm片状低回声区，右侧甲状腺可探及5cm×2cm片状低回声区，考虑炎性病变。综合诊断为亚急性甲状腺炎，口服泼尼松后颈部疼痛未缓解。遂至方邦江教授门诊就诊。

刻下：颈部疼痛，喉中痰咳不出，咽之不下，烦躁，纳可，寐差，二便调。甲状腺Ⅱ度肿大，触痛（+），质地韧。舌红，苔白腻，脉弦细数。

中医诊断：瘿病（湿热蕴结）。

西医诊断：亚急性甲状腺炎。

治法：扶正解毒，清热消瘿。

处方：扶正轻瘿汤合五味消毒饮加减。

鬼箭羽30g，僵蚕12g，太子参45g，蒲公英30g，金银花15g，紫花地丁30g，野菊花15g，天葵子30g，牡丹皮15g，生地黄30g，郁金12g，仙鹤草45g，小蓟30g，黄精30g，石斛24g，柴胡15g，酸枣仁30g，肿节风12g，穿山龙45g，炙甘草9g，皂角刺15g。14剂，水煎服。

二诊（2018年12月25日）：患者颈部疼痛明显缓解，乏力，胃纳可，眠安，二便调。舌红，苔黄，脉弦数。

处方：鬼箭羽30g，僵蚕12g，太子参45g，蒲公英30g，金银花15g，紫花地丁30g，野菊花15g，天葵子30g，牡丹皮15g，生地黄30g，郁金12g，仙鹤草45g，小蓟30g，黄精30g，石斛24g，柴胡15g，酸枣仁30g，肿节风12g，穿山龙45g，炙甘草9g，皂角刺15g，黄芪60g，金荞麦30g。

患者服药后病情较前明显好转。

按语：《外科正宗》云："夫人生瘿瘤之症，非阴阳正气结肿，乃五脏瘀血、浊气、痰滞而成。"方邦江教授选用扶正轻瘿汤合五味消毒饮加减治疗本病。方中太子参补气作用较平缓，补中兼清，不易滞塞。本病起于气虚，全身各脏腑机能减退，因此补气的重要性不言而喻。但往往这些患者又因为久病体质较弱不耐峻补，因此取太子参平缓之性，大剂量用之，既可大补元气，又无不耐补之虞。鬼箭羽、僵蚕、肿节风、穿山龙、皂角刺活血通络，祛痰散结消肿；柴胡、郁金、酸枣仁疏肝解郁安神；生地黄、牡丹皮清热凉血，活血散瘀；五味消毒饮清热透邪解毒；小蓟、仙鹤草凉血解毒消肿；黄精、石斛补气养阴益肾；炙甘草调和诸药。全方使痰浊得化，瘀血得破，结肿得消。二诊时患者颈部疼痛改善，仍有乏力症状，故加黄芪缓解气虚症状；加金荞麦增加其清热解毒散结消痈之效。

病案三

汪某，女，34岁。因“双侧颈部疼痛1个月”于2019年3月21日就诊。

患者颈部疼痛1个月，胀痛，压痛明显，发病前有感冒病史，咽痛。2019年3月13日甲状腺彩超示甲状腺右叶前后径15mm，左右径12mm，左叶前后径16mm，左右径16mm，峡部厚度5mm，腺体形态正常，回声增粗，分布均匀，回声强度正常，血流信号正常。双叶见多发片状低回声区，右叶最大约12mm×7mm，左叶最大约19mm×14mm，边界清，腺体欠规则，彩色血流点状。

刻下：颈部疼痛，咽痛，纳眠可，二便正常。舌质暗，苔滑，脉弦数。

中医诊断：瘿病（热毒蕴结）。

西医诊断：亚急性甲状腺炎。

治法：扶正解毒，清热消瘿。

处方：扶正清瘿汤合五味消毒饮加减。

太子参45g，穿山龙30g，鬼箭羽30g，肿节风15g，僵蚕12g，半夏12g，生白术24g，益母草30g，干姜6g，蒲公英30g，野菊花15g，紫花地丁15g，皂角刺12g，金银花15g，白蔻仁6g，薏苡仁45g。14剂，水煎服。

二诊（2019年4月9日）：患者颈部仍疼痛，纳眠可，二便正常。舌质暗，苔滑，脉濡。

处方：太子参 45g，穿山龙 30g，鬼箭羽 30g，肿节风 15g，僵蚕 12g，半夏 12g，生白术 24g，益母草 30g，干姜 6g，蒲公英 30g，野菊花 15g，紫花地丁 15g，皂角刺 12g，金银花 15g，白蔻仁 6g，薏苡仁 45g，草果 18g，槟榔 9g，厚朴 9g，黄芩 24g，白芍 12g，甘草 12g。14 剂，水煎服。

三诊（2019 年 4 月 25 日）：患者颈部疼痛消失，夜寐可，胃纳可。舌质暗，苔滑，脉弦数。

处方：太子参 45g，穿山龙 30g，鬼箭羽 30g，肿节风 15g，僵蚕 12g，半夏 12g，生白术 24g，益母草 30g，干姜 6g，蒲公英 30g，野菊花 15g，紫花地丁 15g，皂角刺 12g，金银花 15g，白蔻仁 6g，薏苡仁 45g，草果 18g，槟榔 9g，厚朴 9g，黄芩 24g，白芍 12g，甘草 12g，鳖甲 18g（先煎），山慈菇 15g，刺蒺藜 12g。14 剂，水煎服。

随访患者诸症显著改善。

按语：此案患者系瘿病之热毒蕴结之证，采用扶正清瘿汤合五味消毒饮加减治疗，清热解毒，扶正祛邪。方中白术、半夏、薏苡仁、豆蔻仁消痰浊壅滞；金银花增强全方清热解毒之功；益母草增强活血之效。二诊时患者颈部疼痛仍在，加达原饮增强辟秽化浊，清热解毒的功效。三诊时患者颈部疼痛症状消失，在原有处方的基础上加鳖甲、山慈菇、刺蒺藜以增强解毒散结的功效。

病案四

张某，男，58 岁。因"发热 1 周"于 2022 年 5 月 17 日就诊。患者 1 周前无明显诱因出现发热，于外院诊断为上呼吸道感染，给予抗生素治疗未见好转，遂至我院就诊。甲状腺功能示

FT3 20.3pmol/L，FT4 52.4pmol/L，TSH 0.13μIU/mL。甲状腺彩超示双侧甲状腺多发低回声区。

刻下：发热，咽痛，汗多，口干，胃纳差，大便干结。体温38.5℃，甲状腺Ⅰ度肿大，质韧，轻度触痛。舌质红，苔黄，脉弦数。

中医诊断：瘿病（热毒蕴结）。

西医诊断：亚急性甲状腺炎。

处方：金银花30g，连翘30g，桔梗15g，牛蒡子15g，薄荷10g，甘草10g，大青叶15g，板蓝根15g，太子参45g，鳖甲10g（先煎），肿节风15g，僵蚕12g。14剂，水煎服。

二诊（2022年5月31日）：患者服药后热退，咽痛消失，偶有黄痰，大便偏干。舌红，苔黄，脉弦数。

处方：金银花30g，连翘30g，桔梗15g，牛蒡子15g，薄荷10g，甘草10g，太子参45g，鳖甲10g（先煎），肿节风15g，僵蚕12g，瓜蒌20g，浙贝母15g。14剂，水煎服。

按语：亚急性甲状腺炎早期属中医"温病"范畴。《素问·阴阳应象大论》言："冬伤于寒，春必温病。"患者起病较急，未见明显诱因，以发热、咽痛为主要症状。结合该患者的症状体征，可知该患者为邪热在气分，热毒壅盛之证，治疗以清热解毒散结为主。方以银翘散为主，加以清热解毒之大青叶、板蓝根，以及消散郁结之鳖甲、肿节风、僵蚕。二诊时患者热退，咽痛消失，有黄痰，故去除大青叶、板蓝根，加瓜蒌、浙贝母化痰。

病案五

某女，40岁。因"发热1个月"于2022年7月7日初诊。

患者1个月前低热伴右侧甲状腺疼痛，未予以重视，半个月后疼痛加重，高热不退，体温39℃，寒战，乏力，胃纳差。甲状腺部位疼痛，压痛明显，吞咽时疼痛加重，于当地医院就诊，诊断为亚急性甲状腺炎。给予泼尼松治疗半个月后无效，仍然高热不退，甲状腺部位疼痛不减。

刻下： 高热，寒战，体温 38.5℃，右侧甲状腺疼痛，压痛，不可触碰。舌红，苔薄黄，脉弦数。

中医诊断： 瘿病（热毒蕴结）。

西医诊断： 亚急性甲状腺炎。

处方： 金银花 30g，连翘 10g，蒲公英 30g，紫花地丁 10g，天葵子 10g，野菊花 10g，桔梗 30g，甘草 10g，荆芥 6g，淡豆豉 6g，柴胡 30g，升麻 30g。7 剂，水煎服。

二诊（2022 年 7 月 14 日）： 患者体温恢复，颈部疼痛消失，大便质稀。舌红，苔黄腻，脉滑数。

处方： 银翘散合五味消毒饮加减。

金银花 30g，连翘 10g，蒲公英 30g，紫花地丁 10g，天葵子 10g，野菊花 10g，桔梗 30g，甘草 10g，荆芥 6g，淡豆豉 6g，柴胡 30g，升麻 30g，薏苡仁 30g，豆蔻仁 15g。14 剂，水煎服。

按语： 此患者属于瘿病之热毒蕴结证，方用银翘散合五味消毒饮加减。本方重用金银花、连翘为君药，清热解毒，疏风散热，散结消肿，辟秽化浊；野菊花清热解毒利咽；紫花地丁、蒲公英散结消肿；荆芥消疮透疹，解表祛风；桔梗排脓，利咽；淡豆豉宣发郁热，除烦解表；柴胡、升麻解毒退热；甘草缓急止痛，调和诸药。纵观全方以清热解毒、消瘿散结止痛为治则，标本兼治，清中有散，清热而不伤阴，既利透邪，又不悖辛凉之旨，药治病所，诸邪务尽，诸症自愈，为治疗瘿病之效方。二诊时，患者症状缓解，伴有大便稀薄，加用薏苡仁、豆蔻仁清热解毒祛湿，起到良好的治疗效果。

病案六

艾某，女，41岁。因“颈肿疼痛，伴持续低热1周”于2023年2月2日初诊。

患者自述2周前感冒后发现颈肿，自觉疼痛，伴持续低热就诊某医院，予抗生素治疗未见明显好转。1周前于某医院诊断为亚急性甲状腺炎，给予泼尼松治疗，患者拒绝激素治疗，故来我院就诊，并完善相关辅助检查。血常规检查示WBC 12.52×10^9/L。甲状腺功能示FT3 25.7pmol/L，FT4 52.9pmol/L，TSH 0.11mIU/L。甲状腺彩超示双侧甲状腺多发低回声区。

刻下：颈部肿大疼痛，低热，咽痛，口干，多汗，纳可，大便偏干，小便调，甲状腺Ⅰ度肿大，质较硬，压痛。舌质红，苔黄厚，脉弦数。

中医诊断：瘿病（热毒蕴结）。

西医诊断：亚急性甲状腺炎。

治法：清热解毒消瘿。

处方：甘草5g，桔梗10g，马勃10g，自然铜15g（先煎），板蓝根20g，麦冬20g，鳖甲20g（先煎），生地黄20g，金银花20g，沙参25g，蒲公英30g，夏枯草30g，半枝莲30g，鬼箭羽30g，肿节风15g。7剂，水煎服。

二诊（2023年2月9日）：患者热退，颈部疼痛减轻，汗出缓解。舌淡红，苔薄黄，脉弦数。续用上方治疗。14剂，水煎服。

按语：亚急性甲状腺炎属中医“瘿病”范畴，中医认为本病或因感受风寒之邪，郁而化热；或因感受风热，郁结于上；或因温热毒邪侵犯颈咽而发病。热邪郁久，灼伤阴液，炼津为痰，热毒痰邪凝结于颈咽，故出现甲状腺肿大疼痛、咽痛等症。方中蒲公英、板蓝根、金银花清热解毒，利咽喉；马勃止痛，解毒；桔梗、甘草泻火解毒利咽，桔梗载药上行；夏枯草、半枝莲清热散结；沙参、麦冬、生地黄养阴生津，扶正固本；鳖甲滋阴降火，软坚散结；自然铜活血行瘀。全方共奏清热解毒、止痛消肿、化痰散结之功。

病案七

黄某，女，65岁。因“反复颈部疼痛1个月”于2019年3月就诊。

患者1个月前受凉后出现发热咳嗽等症状，右侧颈部疼痛，遂至复旦大学附属中山医院就诊，并完善相关辅助检查。甲状腺彩超示甲状腺弥漫性病变伴结节形成（右侧大者28mm×21mm，左侧22mm×12mm）。甲状腺功能示TRAb＞500ng/mL。ESR＞100mm/h。考虑为亚急性甲状腺炎，予以对症治疗（具体不详）。治疗后右侧颈部疼痛缓解，10天后左侧颈部出现疼痛，于发热时出现，伴咽痛，多汗，全身酸痛，为求进一步治疗，遂来我院门诊就诊。

刻下：发热，体温37.7℃，左侧颈部疼痛，于发热时出现，伴咽痛，多汗，全身酸痛，纳一般，眠一般，二便调。舌质暗，苔白腻，脉弦数。

中医诊断：瘿病（邪毒犯表）。

西医诊断：亚急性甲状腺炎。

治法：除湿泄浊，解毒消瘿。

处方：达原饮加减。

草果12g，槟榔9g，厚朴9g，知母9g，僵蚕12g，黄芩12g，甘草9g，蝉蜕9g，穿山龙30g，白芍9g，鬼箭羽30g，滑石45g，肿节风15g，苍术12g，虎杖30g。7剂，水煎服。

二诊：患者仍有低热，最高37.8℃，颈部疼痛好转，偶有咳嗽，少痰，胃部不适，余诸症明显改善。舌暗，苔黄腻，脉滑数。

处方：草果12g，厚朴9g，僵蚕12g，甘草9g，蝉蜕9g，穿山龙30g，鬼箭羽30g，滑石45g（包煎），肿节风15g，苍术12g，虎杖30g，麻黄9g，杏仁12g，石膏45g（先煎），大青叶15g，黄连12g，半夏12g，全瓜蒌18g，南沙参30g，六神曲15g。7剂，水煎服。

三诊：患者颈部疼痛较前明显好转，发热时作，咳嗽、咳痰较前显著好转，胃脘部仍有不适感，饭后恶心，纳欠佳，舌暗，苔薄腻，脉滑偏数。

处方：草果12g，厚朴9g，僵蚕12g，甘草9g，蝉蜕9g，穿山龙60g，鬼箭羽30g，肿节风15g，苍术12g，麻黄9g，杏仁12g，石膏45g（先煎），大青叶15g，黄连6g，半夏12g，全瓜蒌18g，六神曲15g，太子参30g，青蒿30g，藿香9g。14剂，水煎服。

四诊：颈部疼痛好转，低热渐退，咳嗽、咳痰好转，仍有胃脘不适、恶心，纳欠佳，寐安。舌红，苔薄黄，脉滑。

处方：草果12g，厚朴9g，僵蚕12g，甘草9g，蝉蜕9g，穿山龙60g，鬼箭羽30g，肿节风15g，苍术12g，麻黄9g，石膏45g（先煎），大青叶15g，黄连6g，半夏12g，全瓜蒌18g，六神曲15g，太子参30g，青蒿30g，佩兰15g，滑石45g（包煎），白花蛇舌草30g，山楂30g。7剂，水煎服。

按语：患者反复发热，颈部疼痛，方邦江教授考虑为邪伏膜原，"膜者，横膈之膜；原者，空隙之处。外通肌腠，内近胃腑，即三焦之关键，为内外交界之地，实一身之半表半里也。"用达原饮加减治疗该病。吴又可言："槟榔能消能磨，除伏邪，为疏利之药，又除岭南瘴气；厚朴破戾气所结；草果辛烈气雄，除伏邪盘踞，三味协力，直达其巢穴，使邪气溃败，速离膜原，是以为达原也。热伤津液，加知母以滋阴；热伤营气，加白芍以和血；黄芩清燥热之余；甘草为和中之用。以后四品，乃调和之剂，如渴与饮，非拔病之药也。”

第六节　社区获得性肺炎

病案一

黄某，男，48岁。因“发热咳嗽1周”于2014年10月12日就诊。

患者1周前受凉后出现发热、咳嗽，体温最高39℃，未予重视，自服药物未见效，发热不退，咳嗽咳痰逐渐加剧，至当地医院就诊，查胸部CT示胸廓对称，双肺野清晰，双肺纹理增粗，右肺下叶可见片状模糊影。血常规示WBC 11.9×10^9/L，N% 51.2%，L% 37.1%，MONO% 8.9%。CRP 36.82mg/L。给予青霉素钠注射液、乳酸左氧氟沙星氯化钠注射液等药物治疗后稍有缓解，体温一直在38℃左右波动，伴有咳嗽，咳痰不畅，遂至方邦江教授门诊求诊。

刻下：发热，体温38.2℃，汗出，咳嗽，痰黄，咳痰不畅，二便正常。舌淡红，苔薄黄，脉弦数。

中医诊断：风温肺热病（风热犯肺）。

西医诊断：社区获得性肺炎。

治法：宣肺止咳，清热解毒。

处方：麻杏石甘汤合升降散加减。

黄芩15g，生石膏30g（先煎），苦杏仁12g，麻黄9g，金银花30g，连翘9g，蝉蜕8g，僵蚕8g，甘草8g，浙贝母15g，青蒿30g，柴胡15g，鱼腥草30g，芦根15g。5剂，水煎服。

二诊（2014年10月17日）：患者热退，仍有咳嗽，痰白，易咳出，二便正常。舌淡红，苔薄白，脉弦滑。证属气阴两伤，余邪未清，治以益气养阴，清理余邪。

处方：沙参麦冬汤合竹叶石膏汤加减。

北沙参15g，麦冬15g，桑白皮15g，生石膏15g（先煎），荆芥12g，法半夏12g，淡竹叶12g，防风12g，白术15g，煅龙骨15g（先煎），煅牡蛎15g（先煎），桔梗10g，苦杏仁15g，浙贝母15g。7剂，水煎服。

三诊（2014年10月24日）：患者偶有咳嗽，咽痒，干咳无痰，汗出，胃纳尚可，小便正常，大便溏。复查胸部CT示右肺下叶片状影范围较前明显缩小。舌质淡，苔薄白，脉弦滑。证属肺脾气虚，痰湿内阻。治以清肺化痰，健脾益气。

处方：黄芪20g，石斛15g，山萸肉15g，煅龙骨30g（先煎），金银花20g，红景天20g，金荞麦30g，太子参15g，泽泻15g，半枝莲15g，茯苓15g，天花粉15g。7剂，水煎服。

患者服药后热退，咳嗽、咽痒等症均消退。

按语：社区获得性肺炎属中医“风温肺热”或“咳嗽”范畴，《温热经纬》云：“风温为病，春月与冬季居多。或恶风，或不恶风，必身热，咳嗽，烦渴。”本案初期温邪首犯肺卫，卫气郁阻，肺失宣降，故用宣肺平喘、清热解毒之剂。得汗热清邪退，热伤气分，肺热郁蒸，痰热恋肺，正邪相搏，则伤气阴，脾失健运，痰则内生，故用益气养阴、健脾化痰之法。方邦江教授认为中医药治疗感染性疾病，不能将清热解毒药与抗炎抗病毒药画等号，这是错误的。中医治病讲究平衡原则，不是西医学简单对抗，有是证，用是药，方为中医本色。方邦江教授常以麻杏石甘汤、升降散为主方，表里双解，直指症结要害。麻杏石甘汤主治表邪未解、肺热咳喘证，尤其石膏一药，用量独重。方邦江教授非常推崇张锡纯先生临床运用石膏的方法，主张大剂石膏治重症。石膏性大寒，故一些医者误视其为峻猛之品，应用时缩手缩脚，不敢放胆用之，每每呈杯水车薪之势。

病案二

黄某，女，44岁，上海人。因“咳嗽伴发热少痰3天”于2019年4月30日就诊。

患者3天前受凉后出现咳嗽伴咳痰，痰黄质黏，量少难咳出，咳嗽呈呛咳状，咽痒，伴有发热，体温38.7℃，遂在家中自服退热药物，无明显好转。就诊当天，患者咳嗽加重，有胸闷，无气促，体温39℃，遂来我院急诊科就诊。查血常规示WBC 6.55×10^9/L，N% 82.5%，HB 117g/L。CRP 71.28mg/L。凝血功能示FIB 5.0g/L。胸部CT示右肺下叶炎症并部分实变，内可见支气管影，纵隔内见小淋巴结，心影无增大。肝肾功能电解质大致正常。综合考虑患者为肺部感染，予莫西沙星联合阿奇霉素抗感染治疗，配合喜炎平、连花清瘟颗粒等清热解毒，并收治急诊留观。上述方案治疗3天后，患者体温仍有反复，波动在37.5~39℃之间，每日肌注氨基比林可退热。应用抗生素治疗后，患者自觉痰黄黏，难咯出，病情未见明显好转。复查血常规示WBC 4.20×10^9/L，N% 77.2%，HB 103g/L，PLT 182×10^9/L。CRP 101.54mg/L。心脏彩超无异常。患者自觉疗效不显，且症状有恶化趋势，遂来方邦江教授门诊寻求中医药治疗。

刻下：患者发热，咳嗽，痰黄质黏，量少难排。舌红，苔薄黄，脉滑数。

中医诊断：风温肺热（风热犯肺）。

西医诊断：社区获得性肺炎。

治法：清热化痰，宣肺平喘。

处方：麻杏石甘汤合升降散加减。

麻黄 12g，生石膏 30g（先煎），苦杏仁 12g，蝉蜕 9g，白花蛇舌草 30g，枇杷叶 12g，鱼腥草 30g，大青叶 9g，射干 9g，牛蒡子 18g，僵蚕 12g，制大黄 12g（后下），滑石 45g（包煎），拳参 30g，芦根 30g，马鞭草 30g，川贝母 6g，甘草 9g。3 剂，水煎服。

二诊（2019 年 5 月 5 日）：患者服用中药 3 天，仍有发热，体温最高 38.7℃，但不用退热药发热可自行下降，仍有咳嗽，咳痰好转，复查血常规示 WBC 3.06×10^9/L，N% 49.2%，HB 110g/L，PLT 250×10^9/L。CRP 19.95mg/L。复查胸片示右下肺中外带及膈角旁模糊斑片影，两肺门阴影不大，考虑右下肺炎，建议随访复查。现患者体温 38.4℃，咳嗽咳痰，痰色黄质稀可咯出，口苦口干，纳差。舌红，苔黄微腻，脉细数。证属风热犯肺，治宜清热化痰，宣肺平喘。

处方：生石膏 45g（先煎），杏仁 12g，麻黄 9g，拳参 30g，射干 9g，牛蒡子 18g，紫苏子 18g，紫苏叶 18g，川贝母 6g，僵蚕 9g，蝉蜕 9g，大黄 9g（后下），草果 12g，槟榔 9g，白芍 12g，知母 12g，枇杷叶 12g，远志 12g，大青叶 15g，白花蛇舌草 30g，鱼腥草 30g，芦根 30g，仙鹤草 30g。7 剂，水煎服。

三诊（2019 年 5 月 13 日）：患者已无发热，咳嗽咳痰好转，夜寐欠佳，胃纳欠佳，左肩有隐痛。

处方：生石膏 45g（先煎），杏仁 12g，麻黄 6g，拳参 30g，射干 9g，牛蒡子 18g，紫苏子 18g，紫苏叶 27g，川贝母 3g，僵蚕 9g，蝉蜕 9g，鱼腥草 30g，草果 12g，大黄 6g（后下），白芍

12g，大青叶 15g，海螵蛸 30g（先煎），酸枣仁 45g，苍术 15g，佩兰 15g，芦根 30g，姜黄 9g，甘草 9g。14 剂，水煎服。

5 月 22 日患者复查胸片示两肺纹理增深，两肺门阴影不大，心影不大。患者无咳嗽、咳痰、咽痒，应用中医药治疗获得痊愈。

按语：社区获得性肺炎在临床上极为常见，如感冒后咳嗽、扁桃体炎、咽炎、肺炎等肺系疾病常以咳嗽、咳痰为主，呈阵咳、顿咳或呛咳，可突发突止，咳声急迫，常因异味或冷空气刺激而加重。或咽痒咳嗽，越咳越痒，越痒越咳，不痒则不咳，甚或夜重昼轻。社区获得性肺炎属中医学“风温肺热”范畴，多为外感风寒，入里郁而化热，或感受风热之邪，热邪壅肺，肺失宣降，津液疏布失常，聚而成痰，痰热蕴肺而致。该患者治疗关键在于疏风散热、宣肺平喘以恢复肺的宣降功能。本案患者吹风受凉，尤其在其机体抵御外邪能力下降时，外寒遏表，致使内热蕴郁肺胃，不得发散，形成表寒里热之证。虽大量使用抗生素进行治疗，但疗效不佳，症状和体征仍然持续存在。方邦江教授对急性热病喜用润肠通便之大黄，“肺与大肠相表里”，同时寓提壶揭盖之意，临证又习以“寒温并用”，用辛温行气之品以运三焦之气，不专宣肺而肺气自宣。因此在腑气通畅的同时，患者“肺热”亦随之缓解。

病案三

魏某，男，40 岁。因“咳嗽咳痰伴发热 3 天”于 2023 年 3 月 15 日就诊。

患者 3 天前感寒后出现咳嗽咳痰，咳黄黏痰，伴发热，体温最高达 38.9 ℃。门诊完善相关辅助检查，血常规示 WBC 17.2×10^9/L，N% 87.6%。胸片示左下肺炎。经头孢他啶及盐酸氨溴索抗炎化痰等治疗4天后，咳嗽略减轻，痰量仍大，体温仍波动在37.6~38.6℃之间，病情未见明显好转，入我院急诊。复查血常规示WBC 14.2×10^9/L，N% 85.6%。PCT 8.48ng/mL。

刻下：发热伴咳嗽咳痰，痰色黄，质黏，口干，纳差，大便干，小便调，夜寐不安。舌红，苔黄腻，脉滑数。

中医诊断：风温肺热病（风热犯肺）。

西医诊断：社区获得性肺炎。

治法：疏风清肺，化痰止咳。

处方：麻杏石甘汤加减。

麻黄6g，生石膏120g（先煎），芦根30g，白茅根30g，滑石30g（包煎），金荞麦30g，鱼腥草30g，枇杷叶15g，苦杏仁12g，大黄6g（后下），甘草9g。3剂，水煎服。

二诊：患者述服药第1日起体温渐平，后未再明显发热，复查血常规未见异常，肺部听诊无异常，仍咳嗽，咳白痰，无口苦口干，二便调。舌淡红，苔薄白。方邦江教授嘱其停用西医抗炎、化痰药物，拟养阴润肺止咳。

处方：沙参麦冬汤加减。

南沙参9g，桑白皮9g，茯苓12g，麦冬12g，黄芩15g，制半夏6g，白芍9g，陈皮12g，生甘草9g。5剂，水煎服。

门诊随访患者病愈。

按语：本案患者源于感受寒凉，寒凉之邪在机体抵御外邪能力下降时侵袭入里化热，不易消散，表现为“表寒里热”证候。常规应用抗生素及化痰药物疗效不显，热症及体征仍然存在。故初诊时，方邦江教授立法为清肺化痰平喘，立足表邪未解兼有肺热喘咳之麻杏甘石汤，遣方用药，直指疾病要害。方邦江教授重用石膏，取其但非重用不为功之意。《神农本草经》曾记载石膏非大寒，而为微寒之品，并且其宜于产乳则知其纯良之性。石膏凉而能散，生用可有解肌透表之力，因石膏质地偏重，小量则难取真效。麻黄宣肺止咳，与杏仁配伍宣降结合，止咳之力大增；芦根、白茅根清泄肺热；鱼腥草、金荞麦清热解毒；大黄与甘草共用可清邪热，解温毒，荡积行瘀。诸药合用使气机调化，内通外和，故而显效。二诊时患者热势已退，痰量减少，痰色由黄转白，方邦江教授考虑其为热病之后气阴两伤，故拟养阴润肺止咳方，调用沙参麦冬汤善其后，患者不久病愈。

病案四

丁某，男，79岁，上海人。因“发热伴咳嗽咳痰1天”于2010年10月24日收入院。

患者受凉后出现咳嗽咳痰，痰白质黏，咳出不畅，发热，最高体温39.2℃，偶有气急。在本院门诊予抗感染、化痰平喘等治疗，病情未见好转，遂收住院。入院时患者反复发热，最高体温39.8℃，咳嗽咳痰，痰黏难咳。体格检查：体温39.8℃，血压130/85mmHg，神清，精神差。咽红，扁桃体Ⅰ度肿大。胸廓对称，两肺呼吸音粗，两下肺可闻及散在湿啰音。心率98次/分，律齐，各瓣膜听诊区未及病理性杂音。腹部检查未见异常。神经系统检查（-）。血常规示WBC 11.2×10^9/L，N%89.8%，L%7.79%，HB 145g/L。胸部X光片示两下肺炎症，左下胸膜增厚伴少量胸腔积液。

刻下：患者发热反复无定时，最高体温40.2℃，偶有恶寒，咳嗽咳痰，痰白质黏，咳出不畅，口苦，寐纳欠佳，二便调。体格检查示血压130/80mmHg，胸廓对称，两肺呼吸音粗，两下肺可闻及散在湿啰音。舌淡，苔薄白腻，脉滑数。

中医诊断：痎疟（痰阻膜原）。

西医诊断：社区获得性肺炎。

治法：宣湿化痰，透达膜原。

处方：小柴胡汤合达原饮加减。

柴胡 28g，黄芩 12g，槟榔 9g，厚朴 9g，草果 6g，甘草 6g，桔梗 9g，半夏 9g，生姜 6g，茯苓 9g，草豆蔻 9g，青蒿 30g，竹叶 6g，六神曲 9g，滑石 28g（包煎），车前子 12g（包煎），车前草 30g，玉米须 30g，藿香 12g。3 剂，水煎服。

患者服药 3 剂，热已平，最高体温 37.1℃，未见反复，咳嗽咳痰减少，咳痰畅，寐纳可，二便调。舌淡，苔薄白，脉滑。体格检查示血压 125/80mmHg，神清，精神可，胸廓对称，两肺呼吸音粗。复查胸部 X 射线片未见病理影像学改变。患者痊愈出院。

按语：本案患者为痰疟者，痰湿阻于膜原而见壮热憎寒、咳痰不爽、苔薄白腻、脉滑数。外邪温疫从口鼻而入，入于半表半里，邪正相争，故见初起恶寒壮热，后但热而不恶寒；外邪温疫内侵入里，邪阻膜原，则三焦气机失畅，积湿酿痰，痰湿阻滞，气郁化火，热伏于里，内扰心神，则夜寐欠安；痰湿内郁于肺，肺失宣降，则咳痰不爽、质黏、气急、苔白腻、脉滑。由此可见，伤寒之半表半里亦与温病中邪伏膜原有异曲同工之妙。江南之人禀赋嫩弱，恣食生冷油腻，地居潮湿，故有上吸秽气，中停食滞者甚多的特点，用药着重于宣透、宣通三焦气机。该患者用方遣药中重用柴胡疏达膜原之气机，疏解少阳经之邪热；黄芩苦泄膜原之郁火，清胆腑邪热为君药；臣以桔梗开上，厚朴、草果、槟榔达下，以畅达三焦之气机。半夏配生姜和胃以止呕，且柴胡、黄芩味苦，半夏、生姜味辛，苦则泄热，辛则散结，取其“辛开苦降”。又使以草豆蔻疏中，六神曲、茯苓、甘草健脾和中益胃，使膜原之伏邪从三焦而外达于肌腠。佐以藿香，外透浮游于体表之邪；竹叶、车前子、车前草、玉米须清热淡渗利湿；青蒿、滑石清热祛湿，使邪气从二便排出，终使邪去而正安。

方邦江教授用药遵古而不泥古：其一，中病即止，燥湿不伤阴。治疗中需依邪正之轻重、津液之盛衰，把握好使用的剂量，不可燥化湿邪而过燥伤阴。其二，重视畅达三焦，开辟通路。三焦之气机通畅，则痰湿之去路无阻，无郁积入里化热之忧。其三，不忘健脾利湿，胃气乃安。通下渗湿不忘顾护脾胃，使邪可随二便而去，又无脾胃之气损耗。

病案五

蔡某，女，32岁。因“咳嗽伴咳痰、发热1周”于2019年1月11日入院。

患者1周前受凉后出现咳嗽咳痰，痰色黄，质黏，发热，体温最高达39℃，在当地医院检查血常规示WBC 16.88×10^9/L，N% 89.01%。CRP 40mg/L。胸部X射线片示右下肺感染。后予抗炎、化痰等对症治疗，体温仍有反复，波动于37.5~39℃之间，伴咳嗽咳痰，痰色黄，质黏，难咯出，病情未见明显好转，为求进一步诊治收入我院急诊。入院后复查血常规示WBC 14.45×10^9/L，N% 84.34%。CRP 36mg/L。故治疗上仍以抗感染、化痰为主。

刻下：入院后第2天，患者仍有午后热盛。次日清晨身热减退，伴咳嗽咳痰，痰色黄，质黏，难咯出，口苦口干，纳少，大便干，小便尚调，夜寐安。舌红，苔薄黄，脉滑数。

中医：风温肺热（风热犯肺）。

西医：社区获得性肺炎。

治法：清热化痰，宣肺平喘。

处方：麻杏石甘汤合升降散加减。

麻黄9g，生石膏60g（先煎），苦杏仁12g，芦根30g，白茅根30g，金荞麦30g，鱼腥草30g，枇杷叶15g，蝉蜕9g，僵蚕9g，大黄9g（后下），滑石30g（包煎），甘草9g。5剂，水煎服。

二诊：患者中西医结合治疗后第3天，体温渐平，复查胸部X射线片示两下肺纹理增深。血常规无异常。建议随访复查。

三诊：入院后第6天，患者体温平，咳嗽咳痰，痰色白，质稀，可咯出，口苦口干好转，二便尚调，夜寐安。舌淡红，苔薄白，脉细数。

治法养阴润肺，化痰止咳。

处方：沙参麦冬汤合二陈汤加减。

桑白皮9g，桑叶9g，黄精12g，南沙参12g，北沙参12g，麦冬12g，茯苓12g，陈皮9g，制半夏6g，炒白芍12g，紫菀9g，黄芩15g，生甘草6g。7剂，水煎服。

按语：方邦江教授以“清热化痰，宣肺平喘”立法，以麻杏石甘汤和升降散为主方，遣方用药，直指症结要害。麻杏石甘汤主治表邪未解、肺热咳喘证，尤其石膏一药，用量独重。石膏，《神农本草经》记载其为微寒之品，绝非大寒，其宜于产乳则知其纯良之性。石膏凉而能散，生用更取其解肌透表之力。由于其质地较重，小量恐难取效，故方邦江教授用石膏两许起步，取其非重用不为功之意。升降散一方出自清代杨栗山之《伤寒瘟疫条辨》，具有调气机、泻郁火、化瘀滞、祛风胜湿、宣畅郁热、涤邪解毒等功效。加减运用，疗效颇佳。纵观全方，以石膏清泄肺热；麻黄宣肺止咳；杏仁合麻黄宣降结合，加强止咳之力；芦根、白茅根清肺泄热；鱼腥草、金荞麦清热解毒；僵蚕与蝉蜕相配能祛风、散逆浊结滞之痰而宣发肺气；大黄、甘草合用荡积行瘀，清邪热，解温毒，降阴中之浊阴；僵蚕、蝉蜕与大黄、甘草为伍，一升一降，可使阳升阴降，气机得化，内外通和。二诊时，方邦江教授考虑到患者热病之后气阴两伤，故予沙参麦冬汤合二陈汤加减，善其后。

病案六

徐某，女，75岁。因“发热10天”于2024年1月16日入院。

患者无明显诱因出现发热，最高体温38.9℃，伴乏力，患者自诉10天前无明显诱因下摔倒，胸部着地，摔倒后感胸痛，乏力。在家未给予任何治疗。

入院查体：神志清，体温37.9℃，脉搏87次/分，呼吸24次/分，血压89/52mmHg。双肺呼吸音粗，双下肺可闻及散在湿啰音。心率87次/分，律齐，未闻及杂音。腹软，无压痛及反跳痛，双下肢无水肿，四肢肌力、肌张力正常。舌红，苔薄黄，脉弦。

辅助检查：血气分析示pH 7.446，PCO_2 27.9mmHg，PO_2 77.5mmHg，Lac 5.7mmol/L，PaO_2/FiO_2 235mmHg。血常规示WBC 15.1×10^9/L，NE% 87.9%，HB 84g/L。CRP 173.93mg/L。PCT 0.82ng/mL。BNP 198.61pg/mL。生化检查示K^+ 3.46mmol/L，NA^+ 132.5mmol/L，CL^+ 99.3mmol/L，CA^+ 1.97mmol/L，GLU 8.61mmol/L，CK 255U/L。呼吸道病原体五联抗原及新冠核酸均阴性。头颅、胸部CT示①双侧基底节区、侧脑室旁、半卵圆中心缺血性改变，建议MRI检查。右侧基底节区小软化灶，老年性脑改变。②两肺炎症，建议复查。左肺少许钙化灶。两侧少量胸腔积液，两侧胸膜反应。主动脉及冠脉硬化。心脏增大，心包积液。③左侧第3、7前肋骨折，胸骨体骨折。左12后肋局部略皱褶，请结合临床。T5、T12椎体、L1椎体楔形变，建议MR检查。

患者入住EICU予心电监护、吸氧，予头孢哌酮钠舒巴坦钠静滴抗感染，维持电解质平衡、补液扩容及补充白蛋白等营养支持治疗，中医治以疏风清热，方拟银翘散加减。患者仍反复高热，每日体温最高达38.9℃，遂于1月21日改用美罗培南，患者仍每日发热，体温在37.4~37.9℃之间波动，炎症指标已基本正常，但患者始终发热不退，伴有乏力，持续性胸部刺痛，翻身时加重。1月26日邀方邦江教授会诊查房。

刻下：神清，精神差，身热，乏力，多汗，口渴，便秘，心胸烦热，拒按，气短神疲。舌红，苔薄黄，脉弦数。

中医诊断：阳明腑实兼气阴两虚证。

西医诊断：重症肺炎；冠状动脉粥样硬化性心脏病；高血压；心包积液；心力衰竭；低蛋白血症；肝功能不全；胸骨骨折；腰椎骨折；肋骨骨折；陈旧性脑梗死。

治法：泄热通便，滋阴益气。

处方：黄龙汤加竹叶石膏汤加减。

石膏30g（先煎），淡竹叶15g，麦冬30g，玄参30g，北沙参30g，生地黄24g，清半夏12g，炒甘草9g，熟大黄6g（后下），山药30g，生白薇12g。3剂，浓煎200mL，早晚各服100mL。

患者服用2剂后，体温已降至正常，效不更方。后继服原方3剂，患者体温一直正常，于2024年2月1日顺利出院。

按语：该案患者年老体衰，加之邪热燥屎内结，腑气不通故见身热多汗，口渴，便秘，心胸烦热拒按。邪热入里，耗气伤阴，阴气耗竭，气阴两虚，则见纳差乏力，气短神疲。方中大黄泄热通便，荡涤肠胃实热；生地黄、麦冬、玄参增液通便；山药益气养阴，平补肺脾肾；竹叶、石膏清透气分余热，除烦止呕；白薇清热凉血，除虚热；因患者发热，故改人参为北沙参以养肺阴，清肺热，祛痰止咳；半夏和胃降逆止呕；甘草化痰，调和诸药。

病案七

陶某，男，61岁。因“咳嗽、发热1周”于2022年12月30日入院。

患者既往有2型糖尿病、小脑萎缩病史，平素卧床，背部、臀部可见数个碗大褥疮，直径10~12cm不等，深可见骨。头部、胸部CT示MSA–C可能，双肺多发感染。住院期间，患者反复发热，体温最高达40℃，意识欠佳，排痰困难，行气管切开，间断呼吸机辅助通气，多次支气管肺泡灌洗液培养出鲍曼不动杆菌复合体/溶血不动杆菌、阴沟肠杆菌、大肠埃希菌、白念珠菌、肺炎克雷伯菌等，均为多重耐药菌。曾予哌拉西林钠他唑巴坦钠、美罗培南、头孢哌酮钠舒巴坦钠、左氧氟沙星、氟康唑、亚胺培南、万古霉素等抗感染治疗，白蛋白输注，胃管鼻饲饮食。同时请外科行褥疮换药每日2次。患者仍反复高热，褥疮久不愈合，由于每日清创，疮面日渐扩大。

2023年6月8日患者已反复发热及褥疮清创换药半年余，患者症见平卧位，气切状态，间断使用呼吸机辅助通气，四肢肌肉萎缩，意识欠佳，不能言语，能微张嘴半伸舌，痰多色白黏稠，咳痰无力，面色无华，大便初干后稀，饮食差，每日3~4次鼻饲饮食，每次约60~80mL。舌淡，苔白，脉沉细。为求进一步治疗遂来方邦江教授门诊就诊。

西医诊断：重症肺炎（多重耐药）；慢性呼吸衰竭；急性呼吸窘迫综合征；脓毒症休克；小脑萎缩。

中医诊断：虚劳（脾胃虚弱）。

治法：益气补虚，清解毒邪。

处方：补中益气汤加减。

黄芪100g，人参30g，麸炒白术30g，当归20g，茯苓30g，升麻 15g，柴胡 15g，陈皮 15g，青蒿 10g，川芎 15g，丹参 15g，炙甘草 10g，龙眼肉 15g。3 剂，水煎服，每日 1 剂。

二诊（2023 年 6 月 12 日）：患者热势有所下降，将黄芪量加至 150g。每日 1 剂，连服 30 剂。

三诊（2023 年 7 月 30 日）：患者体温明显下降，褥疮疮面较前逐渐减小，痰液量仍较多。

黄芪 100g，人参 30g，麸炒白术 30g，当归 20g，茯苓 30g，升麻 15g，柴胡 15g，陈皮 15g，青蒿 10g，川芎 15g，丹参 15g，炙甘草 10g，龙眼肉 15g，紫菀 20g，白前 20g。15 剂，每日 1 剂。

四诊（2024 年 2 月 16 日）：患者近 8 个月来坚持口服中药，褥疮已基本愈合。虽仍间断发热，但体温一般不超过 38℃，抗生素已改为间断使用。症见平卧于床，气切状态，意识清楚，可转头眨眼，能张嘴伸舌，四肢肌肉较前明显充实，体重较前明显增加，痰黄白黏稠，面色白，大便初干后稀，饮食尚可，每日 3~4 次鼻饲饮食，每次约 150mL。舌淡，苔白，脉弦滑。

处方：补中益气汤加减。

黄芪 150g，人参 20g，制白附子 24g，熟大黄 9g（后下），败酱草 10g，胆南星 30g，蜈蚣 2g，柴胡 15g，升麻 12g，青蒿 30g，当归 15g，桔梗 30g，芦根 30g，薏苡仁 30g，麦冬 30g，熟地黄 30g，干石斛 30g，白术 30g，生甘草 18g。每日 1 剂。

连服 20 余剂，至今（2024 年 3 月 11 日），患者病情平稳，已完全脱离呼吸机，停用抗生素，饮食增加，每次鼻饲能达 200mL，体温恢复正常，褥疮已完全愈合。目前继续口服中药结合肺康复治疗。

按语：方中大剂量黄芪合人参以大补元气；白术益气健脾；当归补血养血；熟地黄填精益髓；升麻引清气于上；熟大黄泄热于下；青蒿清虚热，除骨蒸；桔梗载药上浮，合白附子、败酱草、胆南星有排脓排痰之功；石斛、麦冬、芦根，防人参之燥，有顾护津液之能；蜈蚣开瘀通络；甘草调和诸药。诸药合用，共奏健运脾胃、痰瘀同治、扶正补虚之功，而病渐解。

方教授认为，此患者属重病、久病致正气大虚，脏腑衰败。脾为生痰之源，肺为贮痰之器，脾胃虚弱，土不生金，故咳嗽气喘、咳痰无力。气血化生不足，故机体羸弱，四肢肌肉不充，褥疮久不愈合。中气亏虚，清阳不升，郁遏不运，阴火内生，故反复发热。采用大剂量黄芪合人参以大补元气，黄芪味甘，微温，直入中土，调和营卫，可提高人体免疫力，更有托毒生肌之功效。据研究证实，黄芪含有大量的微量元素、氨基酸、多糖成分，能有效促进IL-2表达，促进抗体的生成，诱导干扰素的生成和NK细胞毒活性，增加细胞内核酸和蛋白质的含量，能有效抗氧化、抗病毒，同时调节免疫、抗衰老和抗应激。因此，黄芪对多种细菌和病毒具有一定的抑制作用。实验研究也提示补中益气汤具有广泛的抗感染作用。

久病必瘀，久病入络，久病必虚。方邦江教授认为痰瘀常互为影响，互相转化。痰可致瘀多为痰阻经络，血脉不畅，通行不利，或由痰滞气机，血行不畅而瘀。瘀也可致痰，一为瘀阻血脉，脉道不通，三焦不得输布，津液凝聚而为痰；二为瘀血久停，阻遏津液入心化赤，聚而成痰浊，最终可致瘀血内阻、痰湿内生，交杂为邪。治疗上，单行瘀则痰不消，独豁痰则瘀难除，唯兼施二法，方能拔毒而出。故而在临床上，应痰瘀共治，往往较单治一方，收功迅捷。方邦江教授善用虫类药物如全蝎、蜈蚣、僵蚕等，以通经活络、活血化瘀。虫类药物为血肉有情之品，性喜攻逐走窜，通经达络，搜剔疏利，无处不至，其又与人类体质比较接近，容易吸收和利用，效用佳良。

病案八

郑某，男，81岁。因“咳嗽咳痰伴发热5天”于2018年9月28日就诊。

患者5天前不慎感受风寒后出现咳嗽咳痰，痰液色黄质黏，伴发热，体温最高达38.8℃，血常规示WBC 18.3×10^9/L，L% 88.9%，PCT 21.16ng/mL。胸片示右下肺肺炎，经左氧氟沙星注射液及富露施、盐酸氨溴索等药物抗感染化痰治疗4天后，咳嗽略减轻，痰量仍大，体温37.8~38.5℃，病情未见好转，遂请方邦江教授诊治。复查血常规示WBC 16.6×10^9/L，L% 86.8%，PCT 12.26ng/mL。

刻下：患者发热，伴咳嗽咳痰，痰色黄质黏，口干，纳差，大便干，小便黄，夜寐不安。舌红，苔黄腻，脉滑数。

中医诊断：风温肺热病（风热犯肺）。

西医诊断：社区获得性肺炎。

治法：清肺化痰平喘。

处方：麻杏甘石汤加减。

生石膏120g，麻黄6g，芦根30g，白茅根30g，滑石30g（包煎），金荞麦30g，鱼腥草30g，枇杷叶15g，苦杏仁12g，大黄6g（后下），甘草9g。水煎取汁150mL，每日分2次温服，共3剂。

二诊：患者服药第1天起体温渐平，后未再明显发热，复查血常规未见异常，肺部听诊无异常，仍咳嗽，咳白痰，无口苦、口干，二便调，舌淡红，苔薄白。嘱停用西药，拟养阴润肺止咳方。

南沙参9g，桑白皮9g，茯苓12g，麦冬12g，黄芩15g，制半夏6g，白芍9g，陈皮12g，生甘草9g。水煎取汁150mL，每日分2次温服，共6剂。

患者服药后热退病愈。

按语：社区获得性肺炎在中医学归于风温肺热病范畴，为外感风寒之邪入里化热，或感受风热之邪后热邪壅滞于肺，导致肺失宣降，津液疏布失常，聚而成痰。治疗关键在于清肺化痰平喘，恢复肺的宣降功能。该患者缘于感受寒凉，寒凉之邪在机体抵御外邪能力下降时侵袭入里化热，不易消散，表现为“表寒里热”证候，常规应用抗生素及化痰药物疗效不显，热症及体征仍然存在，故初诊时，方邦江教授立法为清肺化痰平喘，选用治疗表邪未解兼有肺热喘咳之麻杏甘石汤，遣方用药，直指疾病要害。方邦江教授临证擅于重用石膏，取其非重用不为功之意，《神农本草经》曾记载石膏非大寒，而为微寒之品，并且其宜于产乳，则知其纯良之性，石膏凉而能散，生用可有解肌透表之力，因石膏质地偏重，小量则难取真效。麻黄宣肺止咳，配杏仁宣降结合，止咳之力大增，芦根、白茅根清泄肺热，鱼腥草、金荞麦清热解毒，大黄、甘草共用可清邪热，解温毒，荡积行瘀。全方气机调化，内通外和，故而显效。患者服药3天后热症已退，痰量减少，由黄转白，方邦江教授考虑其热病之后气阴两伤，故拟养阴润肺止咳方。

第七节　泌尿系统感染

病案一

张某，男，75岁。因“尿频尿痛15天，加重半天”于2022年10月20日求诊。

患者自诉15天前因劳累后出现尿频尿痛，后症状逐渐加重，患者自行服用苦参片治疗后症状稍有缓解，但尿频、小便时涩痛感仍存在。半天前患者自觉尿频、尿痛症状突然加重，遂来求诊。患者既往有高血压病史20年，最高血压220/100mmHg，血压控制尚可。

刻下：尿频，尿急，尿痛，小便色黄，偶有头晕头痛，胃纳可，便秘，夜寐尚安，面色红润，四肢温，形态适中，五官端正，活动迟钝，语声自然，气息均匀。舌红，苔薄白，脉滑。

中医诊断：热淋（湿热下注）。

西医诊断：尿路感染。

治法：清热利湿。

处方：八正散加减。

瞿麦12g，车前子9g（包煎），滑石9g（包煎），萹蓄12g，关黄柏9g，蒲公英9g，粉草藤12g，大黄6g（后下），紫花地丁9g，火麻仁9g，肉苁蓉9g，金银花9g，生地榆9g，地黄9g，川牛膝9g。7剂，水煎服。

患者服药后尿频、尿急、尿痛症状消失。

按语：本案患者属中医“热淋”范畴。患者因秽浊之邪侵入膀胱，酿成湿热，发而为淋。湿热蕴结下焦，煎熬尿液，阻碍肾气。方中以瞿麦、车前子、滑石利尿通淋，大黄泻下攻积，蒲公英、紫花地丁、金银花清热解毒，火麻仁润肠通便，肉苁蓉补肾阳，川牛膝活血利水。方邦江教授认为，脾肾两脏关系密切，“肾如薪火，脾如鼎釜”，脾之运化全赖肾中阳气之温煦蒸腾，如此方能精微得运，五脏得运则肾所藏之精气亦必得脾所运化之水谷精微充养，否则必致肾精匮乏，生化无源。治疗宜多选用轻灵之品，如黄芪、党参、白术、山药等药益气健脾，菟丝子、牛膝、枸杞子等补肾之药阴阳双补，振奋先后天之气，使补而不滞且无留邪之弊。治疗中应注意避风寒、调饮食、畅情志、慎起居，避免滥用抗生素。此外，凡临床应用抗生素疗效不显或泌尿系感染反复发生者，方邦江教授多考虑其为耐药菌感染。在治疗上，即便有高热汗出、口渴引饮等一派单纯热象，方邦江教授也反对单纯用清热解毒之品。他细寻病机，认为有湿邪作祟，因此往往根据是否有舌苔黏腻而选方。对于舌苔不腻的患者，往往以五苓散、猪苓汤等为基础方，对于舌苔偏腻、胃纳不佳的患者，选用三仁汤、杏仁滑石汤等为基础方。对疾病初起患者，常在利湿基础上加用连翘、山栀、瞿麦、萹蓄、车前草、黄芩、紫花地丁、蒲公英等清热解毒之药味。若病情反复发作，方邦江教授认为其必有肾气亏虚。根据肾阴亏虚或肾阳亏虚的不同，选用生地黄、熟地黄、山茱萸、菟丝子、枸杞子、制附片等加减治疗。

病案二

袁某，女，47岁。因“尿频尿急2天”于2023年4月15日就诊。

患者平素健康状况一般，2天前因劳累后出现尿频尿急，小腹坠胀，腰酸乏力，小便色红，乏力，无尿痛、腹痛、腰痛，无尿中断，无发热，遂至我院就诊。

刻下：小便色红，尿频尿急，夜尿3~4次，乏力，大便欠畅，2~3日/次，夜寐尚安，面色欠华。舌淡红，苔薄白，脉细。

中医诊断：劳淋（脾肾两虚）。

西医诊断：尿路感染。

治法：补肾，健脾，利湿。

处方：四妙散合五苓散加减。

牛膝30g，薏苡仁30g，杜仲15g，苍术15g，瞿麦12g，白术12g，桂枝12g，萹蓄15g，仙鹤草15g，猪苓12g，石韦30g，茯苓 15g，紫花地丁 30g，金钱草 30g，蒲公英 30g，栀子 6g，黄柏 12g，黄精 12g，淫羊藿 15g，黄芪 30g，红藤 30g。7 剂，水煎服。

患者服药后诸症好转。

按语：四诊合参，本案患者当属中医学"淋证之劳淋"范畴。患者为中年女性，劳逸失常，易感受外邪，下迫膀胱，致少腹坠胀。病延日久，累及脾肾，脾虚中气下陷，肾亏则固摄无权，腰为肾之府，肾虚故见腰酸乏力，舌脉亦为佐证。方中牛膝补肝肾，强筋骨；杜仲补肝肾；苍术燥湿健脾；薏苡仁、茯苓、猪苓利水渗湿；萹蓄利尿通淋，杀虫止痒；桂枝温经通脉；白术补气健脾；石韦利尿通淋；仙鹤草收敛止血；金钱草除湿退黄；蒲公英清热解毒；栀子泻火除烦；黄芪补气升阳；黄精滋肾润肺；黄柏清热燥湿。

病案三

周某，女，52 岁。因"腰痛伴尿频 1 个月，加重 4 天"于 2022 年 6 月 5 日就诊。

患者 1 个月前无明显诱因出现腰痛，疼痛呈持续性，活动时加重，影响日常活动，伴尿频，一开始未予重视与治疗，腰痛逐渐加重，遂至当地医院就诊，查腰椎 X 射线片示腰椎退行性病变（具体报告未见），后予膏药外敷 2 日，因皮肤瘙痒停用，病情未见好转。此后患者因腰痛、尿频加重再次至当地医院就诊，查尿常规示颜色淡黄色，浊度清亮，pH 6.0，尿蛋白（++），尿葡萄糖（+），白细胞计数 424/UL，上皮细胞计数 44/UL。先后予左氧氟沙星、头孢克洛等口服治疗，患者病情无明显改善，为求进一步治疗前来方邦江教授门诊求诊。既往有高血压病史 10 年余，最高血压 160/85mmHg，糖尿病病史 10 年余，血压、血糖控制可。

刻下：腰痛，全身乏力，尿频，夜尿3次，便溏，胃纳一般，夜寐欠安，少神，面色欠华，形体适中，动作迟钝，发音正常，气息平稳。舌淡红，苔薄白，脉细。

中医诊断：淋证（湿热下注）。

西医诊断：尿路感染。

治法：清热燥湿。

处方：六味地黄丸加减。

茯苓12g，山药12g，山茱萸12g，熟地黄24g，枳壳9g，泽泻9g，杜仲15g，牡丹皮9g，炒白术15g，川牛膝9g，佩兰9g，藿香9g。7剂，水煎服。

患者服药后诸症好转。

按语：四诊合参，本病属于中医学“热淋”范畴。患者为中年女性，脾肾不足，无以运化水湿，水湿下注，郁久化热，膀胱受困，故而发为淋证，舌脉俱为佐证。方中熟地黄补血滋阴，山药补气养阴，川牛膝、山茱萸补益肝肾，泽泻、茯苓利水渗湿，牡丹皮清热凉血，杜仲补肝肾，枳壳行气，藿香、佩兰化湿解暑，白术补气健脾。

病案四

曹某，男，60岁。因“尿频、小便淋沥涩痛5天”于2021年11月5日就诊。

患者既往有尿路感染史，反复发作，服用喹诺酮、头孢类抗生素均无效，劳累即发。近5天来，患者无明显诱因出现小便淋沥，伴涩痛感，色黄，有低热，体温38.2℃，口服左旋氧氟沙星未见好转，尿常规示镜下脓尿、血尿。

刻下：患者发热，腰痛，小便黄，涩痛，淋沥不畅，寐欠安。舌淡红，苔黄腻，脉滑数。

中医诊断：热淋（湿热下注）。

西医诊断：尿路感染。

治法：清热利湿通淋。

处方：四草四金汤加减。

鸭跖草30g，葎草30g，车前子30g（包煎），车前草30g，白花蛇舌草30g，金钱草60g，海金沙15g，鸡内金15g，大黄9g（后下），黄芪45g，石斛20g，枸杞子30g，白茅根30g。7剂，水煎服。

患者服用上方7剂后，尿频、淋沥涩痛症状消失。续予上方加减续治14天，复检而愈。

按语：尿路感染是临床常见疾病，看似简单，但患者易反复发作，易形成耐药菌感染。该案患者未行尿培养检查，根据病史可推断本次发病因耐药菌感染所致。方邦江教授认为淋证急性期以邪实为主，湿热或毒邪客于膀胱，气化失司，湿热毒邪蕴蓄而成淋，湿热、毒邪为发病期的主要病因，气化失司为其主要病机。方邦江教授临证多以四草四金汤以清利下焦湿热。同时，因尿路感染反复发作，日久耗伤肾阴，因此清热也需注重养阴。

病案五

袁某，女，23岁。因“小便混浊如米泔半年余”于2023年9月2日来诊。

患者自半年前开始出现小便浑浊如米泔，凝而如油，澄下如膏，小便时常觉有异物堵塞尿道，用力后可见乳白色黏液块状物渗出，每因过劳或食油腻物而加重，伴见精神困倦，腰膝酸软，纳谷寡味。曾经上海某医院诊为乳糜尿，中西医治疗3个月无效。近日新增小便频、尿道灼热疼痛、少腹拘急不适等症状。

刻下：小便频迫，灼热疼痛，尿如米泔，神疲乏力，食少纳呆，腰膝酸软。舌略红，苔黄腻，脉弦数。

中医诊断：膏淋（脾肾亏虚，下焦蕴热）。

西医诊断：乳糜尿。

治法：益肾健脾，清利湿热。

处方：济生肾气丸加减。

山药30g，砂仁3g，熟地黄18g，泽泻15g，炒杜仲15g，石莲子15g，车前子15g（包煎），山萸肉15g，苦参15g，萆薢10g，石菖蒲10g，益智仁10g。10剂，水煎服。

上方服用10剂后，患者小便清澈，无黏液状物阻塞尿道，腰酸膝软减轻。尿道涩痛、小便频迫之感若失。再予原方继服5剂，诸症悉平，实验室检查均正常。随访至今，病情稳定，未见反复。

按语：本案淋浊俱见，浊为本，淋为标，因标证不急，且治疗本证需利湿泄浊，有利于标证的解除，故标本同治。辨证首当重虚、实二纲。治本以益肾健脾为法，治标以清利湿热为法。肾盛则精固，脾健则湿化。方中熟地黄、杜仲、山药益肾健脾；益智仁、山萸肉、石莲子固涩肾精；泽泻、车前子、萆薢、苦参清热利湿祛浊；石菖蒲开通尿窍。全方补泻兼施，标本同治，故能速效。乳糜尿为常见临床病证，中医药疗效尚可，但本案经中西药治疗3个月未效，又增尿路感染，病情趋于复杂，经标本同治，补泻兼施法，获得佳效，说明治疗本证固然不可忽视正亏之治，也应重视邪实。

病案六

卢某，男，45岁，机关干部。因“反复发作性尿道坠胀、腰部酸痛2年”于2021年8月25日来诊。

患者2年前无明显诱因出现尿道坠胀、腰部酸痛，诊断为急性肾盂肾炎，经治疗后痊愈出院，但此后上述症状反复发作。近因劳累后又出现尿频尿急，尿时灼热疼痛、尿道坠胀、腰部疼痛，外院就诊后仍考虑为急性肾盂肾炎，经治疗好转，但仍有尿道坠胀感，尿频，尿急，尿时有烧灼热痛。为求中医药治疗前来方邦江教授门诊就诊。

刻下：尿频，尿急，尿时灼热疼痛，尿道坠胀，腰部酸痛，下肢水肿，大便调，日1行，纳可，眠安。舌暗红，苔薄白腻，脉弦细。

中医诊断：热淋（肾气亏虚，湿热下注）。

西医诊断：急性肾盂肾炎。

治法：清热利湿，补肾逐饮。

处方：六味地黄丸加减。

生地黄15g，熟地黄15g，怀山药15g，茯苓皮30g，赤小豆30g，益母草30g，土茯苓30g，山萸肉10g，泽泻12g，炒黄柏6g，牡丹皮19g，白茅根30g，鱼腥草30g。7剂，水煎服。

二诊：患者服上方7剂后，症状有所改善，但昨日又因劳累而出现左侧腹胀、抽搐，牵及腰部，尿频。现尿道坠胀，尿频尿急，尿时有灼热感但无疼痛，心烦，心悸，急躁，全身乏力，喜汗出，大便调，纳可，眠安。舌淡红，苔薄白，脉弦细。

处方：知柏地黄丸加减。

生地黄15g，熟地黄15g，怀山药15g，知母10g，黄柏10g，白茅根30g，鱼腥草30g，泽泻12g，牡丹皮10g，茯苓皮30g，益母草30g，丹参15g，赤小豆30g，麦冬6g，土茯苓30g，生黄芪15g。7剂，水煎服。

三诊：患者服上方14剂后症状已消，但近因工作忙碌而再次发作。现尿频，尿急，尿色少黄，尿时灼热疼痛，尿道坠胀，腰部疼痛，下肢水肿，大便调，日1行，纳可，眠安。舌暗红，苔薄白腻，脉弦细。

处方：生地黄15g，熟地黄15g，怀山药15g，牡丹皮10g，知母10g，黄柏10g，白茅根30g，茯苓皮30g，鱼腥草30g，泽泻12g，益母草30g，丹参15g，赤小豆30g，麦冬6g，生黄芪15g。14剂，水煎服。

患者服上方14剂后，诸症基本消失。

按语：方中茯苓皮、赤小豆、泽泻、白茅根、益母章、鱼腥草、土茯苓、炒黄柏均为清热利湿消肿药，但结合舌脉，患者有阴虚的表现，考虑到清热利湿消肿之品都为苦寒淡渗之品，易于耗气伤津而使已亏的津液更亏，故酌情加生地黄、熟地黄、怀山药、山萸肉、牡丹皮调补气阴之品，以防邪去而正亏之变。诸药合用，祛邪不伤正，扶正不留邪，以求药到病除之效。二诊时，患者病情得到了很好的控制，故在守方的基础上，随症加减，如因劳累后发作，考虑是虚不胜邪，故在原方的基础上加生黄芪以扶正。随后，患者继服14剂后，诸症基本消失，收到了良好的临床治疗效果。

病案七

孙某，女，37岁。因“尿频短涩、腰部酸痛1年”于2023年3月18日就诊。

患者1年前开始出现尿频短涩、腰部酸痛，经治疗后好转，但每因劳累或外感则复发，静点抗生素无效。

刻下：腰部酸痛，尿频而短涩，尿道微灼热，尿色黄，倦怠乏力，五心烦热，口干咽干。舌红，苔白，脉细数。

中医诊断：劳淋（肾阴不足，膀胱湿热）。

西医诊断：泌尿系感染。

治法：滋补肾阴，清热利湿。

处方：知柏地黄丸加减。

知母 15g，龟板 10g，枸杞子 20g，黄柏 15g，熟地黄 20g，萹蓄 20g，泽泻 15g，山萸肉 20g，瞿麦 15g，生地黄 20g，山药 15g，木通 15g，甘草 15g。14 剂，水煎服。

患者服上方 14 剂，尿道症状消失，五心烦热、口咽干等症状明显减轻，体力有所增加。以前方加减化裁，前后 5 次复诊，共服药 35 剂，诸症消失，病愈。

按语：对于淋证的治疗禁忌，前人有禁汗禁补之说。《金匮要略·消渴小便不利淋病脉证并治》云："淋家，不可发汗。"《丹溪心法》谓淋证"最不可用补气之药，气得补而愈胀，血得补而愈涩，热得补而愈盛"。但在临证时要具体问题具体分析，时刻注重辨证论治，如淋证初起，伴有发热恶寒、鼻塞流涕、咽痛等外感症状，则必须解表。如淋证日久成劳，气虚、阳虚、血虚、阴虚表现明显，则必须在清热利湿基础上加补益药物。淋证忌补之说，是指淋证初起多实证，而补则犯"实实"之戒。《景岳全书》对淋证的治疗提出"热者宜清，涩者宜利，下陷者宜升提，虚者宜补，阳气不固者宜温补命门"的辨证论治原则。本案患者本虚于内，虚实夹杂，正胜则邪退，邪退则安，邪胜则病进，正邪相争，则病情反复。治疗上，应在清热利湿基础上，加用益气养阴之品，标本兼治，不仅起效迅速，而且疗效巩固。

病案八

徐某，男，24 岁。因"腰痛伴尿频、尿痛 1 月余，加重 10 天"于 2022 年 7 月 23 日来诊。

患者 1 个月前出现腰痛伴尿频、尿痛，自觉程度不重，未就诊。10 天前发作频繁，X 射线腹部平片示右侧输尿管下段接近膀胱处有黄豆大小结石阴影，屡投清热利湿通淋之剂无效，外科建议手术治疗。患者暂无手术治疗意愿，为求中医诊治来诊。

刻下： 患者呈痛苦面容，面色暗，腹部胀痛，波及腰部，痛甚则冷汗出，小便作痛，淋漓不畅。舌红，苔黄腻，脉弦细。

中医诊断： 石淋（湿热蕴结膀胱，阳气受困，气化失利）。

西医诊断： 肾结石；肾绞痛。

治法： 温阳通络，利水通淋。

处方： 熟附子 9g（先煎），莪术 10g，乌药 10g，炮山甲 6g（先煎），牛膝 10g，威灵仙 10g，金钱草 30g，海金沙 10g（包煎），三棱 10g，石韦 10g，车前草 30g。7 剂，水煎服。

服药3剂后，患者少腹绞痛加剧，随即小便时排出1枚结石，痛势即失。

按语： 患者屡用清热利湿通淋之剂结石不能排出，提示周围可能有嵌顿，重用三棱、莪术、山甲、牛膝等药活血化瘀，配伍金钱草清热利尿、消肿排石、破积止血，大剂量使用，对泌尿系结石的排出尤有殊效。海金沙甘、咸，寒，淡能利窍，甘能补脾，寒能清热，故治肾结石有殊效。

病案九

胡某，男，46 岁。因“腰酸伴尿频反复发作半年余”于 2020 年 11 月 9 日来诊。

患者半年前出现腰酸、尿频，经治疗后稍有好转，后反复发作，经静脉肾盂造影检查确诊为右肾盂结石。现为求中医治疗来诊。

刻下： 患者面色苍白虚浮，恶寒低热，往来不退，腰部沉重酸痛，少腹拘急，小便频数不畅。舌淡，苔白滑，脉细无力。

西医诊断： 肾结石。

中医诊断：石淋（肾阳衰惫，气化无权，湿热留恋）。

治法：温肾益火，渗浊通淋。

处方：二仙汤加减。

熟附子9g，巴戟天15g，鹿角胶15g，仙茅30g，黄柏9g，生地黄15g，熟地黄15g，石打穿30g，知母12g，补骨脂15g，肉桂3g，白术12g，淫羊藿15g，甘草3g，牛膝9g，金钱草30g。10剂，水煎服。

患者服药10剂后，低热渐退，但腰酸痛、尿频加剧，X射线复查示原位于右侧肾盂的不透光阴影已下降至右侧盆腔，相当于右侧输尿管膀胱开口处。药已见效，原方续进20天，尿石排出，诸症次第消失，遂改用右归丸善后。

按语：方邦江教授遵循温补肾阳的理论治疗石淋，每在辨证的基础上加附子而取得满意效果。附子辛甘大热，为纯阳之品，擅补命门之阳，温膀胱之气，且其性走而不守，又有通阳行气之力。用于石淋证，既能补虚衰之肾阳，又可逐滞之湿邪，标本兼顾，有一举两得之妙，随症配伍，每获良效。

病案十

张某，男，86岁。因“尿频尿急排尿不畅4天，发热1天”由门诊拟“急性前列腺炎”于2023年11月14日收入院。

患者反复出现尿频尿急伴夜尿增多，尿线变细，2023年11月22日尿动力学分析示逼尿肌肌力减弱，下尿路梗阻，膀胱容量减小。膀胱镜示前列腺增生、膀胱憩室。病理提示腺性膀胱炎。患者于2023年11月28日在全身麻醉下行经尿道前列腺1470nm激光剜除术+经尿道膀胱病损激光烧灼术，术程顺利。2023年12月1日患者诉下腹痛明显，持续性疼痛，伴恶心呕吐，呕吐物为少量胃内容物。腹部增强CT示腹腔多发游离气体，乙状结肠穿孔可能性大，腹腔积液，乙状结肠多发憩室，肝及双肾小囊肿，胰腺脂肪浸润，前列腺钙化。附见双侧胸腔积液，考虑乙状结肠穿孔可能。2023 年 12 月 2 日于全身麻醉下行腹腔镜探查 + 开腹乙状结肠部分切除 + 乙状结肠单腔造口术 + 腹腔冲洗引流术。术后转 ICU 继续治疗。入科后严密监测其生命体征，气管插管机械通气，炎症指标高，查 PCT 13.51ng/mL，脓毒血症可能性大，送检相关培养及药敏。经验性予美罗培南粉针 + 奥马环素静滴抗感染治疗。2023 年 12 月 4 日患者炎症指标上升（CRP 158.1mg/L），考虑患者腹腔内大量肠内容物漏入，存在细菌和真菌感染可能，加用米卡芬净针静滴联合抗感染治疗，保持出入量平衡，维持电解质及酸碱平衡等对症支持。经过上述的治疗，患者病情平稳，后转回专科病房治疗。

刻下：神疲欲寐，发热，面色苍白，语声低微，肢冷，腹痛。舌质紫暗，苔白，脉沉微。

中医诊断：腹痛（寒瘀内阻）。

西医诊断：乙状结肠穿孔（术后）；脓毒血症；急性前列腺炎；前列腺增生；高血压；动脉硬化（斑块形成）；二度 I 型房室传导阻滞；窦性心动过缓；慢性胃炎；阑尾术后；白内障（术后）；结肠憩室；肝囊肿；单纯性肾囊肿；腺性膀胱炎；低钙血症；低蛋白血症。

治法：温里散寒，逐瘀止痛。

处方：麻黄附子细辛汤加锦红汤加减。

麻黄 6g，附子 6g（先煎），细辛 9g，生大黄 9g（后下），人参 12g，蒲公英 30g，红藤 30g，水蛭 6g，葶苈子 30g，大枣 30g。5 剂，水煎服。

按语：本案患者为高龄男性，素体阳虚，复感邪毒，正邪相争，故有发热，今见神疲欲寐，脉沉微，知其阳气已虚，此阳虚外感、表里俱寒之证。方中麻黄辛温，发汗解表，行表以开泄皮毛，逐邪于外；附子辛热，温肾助阳，温里以振奋阳气，鼓邪达外，二药配合，相辅相成。细辛芳香气浓，性善走窜，通彻表里，既能祛寒，又可鼓动真阳之气，协附子温里。患者阳气虚弱，见面色苍白，语声低微，肢冷，加人参，合附子以助阳益气。患者腹痛，肠穿孔术后，邪毒气血瘀滞，水蛭、红藤破血逐瘀，通经止痛。患者腹痛伴有咳喘，予以葶苈子、蒲公英，化痰泄肺平喘，散结止痛。大枣补中益气，调和诸药。

第八节　感染性腹泻

病案一

严某，男，62岁。因“腹泻伴呕吐半日”于2022年8月4日就诊。

患者今早出现水样泄泻3次，伴呕吐黄色液体多次，腹部间断性隐痛。数日前呕吐、腹泻前往某医院急诊就诊，予头孢类治疗（具体不详）。平素健康状况良好。

刻下：纳差，乏力，腹部隐痛，水泻便，小便少，夜寐欠佳，精神欠振，面色黄，正常形体，动作灵活，语声如常，气息平稳，无异常气味，无呃逆，无嗳气。舌淡红，苔薄白，脉细。

中医诊断：泄泻（湿热下注）。

西医诊断：急性胃肠炎。

治法：益气健脾，清热除湿。

处方：参苓白术散加减。

茯苓15g，白术12g，党参12g，炙黄芪18g，山药30g，炒白扁豆12g，豆蔻6g，木香9g，生地榆30g，桔梗6g，白及6g，莲子6g，甘草6g，石见穿15g。7剂，水煎服。

患者服药后呕吐、腹泻之症渐缓，腹痛大为减轻，继续佐以调养气血之品，巩固疗效。

按语：患者饮食不节，内伤脾胃，脾胃失于健运，难以运化水湿，水湿不化，日久生热，湿热下注，则见腹泻，舌脉均为证。方中以黄芪补气升阳，党参补中益气，白术补气健脾，茯苓利水渗湿，山药补气养阴，白扁豆健脾化湿，桔梗开宣肺气，白及收敛止血，木香行气止痛，豆蔻化湿行气，莲子清心养阴，生地榆清热凉血，石见穿清热解毒，甘草调和药性。诸药合用，共奏益气健脾、清热除湿之效。

病案二

王某，男，58岁。因“反复腹痛、便血7年”于2014年8月25日就诊。

患者7年前因饮食不洁，导致细菌性痢疾，对症治疗后大便培养阴性。但患者腹痛、大便带有脓血及黏冻仍见。乙状结肠镜检查发现肠道充血水肿、痉挛，距肛门10cm处可见肠黏膜上有杨梅样颗粒及血性分泌物，多处溃疡，诊断为“溃疡性结肠炎”。治疗效果不佳，患者上述症状仍反复发作，遂来方邦教授处就诊。

刻下：患者大便日行2~3次，成形，带黏冻及脓血，腹部不适，大便前腹痛较甚，便后腹痛缓解，胃纳不佳，夜寐不酣，神疲乏力，口渴喜饮。舌红，苔腻，脉弦数。

中医诊断：痢疾（脾虚湿热）。

西医诊断：非特异性溃疡性结肠炎。

治法：清热导滞，调气行血。

处方： 痛泻要方加减。

青防风 9g，生白术 9g，白芍 30g，生甘草 9g，全当归 30g，车前子 15g（包煎），飞滑石 9g（包煎），枳壳 9g，槟榔 9g，莱菔子 9g。7 剂，水煎服。

二诊（2014 年 9 月 3 日）： 患者诉腹痛减轻，胃纳有增，大便变粗，但黏冻及果酱样脓血较前明显增多。舌质红，苔薄腻，脉弦细而数。

处方： 淡干姜 9g，川黄连 6g，党参 15g，炒白术 10g，诃子肉 30g，五倍子 12g，生地黄 24g，侧柏炭 15g，山楂炭 15g，木香 9g，小茴香 9g，槟榔 9g。7 剂，水煎服。

三诊（2014 年 9 月 12 日）： 患者诉服上方后腹痛已消，大便每日 2 次，黏冻已少，鲜血仍多，肠鸣辘辘，口渴不甚。舌质红，苔薄黄腻，脉弦细而数。

处方： 黄土汤加减。

灶心土 30g（包煎），干地黄 30g，川黄连 9g，淡黄芩 24g，阿胶 9g，补骨脂 15g，肉豆蔻 9g（后下），川黄柏 12g，熟附子 12g（先煎），生甘草 10g，白茯苓 10g，广木香 9g。7 剂，水煎服。

患者服用上方后，大便鲜血明显改善，精神已振，胃纳亦佳，唯觉大便稍干，每日 1 次。继续原方治疗 2 周，7 年宿疾竟告痊愈。

按语： 非特异性溃疡性结肠炎是一种病因不明，以结肠的溃疡性炎症为特征的慢性疾病。临床表现主要有腹泻、黏液或脓血便、里急后重及腹痛等。多由脾失健运、湿浊内生、郁而化热；或感受外邪，损伤脾胃，久生湿热，湿热蕴结大肠，腑气不利，气血两虚，气血凝滞，壅而作脓；或久病不愈，脾病及肾，脾肾双虚而致。该案患者先患细菌性痢疾，经对症处理后，大便培养虽为阴性，但大便次数仍多，并伴有腹痛及脓血便，况病程已达7年之久，脾胃已虚；便前腹痛较甚，便后腹痛缓解，说明浊积肠中未除。方邦江教授在治疗中先祛邪，后补虚，以痛泻要方加减组成的第一方，其配方的特点是重用白芍和当归，用量均为30g，既可行血和营以治脓血，又可化积通便，即以通为补之法。其症见肠鸣腹痛，故药后腹痛有减，但大便黏冻及果酱样脓血较前增多，说明患者肠中积浊得以排泄，唯湿热未清，气血亏损较甚，故二诊方用驻车丸加减治之。方中黄连清热治痢，佐干姜温中止血；重用诃子肉、五倍子收敛固涩以止泻；生地黄、侧柏炭凉血止血；党参、白术健脾益气；山楂炭、木香、茴香、槟榔行气消食导滞。药后积滞能消，腹痛能除，大便次数减为每日2次，但大便鲜血仍多，此系久泻脾虚，不能摄血所致。方邦江教授第三诊方即以黄土汤为主方，温阳药与苦寒药同用。方中补骨脂、肉豆蔻收涩固脱；黄连、黄柏、茯苓清热利湿；木香行气。在该病例的治疗中，方邦江教授投药紧扣病机以取捷效，是疑难杂症的一种治法，即“随机用巧法”。

病案三

方某，男，42岁。因“发热伴脘腹疼痛、腹泻2天余”于2021年2月2日就诊。

患者昨日无明显诱因出现面部红热，自测心率110次/分，未予重视。2月2日凌晨2点无明显诱因出现周身寒战，自测体温38℃，自服退热药未见好转，后伴脘腹疼痛，咽痛，时有腹泻，无咳嗽、咳痰，遂来求诊。

刻下：发热，寒战，脘腹阵痛，咽痛，时有呃逆嗳气，腹泻，精神欠振，面色黄，形体正常，动作灵活，语声如常，气息平稳，无异常气味，无呃逆，无嗳气。舌淡红，苔薄白，脉滑数。

中医诊断：泄泻（肝郁气滞）。

西医诊断：急性腹泻。

治法：理气止痛。

处方：柴胡疏肝散加减。

柴胡 9g，半夏 9g，党参 9g，香附 9g，枳壳 12g，陈皮 9g，芍药 15g，川芎 9g，蒲黄 6g（包煎），延胡索 9g，茯苓 30g，木香 9g，砂仁 3g（后下），炙甘草 3g。7 剂，水煎服。

服药后患者发热寒战、腹泻之症渐缓，腹痛减轻。

按语：患者平素嗜食肥甘，邪滞中焦，气机阻滞，传导失司，不通则痛。情志怫郁，恼怒伤肝，肝失疏泄，气失条达，肝郁气滞，横逆攻脾，肝脾不和，气机失畅，气滞血瘀，不通则痛。舌脉俱为佐证。方中以柴胡疏散退热，半夏燥湿化痰，党参补中益气，枳壳行气，香附疏肝理气，芍药理气柔肝，陈皮理气健脾，川芎活血行气，延胡索活血行气止痛，蒲黄行气止痛，茯苓利水渗湿，木香行气调中，砂仁健脾，甘草调和药性。

病案四

马某，女，37 岁。因"泄泻伴发热 5 日"于 2022 年 11 月 20 日就诊。

患者因饮食不洁出现腹痛，腹泻 4~5 次，水样便，腹部间断性隐痛，恶心欲呕，伴发热，最高体温 39.9℃。自服蒙脱石散、头孢等药物，未见缓解，遂来求诊。

刻下：每日泄泻 4~5 次，水样便，纳欠佳，无发热，小便可，寐欠佳，面色欠华，发育相称，形态适中，活动自如，语声自然，气息均匀。舌淡红，苔薄白，脉细。

中医诊断：泄泻（湿热下注）。

西医诊断：急性胃肠炎。

治法：益气健脾，清热除湿。

处方：藿香正气散加减。

紫苏9g，白芷9g，大腹皮12g，藿香9g，焦白术15g，陈皮9g，茯苓15g，半夏9g，厚朴9g，桔梗3g，生甘草6g，马齿苋15g，败酱草15g，生薏苡仁30g，防风9g，白芍30g。7剂，水煎服，日1剂，分2次服。

患者服药后腹泻次数减少，腹痛等症状逐渐缓解，身热退去。

按语：患者饮食不节，内伤脾胃，脾胃失于健运，难以运化水湿，水湿不化，日久生热，湿热下注，则见腹泻。舌脉均为佐证。方中以大腹皮行气导滞，紫苏发汗解表，白芷祛风散寒，半夏燥湿化痰，白术补气健脾，陈皮理气健脾，厚朴燥湿行气，桔梗开宣肺气，马齿苋、败酱草清热解毒，白芍养血调经，藿香理气祛湿，生薏苡仁、茯苓益气健脾，防风解痉止泻，生甘草缓急止痛。治疗过程中应注意：患者饮食应易消化，无刺激性，宜温、软食物，忌烫、凉、辛辣、油炸及酒精、碳酸类饮料。

病案五

张某，男，50岁。因"腹泻2日"于2021年10月30日就诊。患者2天前无明显诱因出现腹泻，水样便，色黄，夜间较甚，每日3~4次，伴胃脘嘈杂，脐周隐痛，无不洁饮食史。自服蒙脱石散未见明显好转，遂来方邦江教授门诊就诊。

刻下：脐周隐隐不适，胃纳差，便未解，夜寐欠安，面色欠华，形体偏胖，动作灵敏，语声如常，气息平，无异常气味，无呃逆嗳气。舌淡红，苔薄白，脉细。

中医诊断：泄泻（脾胃失调）。

西医诊断：急性胃肠炎。

治法：益气养阴，健脾和胃。

处方：痛泻要方合参苓白术散加减。

炒白芍 15g，防风 9g，炒白术 15g，陈皮 6g，茯苓 15g，党参 15g，莲子肉 12g，山药 12g，豆蔻 6g（后下），炒薏苡仁 30g，炙甘草 15g，乌药 9g。7 剂，水煎服。

患者服用上方 7 剂后，腹泻、腹痛症状逐渐缓解。

按语：四诊合参，此案患者属中医"泄泻(脾胃失调)"范畴，患者后天饮食不节，损伤脾胃，脾胃运化失常，故中焦不振、胃气不调可见泄泻、腹痛，脉象亦可佐证。方中以陈皮理气健脾，白术补气健脾，白芍养血调经，防风祛风解表，茯苓、薏苡仁利水渗湿，山药补气养阴，甘草调和药性，乌药行气止痛，党参益气活血，莲子肉养心安神，豆蔻化湿行气。方邦江教授认为，治疗过程中应注意：泄泻者应行大便常规、大便培养、血常规等检查，泄泻量多不止者应加测血清电解质等，了解水盐代谢及酸碱平衡，指导补液。

病案六

许某，男，75 岁。因"腹泻伴腹痛 2 日余"于 2023 年 2 月 21 日就诊。

患者 2 天前无明显诱因出现腹泻伴腹痛，大便呈清水样，自行服用蒙脱石散，症状未减轻，今晨来求诊。既往有高血压病史 5 年，最高血压 170/100mmHg，血压控制尚可。腔隙性脑梗死病史 10 余年，偶有头晕、乏力不适。慢性胃炎 5 年余，冠心病病史 20 年余，心律失常、胆结石、胆囊炎病史。

刻下：腹泻，腹痛，头晕，纳差，小便调，夜寐安，面色欠华，体型正常，动作迟钝，语声如常，气息平稳。舌淡白，苔薄白，脉濡。

中医诊断：泄泻（寒湿中阻）。

西医诊断：急性胃肠炎。

治法：清肠利湿，益气养阴。

处方：五苓散加减。

甘草 6g，陈皮 12g，厚朴 12g，苍术 15g，茯苓 15g，猪苓 9g，生姜 9g，大枣 15g，白术 12g，桂枝 6g，泽泻 9g。7 剂，水煎服。

患者服用上方 7 剂后，腹泻、腹痛症状逐渐缓解。

按语：四诊合参，本案患者属中医“泄泻（寒湿中阻）”范畴。患者平素饮食不节，损伤脾胃，运化失职，近日气候异常，患者夜间受寒，中伤脾胃，故而腹泻。舌脉均为佐证。龚廷贤《寿世保元》云：“治之皆当辨其寒热虚实，随其所得之证施治……寒者温之，热者清之，虚者补之，实者泻之。”方中以苍术燥湿健脾，厚朴燥湿行气，陈皮理气健脾，甘草调和药性，大枣补中益气，猪苓、茯苓利水渗湿，桂枝温经通脉，白术补气健脾。方邦江教授认为，泄泻的预后尚取决于患者的体质、病程、病变的性质等因素。若感受时邪、饮食不节、情志抑郁、正气强盛、邪实不甚，治疗及时，则泄泻迅速缓解，预后较佳。对急性泄泻患者，嘱其每次大便后用软纸轻轻擦拭肛门并用温水清洗，以免肛门发生感染，黏膜溃破。对重度泄泻者，应注意防止津液亏损及时补充体液。

病案七

卫某，女，68 岁。因“腹泻 3 日”于 2022 年 12 月 16 日就诊。

患者 3 天前无明显诱因出现腹泻，呈黏冻样，色黄，约 3~4 次，无不洁饮食史。自服蒙脱石散未见明显好转，后出现发热，自诉体温37.8℃，时有胸闷不适，未积极治疗。患者持续腹泻，体温最高38.6℃，无鼻塞流涕、咳嗽咳痰、咽痛、腹痛。患者既往高血压病史10余年，最高血压180/80mmHg，血压控制尚可。有阵发性房颤病史，现以药物控制。

刻下：偶有黏冻样腹泻，胃纳差，时有胸闷不适，双下肢浮肿，小便调，大便尚可，夜寐差，少神，面色欠华，四肢欠温，发育相称，形态适中，语声自然，气息均匀。舌淡红，苔薄白，脉细。

中医诊断：泄泻（脾胃失调）。

西医诊断：急性胃肠炎。

治法：健脾和胃。

处方：痛泻要方合参苓白术散加减。

炒白芍15g，防风9g，炒白术15g，陈皮6g，茯苓15g，党参15g，莲子肉12g，山药12g，豆蔻6g（后下），炒薏苡仁30g，炙甘草15g，乌药9g。7剂，水煎服。

患者服用上方7剂后，腹泻、腹痛症状逐渐缓解。

按语：四诊合参，此案患者属中医"泄泻（脾胃失调）"范畴。《医宗必读》在总结前人治疗泄泻经验的基础上，对泄泻的治法做了进一步概括，提出了治泄九法即淡渗、升提、清凉、疏利、甘缓、酸收、燥脾、温肾、固涩，在治疗上有了较大的发展，其使用价值亦为现代临床所证实。方中以陈皮理气健脾，白术补气健脾，白芍养血调经，防风祛风解表，茯苓利水渗湿，山药补气养阴，甘草调和药性，乌药行气止痛。

第九节 耐药菌感染

病案一

陈某，女，43岁。因“全身多发红色皮疹、脓疱1周”于2021年9月5日就诊。

患者1周前因痔疮处感染，出现全身多发红色皮疹、脓疱，伴发热，体温最高37.6℃，胸闷气急，咳嗽咳痰。遂至当地医院就诊，查体见腹股沟淋巴结肿大，肝区压痛，双肾叩击痛。血常规示N% 82.4%，L% 11.1%。血培养示多重耐药菌细菌、真菌感染。药敏试验提示庆大霉素中介，青霉素敏感，利奈唑胺敏感，左氧氟沙星耐药，红霉素敏感，克林霉素中介。胸部CT示双肺下叶及左肺叶间裂可见小结节灶，直径＜5mm。盆腔CT示左侧附件区可见类圆形低密度灶，大小2.3cm×1.6cm。予多西环素+左氧氟沙星治疗未见明显好转，为求进一步诊治于方邦江教授门诊就诊。

刻下：患者全身多发红色皮疹、脓疱，胸闷气急，咳嗽咳痰，口苦口干，大便秘结，小便黄，夜寐欠安。舌暗，苔黄腻，脉细滑。

中医诊断：紫斑（正气内虚，邪入营，瘀热互结）。

西医诊断：多重耐药菌感染。

治法：益气扶正，清热凉血。

处方：补中益气汤合锦红汤加减。

生黄芪60g，柴胡12g，升麻9g，太子参30g，当归尾9g，陈皮9g，生白术24g，红藤30g，蒲公英30g，大黄6g（后下），苍术12g，赤芍9g，生甘草6g，僵蚕9g，蝉蜕9g。7剂，水煎服。

二诊：患者服药7剂后，仍有持续性低热，体温维持在37.4℃，红色皮疹渐退，脓疱较前缩小，患者自觉乏力稍缓，偶有胸闷，口干口苦，二便调，夜寐欠安。舌暗，苔黄，脉滑。治拟清热养阴，益气养血。

处方：生黄芪60g，柴胡12g，升麻9g，太子参45g，当归尾9g，陈皮9g，生白术24g，红藤30g，蒲公英30g，大黄6g（后下），苍术12g，赤芍9g，生甘草6g，僵蚕9g，蝉蜕9g，地龙9g，牡丹皮15g，青蒿45g，丹参30g，薤白18g。14剂，水煎服。

三诊：患者服药14剂后，胸闷气急消失，未见咳嗽，手臂、腿部散发红色皮疹，现存口干，偶有双眼干涩，视物模糊，体温平，经行正常，二便调，夜寐欠安。舌暗红，苔薄黄腻，边有齿痕，脉细。治拟益气健脾，养血疗虚。

处方：生黄芪60g，柴胡12g，升麻9g，太子参45g，当归尾9g，陈皮9g，生白术24g，红藤30g，蒲公英30g，大黄6g，苍术12g，赤芍12g，生甘草6g，僵蚕9g，蝉蜕9g，地龙9g，牡丹皮15g，青蒿45g，仙鹤草45g。14剂，水煎服。

按语：由于近年抗菌药物的广泛使用和免疫抑制剂的应用，细菌、真菌耐药性不断增强，为临床治疗带来困难。方邦江教授以“平衡”作为耐药菌感染的治疗理念，即以调整人体自身阴阳平衡，恢复“阴平阳秘，精神乃治”的状态为目标，“正气存内，邪不可干”，疾病的发生发展应从正气方面进行调控，其中脾胃的中枢作用发挥着至关重要的作用，《素问·玉机真脏论》云：五脏者皆禀气于胃，胃者五脏之本也。”在本案中，方邦江教授以益气健脾作为关键，故拟方补中益气汤加减。方中将黄芪作为君药，其有益气扶正、固本利水的作用，太子参与生白术作为臣药共起益气健脾之效。方邦江教授认为耐药菌感染日久生瘀，毒热入血，即发斑疹，故方中多用当归、红藤、赤芍等活血化瘀之品，此外方邦江教授善用生大黄，生大黄“深入血分，无坚不破，荡涤积垢，有犁庭扫穴之功”，起“截断逆转”之效，现代药理研究也证实生大黄可抗菌消炎。除此之外，方邦江教授善用虫类药，方中佐僵蚕散风降火，化痰软坚；蝉蜕疏散风热，清肝化瘀，对于肺部耐药菌感染反复，低热不退，咳嗽频繁者疗效颇佳。二诊时，方邦江教授考虑患者为热病之后气阴两伤，故予增加太子参剂量以养阴生津，青蒿清虚热，考虑患者仍存胸闷气急，予丹参、薤白活血祛瘀，行气止痛。三诊患者邪退正虚，双目症状提示血虚，故以养血益气，健脾疗虚为治法，佐仙鹤草解毒止血疗虚，赤芍凉血化瘀善其后。

病案二

王某，男，76岁。因“发热伴咳嗽咳痰半年余”于2022年11月22日就诊。

患者7年前因脑梗死遗留左半身偏瘫，言语含糊，吞咽困难，长期卧床。近半年因长期卧床护理不当、饮食呛咳等原因出现反复咳嗽咳痰，痰色黄质黏。半个月前出现发热，体温最高38℃，结合胸部CT诊断为肺部感染，多次于社区医院静脉滴注抗菌药物，症状仍反复。外院完善相关检查，血常规示N% 88%，MONO 1.50×10^9/L。胸部CT示两肺下叶间质性炎症及间质性改变，两肺中度水肿，两侧胸膜局部增厚。痰培养示鲍曼不动杆菌，对多种抗生素耐药。现为求进一步诊治至我科就诊。既往有高血压、冠心病、脑梗死病史，血压控制一般。

刻下：患者意识欠清，精神萎靡，呼吸急促，午后发热，自汗甚，咳嗽咳痰，痰色黄量多，吞咽困难，大便秘，小便失禁，夜寐不安。查体见左侧上肢肌力2级，左下肢肌张力增强，肌肉萎缩，无自主运动。舌暗红，苔黄腻，脉弦滑。

中医诊断： 风温肺热（痰热瘀阻）。

西医诊断： 多重耐药菌感染；社区获得性肺炎。

治法： 清热导痰，活血祛瘀。

处方： 千金苇茎汤加减。

冬瓜子30g，芦根30g，生薏苡仁30g，桃仁10g，黄连10g，厚朴10g，橘络15g，砂仁10g，瓜蒌30g，石菖蒲15g，郁金15g，远志15g，连翘20g，川贝母15g，重楼30g，葶苈子15g，旋覆花10g，败酱草30g，鱼腥草30g，猫爪草30g。7剂，水煎服。

二诊： 患者体温平，配合灌肠后排出黏液便，咳嗽咳痰，痰量较前减少，偶有气喘，舌红苔黄，脉弦滑。方邦江教授认为，患者邪热退而正气亏虚，湿热痰湿存内而无力排出，治当清化痰热兼健脾。

处方： 黄连温胆汤加减。

黄连10g，竹茹12g，厚朴10g，砂仁10g，瓜蒌30g，石菖蒲15g，远志15g，川贝母15g，重楼30g，旋覆花10g，败酱草30g，鱼腥草30g，猫爪草30g，半夏15g，陈皮12g，枳壳10g，茯苓30g。7剂，水煎服。

治疗后患者痰量减少，病情渐趋平稳。

按语： 方邦江教授认为，耐药菌感染初期多为湿热或是寒湿所致，病变日久则与瘀血密切相关。随着社会的发展，湿热体质的患者越来越多，而对人有致病作用的细菌在湿热环境下更易繁殖，对于“外感六淫”而言，则多为“湿”邪范畴。方邦江教授言湿邪不祛，久而化痰，痰湿痹阻，日久瘀血内停。经过辨证分析，该患者症状、体征提示祛邪应从湿热论治。“湿热两分，其病轻而缓；湿热两合，其病重而速”，说明湿热两邪相合伤人不易祛除，应以祛湿为先，湿去则热清，还可配伍理气药得“气行”。故一诊以千金苇茎汤清脏腑热，清肺化痰，逐瘀排脓。方中苇茎甘寒轻浮，善清肺热，故为君药。瓜蒌清热化痰，利湿排脓，能清上彻下，肃降肺气，与苇茎配合则清肺宣壅，涤痰排脓；薏苡仁甘淡，上清肺热而排脓，下利肠胃而渗湿，二者共为臣药。桃仁活血逐瘀，可助消痈，是为佐药。二诊热退，痰热较甚，予黄连温胆汤清热燥湿，理气化痰。其中黄连清热，枳壳行气，竹茹化痰，陈皮、半夏共奏祛湿之效。同时基于“肺与大肠相表里”，除口服中药外，加以灌肠，为求“邪去正安”。

病案三

刘某，男，79岁，上海人。“反复发热伴全身酸痛近1个月”于2021年6月18日入院。

患者自述于2021年5月20日注射新冠疫苗后出现全身酸痛、乏力等不适，休息后未见缓解，5月21日无明显诱因出现发热，体温最高37.6℃，自行服用氨酚咖敏后体温恢复正常，症状改善，后未行进一步检查治疗。5月27日外出游玩受凉后午后再次出现发热，体温最高37.8℃，全身酸痛、乏力加重，伴头痛，无汗，无咳嗽咳痰，无胸闷胸痛，无气促，无腹痛吐泻，自行服用泰诺等退热药物，体温可降至正常水平，后患者多于午后及夜间反复出现上述症状，体温波动在37.3~37.8℃，病情无明显好转。患者于2021年6月7日~6月10日于外院就诊，查血常规示WBC $23.34 \times 10^9/L$，N $19.79 \times 10^9/L$，MONO $2.03 \times 10^9/L$。CRP 213.85mg/L。予头孢米诺抗感染等对症治疗，患者仍有反复发热。后又于2021年6月11日~18日于外院住院行进一步检查治疗，查肝肾功能：ALT 98.71U/L，AST 93.91U/L，ALP

320.61U/L，γ-GT 211.5IU/L，CHE 2169U/L。甲功五项检查正常。上腹部CT示右肾实质内点状钙化，两侧肾窦小点状致密影，考虑小结石可能性大，两侧肾周脂肪间隙内条片状密度增高影伴肾周筋膜略增厚，考虑肾周少许感染。下腹部CT示前列腺增生伴点状钙化，盆腔淋巴结钙化。胸部CT示两肺纹理增多，两肺下叶间质性改变，右肺下叶胸膜下结节，两侧胸膜局部增厚，主动脉钙化。上腹部MRI平扫示双肾多发小囊肿，双肾边缘毛糙，双侧肾周炎性改变，双侧竖脊肌、腹斜肌及腰背部皮下软组织水肿，双侧腰大肌及背阔肌少许水肿。血常规示WBC 21.13×10^9/L，L 7.2%，N 17.76×10^9/L，L 1.51×10^9/L，PLT 542.4×10^9/L。CRP 0.6mg/L。血培养提示肺炎克雷伯菌。先后予阿奇霉素+莫西沙星+替加环素抗感染等对症治疗，出院时仍有发热，体温最高达37.8℃，病情未见明显好转。遂于2021年6月18日来我院就诊。现患者发热，体温37.7℃，全身酸痛，乏力，口干，口腔黏膜溃烂化脓，咽部不适，查血常规示WBC 24.77 ×10^9/L，N 82.4%，N 20.43×10^9/L，PLT 561×10^9/L。CRP 163.39mg/L。为求进一步治疗收治我科病房。入院完善相关检查，流式细胞检测示$CD3^+$ 60.2%，$CD8^+$ 15.4%，$CD3^+$ 828/μL，$CD4^+$ 558/μL，$CD8^+$ 212/UL。病原体mNGS示高度可疑致病病原体为金黄色葡萄球菌、肺炎克雷伯菌、白念珠菌、MRSA、人疱疹病毒1，且提示多重耐药。骨髓涂片示骨髓细胞增生明显活跃，粒红比升高；粒系增生活跃，核左移，嗜酸性粒细胞可见；部分成熟粒细胞胞浆内可见数量不等的中毒颗粒；红系增生活跃，各期均见，以中晚幼红为主，片中成熟红细胞局部可见缗钱状排列；巨系增生活跃，血小板散在或成簇可见；髓片中浆细胞比例略升高占3%。甲状腺功能、肿瘤标志物、风湿免疫相关指标、结核抗体、EB病毒、巨细胞病毒、心脏彩超等均未见明显异常。患者既往有高血压病史10年余，最高血压140/100mmHg，平时服用缬沙坦、苯磺酸氨氯地平等药物，血压控制良好。

刻下：入院后患者体温始终维持在37.3~37.8℃，舌淡红，苔白，脉细弱。

中医诊断：风温（气虚外感发热）。

西医诊断：多重耐药菌感染；高血压病2级（高危）。

处方：补中益气汤加减。

黄芪120g，北沙参30g，麦冬30g，柴胡12g，五味子18g，天花粉30g，白薇18g，牡丹皮15g，白术15g，当归12g，升麻6g，炙甘草9g，青蒿45g，赤芍15g，白芍15g，地黄15g。7剂，水煎服。

患者7月2日开始体温恢复正常，肌肉酸痛等全身不适症状缓解，于7月7日出院。

按语：该患者于5月20日开始出现反复发热，且体温始终维持在38℃以下，虽然患者mNGS培养出病原体，但是一直未找到感染部位，于6月22日开始应用抗生素后仍反复低热，6月29日开始应用中药治疗后体温于7月2日开始恢复至正常。在治疗该类患者时，高质量的病史采集是发现诊断线索的首要步骤，判断患者是否为持续发热，记录好患者的热程判断好热型，对发热的伴随症状进行详细的询问，了解患者的既往史与个人史同样非常重要，特别是一些流行病学史对于感染性疾病意义重大，往往是诊断的关键。体格检查时勿遗漏眼睑、皮肤、甲床、颞动脉（老年人）、口腔（溃疡、牙龈）、心脏杂音、肝脾触诊、外阴及肛门、神经病理征及脑膜刺激征等。在经典型发热待查中，抗感染药物的使用应严格基于临床病原学证据。在不能获取病原学证据但临床高度怀疑感染的情况下，临床医师需分析可能的感染部位，并进行经验性的病原学判断，严格把握抗感染药物使用指征，根据初步临床诊断予以经验性抗感染治疗。

本病例在运用抗生素及对症治疗后多日仍反复低热，故采取中西医结合方法，患者反复发热，结合其临床表现及舌苔脉象，考虑为气虚发热，予中医经典方剂补中益气汤加减。西医学研究表明，黄芪含有多糖、皂苷及微量元素等成分，能促进抗体、IgG 的生成，促进 IL-2 的表达，诱导干扰素生成，增强巨噬细胞的吞噬作用和 NK 的细胞毒活性，增加细胞内核酸和蛋白质的含量，从而提高机体免疫力，黄芪对多种细菌和病毒具有抑制作用。

病案四

刘某，男，60 岁。因“发热伴咳嗽咳痰 2 天”于 2017 年 5 月 30 日入院。

患者 2 天前无明显诱因出现咳嗽咳痰，自测体温 37℃，当时给予复方甘草合剂、头孢拉定口服，症状稍有缓解，后未就诊。今日家属发现患者意识淡漠，呼吸急促，发热，测体温 39℃，咳嗽，少痰，色黄，质黏难排，遂送至龙华医院急诊就诊，予对症处理后收住入院。患者既往有帕金森病、阿尔茨海默病、继发性癫痫病史 3 年，曾口服卡马西平、美多芭、阿司匹林、阿托伐他汀钙片等。入院时查体：意识淡漠，体温 39.1℃，呼吸 20 次 / 分，血压 100/60mmHg。双肺呼吸音粗，双肺满布干湿啰音，心率 115 次 / 分，律齐，各瓣膜无病理性杂音，腹软，无明显腹部压痛，无反跳痛，肝脾肋下未及，未及明显包块，移动性浊音（-），肠鸣音 4 次 / 分。双侧肢体肌力、肌张力正常。双下肢压迹（-）。血气分析示 $PaCO_2$ 41.0mmHg，PaO_2 84.0mmHg，K^+4.2mmol/L，SaO_2 96.00%。肝肾功能检查示 TP 63.8g/L，ALB 38.3g/L，AST 52U/L，ALT 39U/L，Cr 62.1μmol/

L。心肌酶谱示 LDH 558U/L，CK 339.5U/L，CK-MB（质量）2.30ng/mL。电解质示 K^+ 4.4mmol/L，Na^+ 145.5mmol/L。血常规示 WBC 19.15×10^9/L，N 83.9%，HB 165g/L，PLT 222×10^9/L。CRP 95.2mg/L。胸部 CT 示双下肺炎，左侧少量胸腔积液。SOFA 评分 3 分。

刻下：意识淡漠，高热，咳嗽，少痰，色黄，质黏难排。舌红，苔黄，脉滑数。

中医诊断：风温肺热（风热犯肺）。

西医诊断：脓毒症；社区获得性肺炎（重症）；继发性癫痫；脑萎缩；腔隙性脑梗死；帕金森病；阿尔茨海默病。

治法：疏风散热，解毒化痰。

处方：宽胸理肺汤加减。

半夏 9g，全瓜蒌 30g，薤白 12g，桑白皮 30g，黄芩 12g，红藤 30g，蒲公英 30g，生大黄 12g（后下），白茯苓 15g，白芥子 15g，葶苈子 15g，拳参 30g，橘络 15g，鱼腥草 30g。5 剂，水煎服。

二诊：患者服用上方后，咳嗽、咳痰好转，仍有反复发热，体温波动在 37.5~38.5℃之间，气促。痰培养结果示铜绿假单胞菌（+++），对头孢他啶、阿米卡星、左氧氟沙星耐药。复查血常规示 WBC 12.48×10^9/L，N% 75.6%，HB 158g/L，PLT 142×10^9/L。CRP 55.2mg/L。胸片示双下肺炎较前好转，胸腔积液消失。方邦江教授考虑患者目前耐药菌感染，根据药敏试验调整抗生素，并调整中药汤剂以健脾化湿，清解余毒。

处方：锦红汤合补中益气汤加减。

柴胡 12g，升麻 12g，白术 30g，生黄芪 60g，党参 30g，当归 9g，桔梗 9g，陈皮 9g，麻黄 9g，石膏 45g（先煎），杏仁 12g，白花蛇舌草 30g，地龙 9g，金荞麦 30g，大黄 20g（后下），蒲公英30g，红藤30g。7剂，水煎服。

三诊：患者服药后身热渐平，气促不显，咳嗽咳痰好转，痰色转白，量少。复查胸片示左下肺纤维灶。续予上方加减急性服用2周后，患者病愈。

按语：脓毒症是临床常见的危重急症，患有多种慢性病的老年患者，抵抗力低下，感染后更易产生重症脓毒症。方邦江教授根据多年临证经验，认为脓毒症多由感染诱发，会急性加重，毒邪是贯穿整个发病过程的基本病机，他认为脓毒症的早期治疗应"急下存阴""清热解毒"，据此理论运用锦红汤治疗脓毒症，对截断病情的发展有效。多重耐药菌感染的治疗更是临床常见难点，特别是老年人抵抗力低下，长期卧床，合并多种疾病，反复应用抗生素就会产生多重耐药菌感染。方邦江教授开创性提出"耐药菌感染"之中医"脾胃中枢失衡"核心病机，提出从脾、从湿论治该病的学术观点，并力主将补中益气汤应用于多重耐药菌感染的治疗。"有胃气则生"是中医治疗、判断预后的标准，健运脾胃可以保护肠道黏膜屏障，预防肠道细菌移位，从而避免多重耐药菌感染的加重。

第十节　其他感染性疾病

病案一

张某，男，68岁，河北石家庄人。因"皮下紫癜伴发热1个月"于2022年2月21日就诊。

患者1个月前因受凉后出现咳嗽，发热，伴四肢散发皮下出血，遂至上海交通大学医学院附属瑞金医院就诊，完善检查未见异常，予以输液治疗后患者仍反复低热，皮下出血未消散。既往有肺结节、肺肿瘤病史。

刻下： 头痛，傍晚发热，低热为主，大便干燥，皮肤紫癜。舌暗淡，苔白厚腻。

中医诊断： 发热（湿温病）。

西医诊断： 感染性紫癜。

治法： 升清降浊，除湿退热。

处方： 升降散加减。

僵蚕 12g，蝉蜕 9g，制大黄 9g（后下），姜黄 15g，藿香 9g，佩兰 15g，荷叶 15g，厚朴 15g，滑石 30g（包煎），石菖蒲 12g，草果 6g，枳壳 15g，牡蒿 30g，鳖甲 18g（先煎），蜈蚣 3g，神曲 15g，生黄芪 30g，苍术 15g，甘草 6g，黄连 3g。7 剂，水煎服。每日 1 剂，水煎 300mL，每日分 2 次服。

二诊（2022 年 2 月 28 日）： 患者夜间发热较前减轻，皮下出血较前消退，口干，舌淡暗，苔黄厚腻。

处方： 僵蚕 12g，蝉蜕 9g，制大黄 9g（后下），姜黄 15g，藿香 9g，佩兰 15g，厚朴 15g，滑石 30g（包煎），石菖蒲 12g，草果 6g，枳壳 15g，牡蒿 30g，鳖甲 18g（先煎），蜈蚣 3g，神曲 15g，生黄芪 30g，苍术 15g，甘草 6g，黄连 3g，生薏苡仁 30g，羌活 9g，藿香 9g。

三诊（2022 年 3 月 7 日）： 患者发热消失，头痛、咽痛、皮下出血较前消退，舌淡暗，苔黄厚腻。

处方： 僵蚕 12g，蝉蜕 9g，制大黄 9g（后下），姜黄 15g，藿香 9g，佩兰 15g，厚朴 15g，滑石 30g（包煎），石菖蒲 12g，草果 6g，枳壳 15g，牡蒿 30g，鳖甲 18g（先煎），蜈蚣 3g，神曲 15g，生黄芪 30g，苍术 15g，甘草 6g，黄连 3g，生薏苡仁 30g，羌活 9g，藿香 9g，刺蒺藜 15g，苍耳子 9g，白术 15g，石菖蒲 18g。

随访患者体温正常，诸症消退，未再复发。

按语：本病在中医学中属于“血证”范畴，风热伤络证。风热外袭，内伤血络，灼伤络脉，血不循经，妄行脉外，溢于肌肤，发为紫癜。患者外感迁延日久而见低热，大便干燥，皮肤紫癜，均为风热伤络之象，治当疏风散邪，凉血解毒。处方以升降散加减，升清降浊，散风清热。僵蚕轻浮而升阳中之阳，故能胜风祛湿，清热解郁，兼以化痰；蝉蜕祛风胜湿，涤热解毒；姜黄行气散郁热；大黄涤荡肠腑，引热下出。藿香有解表的作用，佩兰行气的作用更强，两者合用，去除中焦湿气，振奋脾胃。藿香、佩兰、厚朴、苍术健脾渗湿。

病案二

严某，女，57岁，退休职工。因“发热伴手指关节疼痛2周”于2019年11月29日就诊。

患者于2019年11月14日无明显诱因出现发热，微恶寒，体温40.2℃，呕吐胃内容物1次，伴咽痛，后出现右手食指近端指间关节肿胀，无鼻塞流涕，无咳嗽咳痰，无胸闷气急，无皮疹，无肌肉酸痛，无尿频尿急，无腹痛腹泻，否认疫区、活禽接触史，自服头孢地尼、泰诺、双黄连、安乃近2日，效果不佳，体温仍有反复。完善相关辅助检查，血常规示 WBC 12.6×10^9/L，N 9.73×10^9/L，L 2.5×10^9/L，HB 147g/L，PLT 252×10^9/L。肝肾功能、电解质、凝血功能、血沉正常。胸部CT未见明显异常。予抗病毒治疗1周无效，体温波动于38~39℃。进一步完善咽拭、血培养、中段尿培养均未获得病原学依据，病毒、真菌、细菌、HIV、梅毒检测均为阴性。肿瘤指标未见异常。心超未见异常。浅表淋巴结B超示双侧颈部淋巴结肿大（左侧

16mm×5mm低回声，见淋巴门；右侧颈部见15mm×5mm低回声，见淋巴门），上下腹部CT未见异常。既往有甲状腺功能减退病史，已予优甲乐补充甲状腺激素，现甲状腺功能正常。既往有类风湿关节炎病史5年，此次评估DAS28评分为2.28分，余风湿免疫指标阴性，目前未服用药物。发病以来曾予物理降温，并先后予头孢唑肟、莫西沙星、哌拉西林舒巴坦抗感染治疗2周，患者体温仍有反复。

刻下：患者仍有发热口渴，热多寒少，面红，喜饮，无汗，右手关节肿痛。舌绛红，无苔，脉浮洪。

中医诊断：痹证（表证不解，内热壅盛）。

西医诊断：类风湿性关节炎。

治法：清热解郁，疏风通络。

处方：白虎加桂枝汤加减。

石膏60g（先煎），知母15g，怀山药30g，甘草9g，桂枝18g，僵蚕15g，蜈蚣6g，马鞭草30g，牡丹皮15g，胆南星36g，虎杖30g，羚羊角粉2g（冲服）。5剂，水煎服。

患者服上方2剂后，热退，后续服3剂，身平诸症消。

按语：本案患者以外感发热起病，表证不解，内热壅盛，促发关节疼痛。方邦江教授从发热与痹证入手，运用白虎加桂枝汤加减治疗2剂后，患者反复3周的体温终平未起。白虎加桂枝汤多用于结缔组织病出现发热、汗出恶风、关节疼痛，还可用于疟疾、肺炎、脑炎等急危重症。

白虎汤证属阳明热病，里实热证，方中石膏辛甘大寒以解肌清胃，知母苦寒以泻火润燥，甘草、粳米和胃缓中。因粳米不易获得，故方中以怀山药代替粳米。然本例患者热邪在里，表邪未解，经脉阻滞，伴见骨节疼烦，此为表不解，故在白虎汤清里热的基础上，加桂枝解表邪，通经络，调和营卫，而成白虎加桂枝汤。《绛雪园古方选注》云白虎加桂枝汤“方义原在心营肺卫，白虎汤清营分热邪，加桂枝引领石膏、知母上行至肺，从卫分泄热，使邪之郁于表者，顷刻致和而疟已”。桂枝引药上行，透热以助解表。本病病机特点为寒热夹杂的表里兼证，表寒内热，脏腑属里，全身皮毛肌肤、四肢骨骼、关节、肌肉皆属于表，故本方在白虎汤中加桂枝以清热解毒，透热解表。临床上白虎加桂枝汤多运用于类风湿性关节炎急性期见发热、伴骨节疼痛的诊治。本案患者，虽无明显类风湿性关节炎的急性活动依据，但有风湿病之基础，现合并发热原因不明，准确辨治，灵活运用白虎加桂枝汤疗效显著。

此外，患者关节肿痛日久，久痛多瘀，不通则痛，方邦江教授除运用牡丹皮凉血活血外，还加入僵蚕、蜈蚣搜风通络，解毒止痛之品，以蠲痹痛。朱良春国医大师研究虫类药的使用数十载，提出虫类药除了涤痰化瘀之外，运用恰当，可入血分以起清热之效。方邦江教授师从国医大师朱良春，也善于运用虫类药物治疗发热，本方中僵蚕、蜈蚣味辛升阳，故能胜风除湿，清热解郁，散逆化痰。羚羊角粉常用于治疗温病壮热神昏，热毒发斑，气血两清，入白虎汤中与石膏配伍以取效。《本草求真》云：“历节掣痛，而羚羊角能舒之。”羚羊角粉可清血分之热，不仅应用于高热患者，对于关节疼痛也有良效。国医大师朱良春教授在治疗热痹患者时也善于加用羚羊角粉，方邦江教授习得朱老用药之道，善用羚羊角粉止痛，屡屡获效。患者热久燥津成痰，痰瘀阻滞经络，深结经隧骨骱，方中加胆南星一药清热涤痰，化瘀止骨痛，辅以虎杖清热解毒。马鞭草具有清热解毒，活血化瘀之用，西医认为其还有抗炎镇痛、抗病毒、调节免疫的作用，本案患者发热原因不明，马鞭草在此也起到了多靶点作用以助退热。

发热属于中医外感、内伤发热范畴，方邦江教授常年于急诊积累了极为丰富的治疗外感、内伤发热的诊疗经验，思维活跃，用药精准，该病例从整体观念出发，对于患者发病症状、体征、既往病史等综合参考，处方选用白虎加桂枝汤，主清热，辅以解表，效果显著。

病案三

傅某，女，72岁，浙江嘉善人。因“发热伴肢体抽搐4天”于2020年4月30日就诊。

患者既往有高血压病、脑梗死病史。2020年4月26日患者无明显诱因出现发热，体温39.9℃，肢体抽搐，呕吐，胡言乱语，于3分钟左右后停止抽搐，意识模糊，下肢活动不利，遂至嘉善县第一人民医院就诊，查体示体温39.9℃，脉搏93次/分，呼吸17次/分，血压163/75mmHg，末梢血糖11mmol/L意识模糊，查体不合作，记忆力、计算力、定向力、执行力均无法配合，双眼左侧不全凝视，未见眼球震颤，双侧瞳孔等大等圆，直径约3mm，对光反应欠灵敏，双侧角膜反射存在，双侧额纹对称，双侧鼻唇沟对称，口角右侧歪斜，示齿伸舌不配合，咽反射灵敏，双侧转颈及耸肩有力，颈软，无抵抗，四肢肌张力正常，双上肢肌力4级，双下肢肌力2级，四肢腱反射（+），双侧病理征可疑阳性，浅反射正常，深感觉及浅感觉不配合，共济检查不配合，闭目难立征不配合，直线行走不配合，脑膜刺激征阴性。入院前MRS评分1分；洼田饮水试验2级；ESSEN评分4分；MRS评分5分；Barthel评分20分。入院后完善头颅MRI示右侧脑实质肿胀，右侧额顶叶、左侧小脑异常信号，两侧半卵圆中心及侧脑室旁脑缺血灶。在当地医院予甲强龙冲击治疗、抗感染（头孢呋辛）、预防癫痫发作（丙戊酸钠针）等治疗后，肢体抽搐仍间断性发作，下肢活动不利加重，胡言乱语。为求中医药治疗，来方邦江教授门诊就诊。

刻下：无恶寒、大汗出、盗汗，口干，纳差，大便干，小便可，眠差。舌暗红，苔黄，脉弦滑。

中医诊断：神昏（痰热闭窍）。

西医诊断：免疫性脑炎。

治法：疏风清热，化痰开窍。

处方：羚羊角粉 4g（冲服），蜈蚣 6g，全蝎 4g，生大黄 20g（后下）。3 剂，水煎服。

二诊（2020 年 5 月 4 日）：患者低热，体温 37.9℃，神志清楚，无胡言乱语，肢体抽搐发作较前减少，双下肢仍活动不利，无恶寒，无大汗出、盗汗，口干，纳差，大便干，小便可，眠差。查体示双上肢肌力 4 级，双下肢肌力 2 级。舌暗红，苔黄，脉弦滑。

处方：白虎加苍术汤加减。

羚羊角粉 4g（冲服），蜈蚣 6g，全蝎 4g，生石膏 45g，知母 15g，山药 30g，苍术 15g，甘草 9g。7 剂，水煎服。

三诊（2020 年 5 月 12 日）：患者无发热，神志清楚，无胡言乱语，无肢体抽搐发作，双下肢活动不利较前减轻，纳尚可，眠安，二便调。查体示双上肢肌力 4 级，左下肢肌力 2 级，右下肢肌力 3 级。舌暗红，苔薄黄，脉弦滑。

处方：羚羊角粉 4g（冲服），蜈蚣 6g，全蝎 4g，生石膏 45g，知母 15g，山药 30g，苍术 15g，甘草 9g，石菖蒲 15g，钩藤 45g。7 剂，水煎服。

四诊（2020 年 5 月 19 日）：患者无发热，神志清楚，无胡言乱语，无肢体抽搐发作，双下肢活动不利较前减轻，纳尚可，眠安，二便调。查体示双上肢肌力 4 级，左下肢肌力 2 级，右下肢肌力 4 级。5 月 14 日复查头颅 MRI 示右侧脑实质肿胀，右侧额叶异常信号，两侧半卵圆中心及侧脑室旁脑缺血灶，脑桥及右侧半卵圆中心脑软化灶。舌暗红，苔薄黄，脉滑。

处方： 羚羊角粉4g（冲服），蜈蚣6g，全蝎4g，生石膏45g（先煎），知母15g，山药30g，苍术15g，甘草9g，石菖蒲15g，钩藤45g，木瓜30g。7剂，水煎服。

口服牛黄清心丸，1次1丸，日1次。

五诊（2020年8月4日）： 现患者无发热，无肢体抽搐发作，无胡言乱语，双下肢可正常活动，纳可，眠安，二便调。查体示双上肢肌力4级，左下肢肌力4级，右下肢肌力4级。7月22日复查头颅MRI示两侧大脑白质脱髓鞘改变，伴右侧颞叶内侧部、侧脑室旁及右侧脑室后脚异常增强灶。

处方： 羚羊角粉0.6g（冲服），蜈蚣6g，胆南星24g，白术15g，天麻15g，黄精30g，菟丝子30g，怀山药15g，山茱萸15g，川芎18g，三七9g，水蛭6g，制大黄9g（后下），熟地黄30g，远志12g，石菖蒲15g，紫河车6g，灵芝30g。14剂，水煎服。

患者至今病情未见复发，未见其他并发症。

按语： 免疫性脑炎是一种由于自身免疫反应导致的脑炎，本病临床不常见。随着神经免疫学的发展，人们对免疫性脑炎的认识逐渐深入，但目前治疗仍多以经验性治疗为主，各家不一，以免疫调节治疗为主，临床常用糖皮质激素药物，但其长期应用可导致脂肪重新分布、血糖升高、消化道溃疡、骨质疏松等不良反应，且部分患者临床症状重，必须尽早给予对症治疗。如有患者出现癫痫发作应立即给予抗癫痫药，出现呼吸衰竭时予机械通气，合并肿瘤者进行肿瘤切除术。

该案患者为老年女性，72岁，既往有高血压病、脑梗死病史，入院后反复低热不退，肢体抽搐，呕吐，胡言乱语，由于患者长期居住于江浙地区，又逢春季阴雨天气，湿邪侵袭，结合其临床表现及舌苔脉象，可归属为中医“湿温病”范畴，4月30日患者就诊后仍低热，于5月4日改用白虎加苍术汤加减，服药7天后患者体温恢复正常。

《医方考》云：“温毒藏于肌肤，更遇于湿，名曰湿温。湿为阴邪，故憎寒。温为阳邪，故壮热。温热入里，故口渴。湿流百节，故一身尽痛。湿为阴，故脉沉细。”湿温是指感受湿邪与热邪两种致病因素而致病，其主要表现为低热、胸部痞闷、面色黄、苔腻、脉滑。其病势缠绵，病程较长，病邪多留恋气分，有湿热胶着之势，且由于个人体质及治疗的差异而易发生变证，既可阻遏阳气导致疾病演变进展，深入营血导致神志改变，又可化燥伤阴，或热盛风动而致肢体抽搐。湿热病邪多从口鼻而入，侵袭人体，“直趋中道”而犯于脾胃。宋代朱肱《活人书》载：“湿温……两胫逆冷，腹满，又胸多汗，头目痛苦，妄言，其脉阳濡而弱，阴小而急，治在太阴……白虎加苍术汤主之。”其认为湿温病的病位在脾脏，并提出用白虎加苍术汤治疗湿温。白虎汤能解温热，苍术归足太阴脾经，味辛苦，性温，燥湿健脾，且具有一定的解表之力，与白虎汤合用，清热燥湿功效更佳。清代温病名家薛雪指出湿温病“中气实则病在阳明，中气虚则病在太阴”的病理机制，其认为太阴、阳明多受病，因太阴为湿土之脏，阳明为水谷之海。《湿热病篇》中记载了治疗湿邪困表的证候时用苍术，还明确指出了苍术用于治疗“恶寒”等症状。现代药理研究证实，苍术的抗炎作用主要体现在苍术对金黄色葡萄球菌、铜绿假单胞菌、耐甲氧西林金黄色葡萄球菌等多种病菌有抑制作用，对真菌有不同程度的抑制作用。

方邦江教授指出治疗湿温病若出现发热等症状，不可盲目运用抗生素结合清热中药，应结合患者脾胃情况辨证施治。对于湿温病热象明显者，或是湿温初期便投以麻黄、桂枝、羌活等辛温发散药物，容易损伤心液，反而加重湿毒郁热，而出现湿热病邪上蒙清窍的神志异常症状，如吴鞠通所言“汗之则神昏耳聋，甚则目瞑不欲言”。但由于湿邪阻滞肌表，仍可以使用解表化湿之法予以治疗，即“既有不可汗之大戒，复有得汗始解之治法”。方邦江教授指出治疗该病时应固护阳气，不在于温化，而在于利小便以通达阳气，应重视阳明，兼顾太阴，快速辨证，识别正局和变局，善用清渗透化之品，且湿热易伤阴，切不可误以为阴虚而滥加滋阴药，二阴相加易致“润之则病深不解”。若出现口渴等津亏较甚者，常加入芦根、天花粉等清热生津之品，且不碍化湿之力；若发热较重时，辅以马鞭草、连翘等辛凉疏达之药以透邪达表；若出现腹胀、胸痞等湿邪症状时，可加用半夏、竹茹以化湿，或加茯苓、泽泻淡渗利湿。

病案四

谢某，男，52岁，湖南人。因“左手乏力1个月，癫痫发作2次”于2023年2月23日来诊。

患者1个月前无明显诱因突发左手指麻木，未予重视，左手指麻木未见好转，期间癫痫发作2次，伴意识障碍。遂至中山大学附属第一医院就诊，并完善相关辅助检查。2023年1月12日查脑脊液检示潘氏试验（±），脑脊液免疫正常。2023年1月13日行PET-CT示右侧顶叶结节伴周围水肿，结节糖代谢环形中度活跃，氨水代谢未见增高，氨基酸代谢环形轻度活跃，拟感染性病变与脑原发肿瘤鉴别，倾向于前者，请结合MRI增强或治疗后复查。2023年1月18日行头颅MRI+MRA检查示右侧额叶结节较前稍缩小，周围脑实质水肿无改善；胼胝体体部右侧、左侧基底节区软化灶伴胶质增生；左侧上颌窦炎；右侧颈内动脉 C5 段动脉瘤；右侧胚胎型大脑后动脉。2023 年 2 月 1 日头颅 MRI 增强示右侧额叶多房囊性病灶较前增大，考虑脑脓肿，周围脑实质大片水肿；胼胝体体部右侧、左侧基底节区软化灶伴胶质增生；左侧上颌窦炎。综合诊断为颅内占位性病变、症状性癫痫，予美罗培南、万古霉素抗感染及抗癫痫等对症治疗。2023 年 2 月 16 日至郴州市第一人民医院复查头颅 MRI 增强示右侧顶叶病灶较前增大，水肿较前明显；左侧基底节区及右侧侧脑室前角旁软化灶。患者病情未见好转，遂至方邦江教授门诊求诊。目前接种新冠疫苗 4 次，既往有高血压病史。

刻下：患者癫痫间断性发作，左手胀痛，头胀痛，抽搐时作。神清，精神差，颈强无力，左上肢抬起较右上肢困难，手握力减退，吐字不清。舌红，苔黄腻，脉弦滑数大。

中医诊断：脑痈（毒热壅结）。

西医诊断：脑脓肿。

治疗：清热解毒，消肿散结。

处方：仙方活命饮加减。

生地榆 30g，生薏苡仁 30g，生大黄 9g，当归 9g，蜈蚣 6g，全蝎 6g，虎杖 30g，马鞭草 30g，红藤 30g，穿山甲 3g，白芷 12g，浙贝母 9g，防风 9g，赤芍 10g，甘草 9g，皂角刺 12g，天花粉 24g，乳香 6g，没药 6g，金银花 30g，陈皮 9g，蒲公英 30g，羚羊角粉 1.2g。14 剂，颗粒剂，水冲服。

安宫牛黄丸，1 丸，每日 2 次。

二诊（2023 年 3 月 9 日）：患者抽搐发作次数较前减少，头胀，左手胀，予丙戊酸钠口服控制症状。2023 年 3 月 2 日至中山大学附属第一医院复查头颅 CT、胸部 CT 示右侧额叶病变较前稍缩小，并周围脑实质水肿；胼胝体体部右侧、左侧基底节区软化灶；左肺下叶微小实性结节，较前相仿，考虑炎性结节；右肺中叶小点状钙化；动脉硬化。头颅 MRI 增强示右侧额叶多房囊性病灶，较前缩小，考虑脑脓肿，周围脑实质大片水肿较前减轻；胼胝体体部右侧、左侧基底节区软化灶伴胶质增生；左侧上颌窦炎。舌暗红，苔黄腻，脉滑。

处方：生薏苡仁 30g，生大黄 9g，当归 9g，蜈蚣 6g，全蝎 6g，虎杖 30g，马鞭草 30g，红藤 30g，穿山甲 3g，白芷 12g，浙贝母 9g，防风 9g，赤芍 15g，甘草 9g，皂角刺 12g，天花粉 24g，乳香 6g，没药 6g，金银花 30g，陈皮 9g，蒲公英 30g，羚羊角粉 3g，牡丹皮 15g，郁金 12g，姜黄 12g，白芍 30g，泽泻 30g，黄芪 60g，黄连 3g。21 剂，颗粒剂，水冲服。

三诊（2023 年 3 月 30 日）：患者上周六左手抽动 1 次，左手尺侧仍有麻、胀感，左上肢肌力 4 级，手握力减退，无意识障碍，德巴金减半量维持 3 周，现左手尺侧稍麻胀。2023 年 3 月 21 日至郴州市第一人民医院复查颅脑平扫 CT 示右侧顶叶见一略高密度结节影，大小约 11mm×10mm，对比上次检查结果示右顶叶结节密度较前增高，余头颅改变大致同前。舌暗红，苔白腻，脉缓弦滑

处方：生薏苡仁 30g，生大黄 9g，当归 9g，蜈蚣 6g，全蝎 6g，虎杖 30g，马鞭草 30g，红藤 30g，穿山甲 9g，白芷 12g，浙贝母 9g，防风 9g，赤芍 15g，甘草 9g，皂角刺 12g，天花粉 24g，乳香 6g，没药 6g，金银花 30g，陈皮 9g，蒲公英 30g，羚羊角粉 3g，牡丹皮 15g，郁金 12g，姜黄 12g，白芍 30g，泽泻 30g，黄芪 90g，蛇六谷 60g，熊胆粉 0.3g。21 剂，颗粒剂，水冲服。

四诊（2023 年 4 月 25 日）：患者近 1 个月未抽动，服用鹅蛋后抽动 1 次，打牌时思维好转，头胀、左手胀麻好转。舌暗红，苔薄黄腻，脉弦滑。

处方：生薏苡仁30g，生大黄9g，当归9g，蜈蚣6g，全蝎6g，虎杖30g，红藤30g，穿山甲9g，浙贝母9g，防风9g，赤芍15g，甘草9g，皂角刺12g，天花粉24g，乳香6g，没药6g，金银花30g，陈皮9g，蒲公英30g，羚羊角粉3g，姜黄12g，白芍30g，黄芪90g，蛇六谷60g，熊胆粉0.3g，夏枯草30g，海藻30g，鳖甲30g，牵牛子12g，连翘15g。28剂，颗粒剂，水冲服。

五诊（2023年5月25日）：患者抽搐未再发作，左上肢肌力4级，手握力恢复。舌暗红，苔黄腻，脉细弦。

处方：生薏苡仁30g，生大黄9g，当归9g，蜈蚣6g，全蝎6g，虎杖30g，红藤30g，穿山甲9g，浙贝母9g，防风9g，赤芍15g，甘草9g，皂角刺12g，天花粉24g，乳香6g，没药6g，金银花30g，陈皮9g，蒲公英30g，羚羊角粉4.5g，姜黄12g，白芍30g，黄芪120g，蛇六谷60g，熊胆粉0.3g，夏枯草30g，海藻30g，鳖甲30g，牵牛子12g，连翘15g，泽泻45g。28剂，颗粒剂，水冲服。

随访至今，患者抽搐未再发作。

按语：脑脓肿是一种病程凶险的由化脓性细菌引起的脑组织化脓性感染，其起源于脑实质的局灶性感染，继而形成由血运良好的包膜包围的脓腔。脑脓肿主要来自临近部位感染（如慢性中耳炎、乳突炎、鼻窦炎、口腔感染和细菌性脑膜炎）、躯体其他部位的细菌性感染（如心脏瓣膜感染和肺部感染）及严重的头部创伤及神经外科手术之后的感染。大部分患者以头痛、发热、癫痫发作、局灶性神经功能损伤、精神状态改变等为首发临床症状，可表现为发热、头痛和局灶性神经功能缺损的典型三联征，部分患者可能仅表现出进行性行为或认知障碍而没有局灶性神经功能缺损或发热过程，部分患者甚至是因其他原因行头颅影像学检查时意外发现了脑脓肿。头颅MRI是诊断脑脓肿的首选检查手段。由于大脑中没有淋巴结构，人体抗击颅内细菌性感染比较困难，临床治疗仍存在很大的难度。

仙方活命饮最早见于《女科万金方》，载方名“神仙活命饮”，有“疮疡之圣药，外科之首方”之称。《灵枢·痈疽》云：“营卫稽留于经脉之中，则血泣而不行，不行则卫气从之而不通，壅遏不得行，故热。大热不止，热胜则肉腐，肉腐则为脓……故名曰痈。”仙方活命饮专治外科痈疡肿毒初起，痈疡的发病机制主要以“热、毒、痰、瘀”四要素为主，并有内外之分，外发于肌表，内寄于脏腑，其病机为热毒壅聚，气血凝结。方邦江教授认为仙方活命饮证不应拘泥于外科有形痈肿，还可用于发于内的无形痈肿。该医案中方邦江教授运用仙方活命饮加减以清热解毒、消肿散结。《医方考》中认为“防风、白芷解表而泄其热，乳香、没药散血而消其毒，穿山甲、皂角刺能引诸药至有毒之处，金银花、赤芍能解热毒于瘀壅之中。痰中诸热，贝母、天花粉可除。气血不调，甘草、陈皮、当归可疗”。

方邦江教授临证喜用穿山甲，穿山甲作为原方中的核心药物，味咸，性微寒，归肝、胃经。《本草纲目》记载穿山甲“古方鲜用……盖此物……能窜经络，达于病所故也”“除痰疟寒热……消痈肿，排脓血，通窍杀虫”，故穿山甲具有活血通经、下乳、消肿排脓的功效。穿山甲多与皂角刺合用以走窜外达病所，使痈肿未成脓者消散，已脓者破溃。金银花味甘性寒，可清热解毒疗疮，现代药理学研究表明其具有抗菌、抗炎、抗病毒、免疫调节等作用。方邦江教授在临证时金银花常用剂量为30g，配伍生甘草，取其清热解毒之功，又可调和药性，与金银花配伍增强清热解毒力度。

方邦江教授临证时根据热毒所在病位不同加入其他清热解毒药，如热毒在下焦，见小便淋沥不尽，加黄柏、车前子清热通淋；热毒蕴结大肠，见腹痛、大便秘结，加败酱草；热毒蕴结于肺，见咳嗽咳脓痰，加鱼腥草、蒲公英、连翘。在临证中见咳嗽痰多，皆加用桔梗，桔梗味苦辛性平，归肺经，可开宣肺气，祛痰排脓，载药上行，不论寒热，皆可用之。若见咳嗽咳痰、痰多色白黏腻兼胸闷膈满等痰湿阻滞之象，常加入陈皮、法半夏、茯苓，燥湿理气化痰，或加白芥子、紫苏子降气化痰；若湿气阻滞较重，常加苍术、厚朴增强燥湿化痰之功；若见干咳少痰或咳嗽日久伤阴，常加入北沙参养阴润肺；若见咽干、咽痒，常加入射干清肺利咽；若兼有风寒表证见鼻塞流涕，常加入细辛既可温肺止咳又可散寒通鼻窍；若见肝火犯肺之咳嗽，取"木火刑金"之意，常用青皮易陈皮疏肝破气以止咳；若见气喘咳嗽兼有胸腔积液者，常加入葶苈子、大枣、桑白皮泻肺平喘，利水消肿；若见肾不纳气所致虚喘，常加入沉香、补骨脂补肾纳气平喘；若见气喘、水肿、小便不利，常加入薏苡仁、冬瓜子、车前草利水消肿；若见气虚乏力，常加用黄芪、灵芝补气；若见瘀血所致疼痛者，常加入三七粉、丝瓜络活血化瘀而止痛。

病案五

张某，女，68岁。因"咳嗽咳痰1个月"于2021年9月26日就诊。

患者既往有高血压病史，甲状腺结节手术病史，现服用优甲乐。患者2021年3月17日因咳嗽咳痰于某医院就诊，检查提示真菌感染，隐球菌乳胶定性试验阳性；乳胶凝集定量试验滴度1∶320；胸部增强CT示右肺上叶占位，可见右上肺多发结节病灶，约4~5个，直径约1.2cm，密度均匀，边缘光滑，与胸膜宽基底相连，周围稍高密度影围绕呈"晕轮征"；血常规、肝肾功能、免疫功能检查均未见异常。予服用抗真菌药物氟康唑。

2021年7月14日复查隐球菌乳胶凝集试验阳性，乳胶凝集定量试验滴度1 ：40，嘱继续服用氟康唑。2021年9月21日再次复查隐球菌乳胶凝集试验阳性，乳胶凝集定量试验滴度1：40。为求进一步诊治遂至方邦江教授门诊就诊。

刻下：发热，体温37.6℃，气短喘息，胸闷胸痛，夜间尤甚，面色少华，乏力，纳食欠佳，不喜油腻，大便秘结，2~3天一行。舌暗淡，苔白，脉弦细。

中医诊断：虚劳、肺积（寒湿困脾，脾胃虚弱，气血不足证）。

西医诊断：肺隐球菌感染。

治法：温补脾胃，益气养血。

处方：四君子汤合当归地黄汤加减。

党参15g，白术15g，茯苓30g，当归9g，熟地黄30g，陈皮9g，蜈蚣3g，黄精15g，牡丹皮15g，怀山药15g，半枝莲30g，半夏12g，甘草6g，黄芪30g，山萸肉15g，白花蛇舌草30g，泽泻9g，金荞麦30g。14剂，水煎服。并嘱患者忌饮食生冷，保持情志舒畅，避免久坐久卧。

二诊（2021年10月10日）：患者服药后，复查乳胶凝集定量试验滴度1：20；胸部CT示两肺多发小结节，大者位于左肺下叶，较前稍缩小，两肺慢性炎症及陈旧灶。现发热减退，体温36.7℃，乏力好转，咳嗽咳痰次数减少，症状减轻，痰白易咯出，仍不思饮食，不喜油腻，大便黏腻不成形。舌暗，苔薄，左脉弦细，右脉沉细，重取无力。中医辨证为寒湿困脾，脾胃虚弱。治以利水渗湿，温补脾胃。

处方：党参15g，白术15g，茯苓30g，当归9g，熟地黄30g，陈皮9g，蜈蚣3g，黄精15g，牡丹皮15g，怀山药15g，半枝莲30g，半夏12g，甘草6g，黄芪30g，山萸肉15g，白花蛇舌草 30g，泽泻 9g，金荞麦 30g，五味子 9g，紫石英 15g，麦冬 30g。14 剂，水煎服。

薏苡仁 140g，黄芪 120g，赤小豆 45g，怀山药 60g，云茯苓 48g。煮粥用。以浸泡过黄芪的水大火煮开，而后加入薏苡仁、赤小豆、怀山药、云茯苓。

三诊（2021 年 11 月 8 日）：患者复查隐球菌乳胶凝集试验（–）；胸片未见病理影像学改变。寐纳可，二便调。胸廓对称，两肺呼吸音粗。舌淡，苔薄白，脉滑。

处方：天王补心丹加减。

玄参 15g，丹参 30g，茯神 30g，桔梗 6g，远志 6g，当归 9g，五味子 9g，麦冬 15g，天冬 15g，酸枣仁 15g，生地黄 15g，柏子仁 15g，鳖甲 9g（先煎），北沙参 15g，淫羊藿 15g，生薏苡仁 30g，象贝母 9g，生甘草 6g。21 剂，水煎服。

3 个月后随访，诸症悉平，未再复发。

按语：此案患者年近七旬，因久病劳损，致脾胃虚弱，不思饮食，气血无从生化，营卫失之濡养，外邪乘虚侵袭肌表，正邪相争而发热，易感遇风为重。虽因外邪所致咳嗽咳喘、胸闷发热，但其本在脾胃。脾胃劳损，气机运化不利，气滞日久，易生热生火。肺所主之气、所布之津液均源于脾之升清所上散之水谷精气与津液，故脾气充足才能使肺健气旺。该患者年迈脾胃虚损，气血化生不足，土不生金，故气短喘息。肺与大肠经络互为表里，肺失清肃，大肠传导失司，故见便干。脾胃气虚，可见舌淡白、无苔、脉沉细弱。拟用四君子汤，盖人之一身，以胃气为本，胃气旺则五脏受荫，胃气伤则百病丛生。故凡病久不愈，诸药不效者，唯有益胃、补肾两途。故用四君子汤，随症加减，无论寒热补泻，先培中土，使药引津气四迄，则周身之机运流通，水谷之精微敷布，何患其药之不效哉！是知四君子为司命之本也。方中党参补肺脾气，亦能补血生津；白术益气健脾，促进胃肠蠕动；茯苓利水渗湿，健脾安神；当归补血养血；熟地黄滋阴补血，益精填髓；陈皮健脾开胃，燥湿化痰；黄芪补气健脾，益卫固表，可补脾胃肺气虚，改善气短喘息；甘草补中益气，调和诸药。诸药合用，共奏健运脾胃、补虚之功。

病案六

滕某，女，80岁。因“反复咳嗽气喘6年”于2021年7月15日就诊。

患者间断咳嗽气喘6年，秋冬季节易发，发作时咳嗽痰多、气喘气促，经对症抗感染、解痉平喘、祛痰止咳等治疗后好转。平素晨起咳少量白痰，步行、劳累后感气喘。近日受凉后自觉上述症状加重，先后用中西药物治疗后效果均不明显。既往有高血压病史10余年，现血压控制尚可。

刻下：咳嗽，咳痰，咯吐大量白色泡沫样痰，活动后气喘憋闷，伴汗出，时有腹胀，双下肢浮肿，纳眠差，二便调。舌暗淡，苔白厚腻，脉弦滑。

中医诊断：肺胀（痰浊阻肺证）。

西医诊断：慢性阻塞性肺疾病急性加重期。

治法：宽胸理肺，通络化痰。

方药：宽胸理肺汤合四子养亲汤加减。

全瓜蒌15g，薤白25g，半夏12g，蜜麻黄6g，杏仁12g，炙甘草6g，陈皮9g，茯苓30g，白芥子9g，紫苏子9g，莱菔子18g，葶苈子25g，蜈蚣1条，僵蚕9g，射干9g，大枣15g。14剂，每日1剂，水煎，饭后半小时温服。并嘱患者忌食生冷，保持情志舒畅，避免久坐久卧。

二诊（2021年8月2日）：患者服药后，咳嗽频次减少，咳少量白色泡沫样痰，自诉活动后气喘减轻，出汗情况明显改善，舌淡暗，苔白稍腻，脉弦滑。

全瓜蒌15g，薤白25g，半夏12g，蜜麻黄6g，杏仁12g，炙甘草6g，陈皮9g，茯苓30g，白芥子9g，紫苏子9g，莱菔子18g，葶苈子25g，蜈蚣1条，僵蚕9g，射干9g，大枣15g，磁石30g（先煎），熟地黄30g，山药15g，山茱萸15g，牡丹皮15g，泽泻15g。14剂，每日1剂，水煎，饭后半小时温服。

同时给予食疗处方：蛤蚧1对，嘱患者将蛤蚧尾磨粉装胶囊剂，0.5g/粒，每日2次，每次1粒，饭后服用；蛤蚧1只，与母鸡半只同炖，入莲子、芡实、山药、茯苓，半个月服用1次以固本。

1个月后随访，患者诸症缓解。

按语：慢性阻塞性肺病属中医学“咳嗽”“喘证”“肺胀”范畴，肺胀首见于《黄帝内经》。《灵枢·胀论》云：“肺胀者，虚满而喘咳。”《金匮要略》云：“咳而上气，此为肺胀。其人喘，目如脱状。”方邦江教授认为肺胀的发生与肺、脾、肾密切相关，多因久病肺虚，痰瘀潴留，肺气壅滞，肺失敛降而咳喘，逐渐累及脾、肾、心，每因复感外邪而致病情加重，反复发作，属本虚标实，肺、脾、肾虚衰是本，痰浊、瘀血内停是标。

方邦江教授将瓜蒌薤白半夏汤、二陈汤、三拗汤化裁，拟定为宽胸理肺汤，临床治疗慢性阻塞性肺疾病急性加重期疗效显著。瓜蒌薤白半夏汤可用于治疗胸痹痰浊闭阻证，宽胸理肺汤取其开胸涤痰之功治疗痰浊壅肺型慢性阻塞性肺疾病急性加重期，体现了中医“异病同治”之意。二陈汤出自《太平惠民和剂局方》，为祛痰良方，功擅燥湿化痰，理气和中。三拗汤宣肺解表，止咳平喘。方中以全瓜蒌为君药，清热涤痰，宽胸利气；薤白、半夏配伍全瓜蒌，可增强化痰宽胸的功效；麻黄、杏仁两药合用，二者一宣一降，通调肺气，止咳平喘；陈皮、茯苓、甘草健脾，祛湿，化痰；久病入络，佐蜈蚣、僵蚕可祛瘀通络。方邦江教授针对老年中虚，即脾胃虚弱的患者，表现为咳喘、食少、痰多，常选用三子养亲汤合泻肺平喘、利水消肿之葶苈子，组成四子养亲汤，切中病机，全方共奏宽胸理肺、通络化痰之效。

二诊时患者诸症大减，方邦江教授常教导学生，肺胀当分期论治，急则治标，缓则治本，此时患者处于缓解期，当以固本为主，故加用六味地黄丸培补先天之本，加强纳气平喘之功。同时选用血肉有情之品——蛤蚧，食疗以补肺健脾益肾，最终患者诸症得除，疗效满意。

第五章

用药经验

第一节 常用药物

一、麻黄

麻黄为麻黄科植物草麻黄、中麻黄或木贼麻黄的草质茎。味辛、微苦，性温。归肺、膀胱经。临床上用以发汗散寒，宣肺平喘，利水消肿。《神农本草经》谓麻黄"主中风，伤寒头痛，温疟。发表出汗，去邪热气，止咳逆上气，除寒热，破癥坚积聚"，《名医别录》谓麻黄"通腠理……解肌"。

1. 上呼吸道感染

麻黄味辛发散，性温散寒，主入肺与膀胱经，善于宣肺气、开腠理、透毛窍而发汗解表，发汗力强，为发汗解表之要药。方邦江教授用麻黄治疗上呼吸道感染的关键指征是无汗、发热，身疼痛，证候多属风寒和风寒夹湿。现代研究显示，麻黄挥发油对流感病毒有抑制作用。麻黄主要用于病毒引起的上呼吸道感染，常与桂枝同用，辛温解表，取麻黄汤意。用于治疗流感，往往有毒热犯肺之候，常与石膏、大黄为伍，取麻杏石甘汤之意。大黄直折病势，寓"温疫下不厌早"之实。对于不明原因的发热性疾病，方邦江教授认为此类疾病多属"内伤发热"之列，常由于免疫功能紊乱所致，病程缠绵，临床表现为发热兼有阳气虚衰之象。方邦江教授根据《伤寒论》"少阴病，始得之，反发热，脉沉者，麻黄附子细辛汤主之"之意，热因热用，塞因塞用，巧用麻黄附子细辛汤，每获良效。2014 年，北京中医药大学东直门医院姜良铎教授介绍一杨姓患者，不明原因发热 2 个月于上海长征医院风湿免疫科住院治疗后罔效，方邦江教授采用该法治疗发热，3日得退，调理1个月康复，迄今未复。

2. 肺部感染

方邦江教授善于运用麻黄配伍清热宣肺药物，治疗包括社区获得性肺炎、医院获得性肺炎在内的肺部感染引起的发热，并创立“三通疗法”。方用麻黄宣肺解表，大黄通下泄热（寓肺与大肠相表里之意），滑石引热下行。多法并举，疗效确切。

3. 慢性阻塞性肺疾病急性加重期

麻黄辛散苦泄，温通宣畅，主入肺经，除外开皮毛之郁闭外，宣肺平喘的作用也很显著。现代药理研究表明，麻黄碱和伪麻黄碱均有缓解支气管平滑肌痉挛的作用。方邦江教授常将麻黄与瓜蒌薤白半夏汤、二陈汤等配伍，创宽胸理肺汤治疗慢性阻塞性肺疾病急性加重期肺气壅遏所致的喘咳。药用全瓜蒌30g，法半夏15g，薤白12g，陈皮12g，茯苓15g，炙麻黄9g，杏仁12g，桃仁9g，地龙9g等，以宽胸理气，涤痰平喘。

二、大黄

大黄为蓼科植物掌叶大黄、唐古特大黄或药用大黄的根及根茎。大黄味苦，性寒。归脾、胃、大肠、肝、心包经。《神农本草经》云：“主下瘀血，血闭，寒热，破癥瘕、积聚，留饮宿食，荡涤肠胃，推陈致新，通利水谷，调中化食，安和五脏。”《本草纲目》谓大黄“下痢赤白，里急腹痛，小便淋沥，实热燥结，潮热谵语，黄疸诸火疮”。具有泻下攻积、清热泻火、凉血解毒、逐瘀通经之功，方邦江教授善于灵活应用大黄，根据疾病寒热虚实之不同进行灵活配伍，广泛用于内外妇儿之危急重症。

1. 脓毒症

方邦江教授治疗脓毒症早期提出“截断扭转”“表里双解”，既病防传，阻止病情进一步恶化。其中最具代表性的药物就是大黄，大黄不仅能治疗肺部感染、调节肠道菌群失调、改善肠道微生态，还具有活血之功以防治脓毒症凝血功能障碍，可谓一举多得。方邦江教授临床多配伍附子、人参等，创制参黄颗粒治疗脓毒症、脓毒症休克效果显著，并且对脓毒症胃肠功能衰竭能起到减轻腹压、促进胃肠蠕动、防治消化道出血等综合作用。

2. 流感等呼吸道传染病

因大黄苦寒峻下、通利湿热，常用于治疗各种消化系统疾病。方邦江教授在临床应用此药时，不拘泥于消化系统疾病，常用于呼吸道疾病，如新冠感染、流行性感冒等传染性疾病，创新提出了表里双解的治疗策略。现代药理学实验证明，大黄有较强的抗菌作用，对溶血性链球菌、金黄色葡萄球菌、伤寒杆菌、副伤寒杆菌、流感病毒也有抑制作用。大黄配伍石膏、僵蚕、蝉蜕、马鞭草、大青叶可用于外感时邪，卫气同病，症见高热、烦渴、大便秘结，甚则神昏谵语者。生大黄峻下，生石膏、羚羊角清热，可直泄经腑实热，存阴保津，缩短疗程。温邪在气分，不从外解，必致里结阳明，邪热蕴结，最易化燥伤阴，应及早应用下法。提倡以升降散（大黄、姜黄、蝉衣、僵蚕）为基础方治疗呼吸道传染病，不仅有抗病菌作用，还可治疗长期应用抗生素所导致的耐药现象。

3. 急性胰腺炎

急性胰腺炎的中医治疗常以“通”为大法，包括攻下以通之、疏泄以通之、活血化瘀以通之三法。不论哪种方法，通下始终贯穿其中。方邦江教授宗《神农本草经》大黄可“荡涤肠胃，推陈致新”之旨，临床重用生大黄（30~60g），粉末内服，治疗急性胰腺炎。常配伍厚朴、枳实、芒硝、郁金、生栀子等，可助患者迅速排出胃肠道内湿热积滞，减轻胰腺负担，有利于胰腺功能恢复。2011 年方邦江教授曾治一位四川省南充市因胆石症并发急性胰腺炎的急诊患者，CT检查示胰头水肿、坏死、出血，腹腔多处渗液，血、尿淀粉酶持续升高，血小板持续下降，诊断为急性坏死性胰腺炎，西医使用多种药物治疗，病情不得控制。方邦江教授认为该患者系湿热蕴阻，中焦气滞，毒邪凝结，拟泄热通腑、清肝除湿、佐以活血之法，遂重用生大黄粉60g（分2次使用），配伍柴胡、生山栀、广郁金、赤芍、蒲公英、败酱草、茵陈、生薏苡仁、炒枳壳等灌肠后，患者腑气得通，热势逐日下挫，炎症指标逐步下降。病情控制后，嘱患者坚持间日灌肠1次，40天后B超复查，包裹性积液已吸收，痊愈而归。

4. 胆道感染

方邦江教授继承朱培庭教授"胆病从肝论治"的学术思想，在治疗急性胆管炎、胆囊炎、慢性胆囊炎、胆石症等疾病时广泛使用大黄进行配伍治疗，临证主张采用大量生大黄粉内服（30~60g），并配合大剂量柴胡（30g）、虎杖、郁金、蒲公英、红藤、金钱草、黄芩等疏肝利胆、通腑泄热之品，临床效果显著。

三、石膏

石膏为硫酸盐类矿物硬石膏族石膏，主含含水硫酸钙。石膏味甘、辛，性大寒。归肺、胃经。临床上生用具有清热泻火、除烦止渴之功，煅用具有收湿、生肌、敛疮、止血之功。《神农本草经》云："主中风寒热，心下逆气，惊，喘，口干舌焦不能息……产乳，金疮。"《名医别录》云："除时气，头痛，身热，三焦大热，皮肤热，肠胃中鬲热，解肌，发汗，止消渴，烦逆，腹胀，暴气喘息，咽热。"

石膏常用于感染性疾病引起的发热。生石膏清热泻火作用颇为显著，与麻黄配对清泄肺热、宣肺平喘，伍以大青叶、拳参、鱼腥草、白花蛇舌草治疗痰热壅肺之肺热及感染性疾病发热。20

世纪50年代，华北地区流行性乙型脑炎暴发，蒲辅周先生巧用苍术白虎汤治疗，可视为典型案例。方邦江教授对流感、禽流感、流脑、乙脑等传染病，善于运用生石膏与寒水石、知母、苍术、马鞭草、僵蚕配伍治疗。对感染或传染病等引起的高热惊厥，方邦江教授常用生石膏配伍羚羊角清心降火、息风定惊。此外，方邦江教授临床上为加强石膏的清泻作用，常用生石膏伍寒水石、桂枝，治疗热痹或风湿发热持续不退、四肢疼痛者。

方邦江教授临床上对石膏的运用非常推崇张锡纯先生临床运用石膏的方法，主张石膏大剂治重症。石膏性大寒，故一些医者误视为峻猛之品，应用时缩手缩脚，不敢放胆用之，每每呈杯水车薪之势。其实生石膏用量随病情轻重变化很大，少量用之，取其清热除烦之效，对实热炽盛之证则需重用，每剂可用至60~120g，甚至180g，取药专力宏、直折其火之效。为了避免石膏量大难于溶解的情况，根据剂量一方面可以增加煎药水量，有利于石膏溶解，另一方面，可以取张锡纯先生之法，石膏生用内服。

四、金荞麦

金荞麦为蓼科植物金荞麦的根茎，又称天荞麦、野荞麦。味微辛、涩，性凉，归肺经。临床用于清热解毒，排脓祛瘀。

本品始载于《本草纲目拾遗》，其云金荞麦“治喉闭……喉风喉毒，用醋磨漱喉，涎痰去而喉闭自开矣”“治白浊，捣汁冲酒服”，具有清肺、化痰、平喘之功。方邦江教授临床常用本品治疗肺脓肿、肺炎等肺部感染性疾病以及肠道感染，均有良好疗效。在治疗肺脓肿时，常配合千金苇茎汤等清热排脓药物；治疗其他呼吸道感染时，常与鱼腥草、白花蛇舌草、败酱草、大青叶等擅长清热解毒中药配伍；在治疗耐药菌感染中，针对其本虚标实、脾虚痰湿，应用补中益气汤伍以重剂金荞麦获得良效；在治疗肺热咳嗽时，常与天花粉、射干等配伍。现代药理研究证实，金荞麦可抗病毒真菌，具有改善肺纤维化，促进气管纤毛运动和免疫调节的作用。

五、鱼腥草

鱼腥草为三白草科植物蕺菜的地上部分。味辛，性微寒。归肺经。《本草纲目》谓其“散热毒痈肿”，《本草经疏》云：“治痰热壅肺，发为肺痈吐脓血之要药。”临床用于清热解毒，消痈排脓，利尿通淋。

鱼腥草以清解肺热见长，善治呼吸道感染，并具消痈排脓之效，当为治疗肺痈之要药。方邦江教授临证时，用其治疗痰热壅肺、胸痛、咳吐脓血，常与桔梗、芦根、瓜蒌等药同用；治疗肺热咳嗽、痰黄气急者，常与黄芩、贝母、知母等药同用。现代药理分析表明，鱼腥草对于流感杆菌、肺炎链球菌有明显抑制作用，其所含主要成分为挥发油、黄酮和生物碱，具有抗炎、抗病毒、免疫调节、抗氧化和抗菌等活性。常用于病毒性肺炎、肺脓肿、急性支气管炎、肠炎等治疗。方邦江教授治疗上呼吸道感染与肠道感染，常以本品与清热解毒之金荞麦相伍。

此外，鱼腥草治疗热毒疮痈，常与野菊花、蒲公英、金银花等同用；治疗外感之咽喉肿痛，常与山豆根、牛蒡子、射干、冬凌草根相伍。鱼腥草有清热除湿、利水通淋之效，善清膀胱湿热，常与车前草、白茅根、海金沙等药同用，治疗小便淋沥涩痛；治疗湿热带下时，常与土茯苓相伍。

六、七叶一枝花

七叶一枝花为百合科植物云南重楼或七叶一枝花的根茎，又称重楼、蚤休、草河车。味苦，性微寒，有小毒。归肝经。临床上用以清热解毒，消肿止痛，凉肝定惊。《神农本草经》云蚤休“主惊痫摇头弄舌，热气在腹中，癫疾，痈疮，阴蚀，下三虫，去蛇毒”,《本草汇言》云蚤休“凉血去风，解痈毒之药也。但气味苦寒，虽云凉血，不过为痈疽疮疡血热致疾者宜用，中病即止。又不可多服久服”。

苦以降泄，寒能清热，故七叶一枝花具有清热解毒、消肿止痛之功效，临床广泛用于咽喉肿痛、痄腮、喉痹。现代药理研究显示，七叶一枝花有广谱抗菌作用，对痢疾杆菌、伤寒杆菌、大肠埃希菌、肠炎杆菌、铜绿假单胞菌、金黄色葡萄球菌、溶血性链球菌、脑膜炎双球菌等均有不同程度的抑制作用，尤其对化脓性球菌的抑制作用显著，对甲型流感病毒有较强的抑制作用。本品的水煎剂或乙醇提取物有明显的镇咳、平喘作用。方邦江教授在临床中将该药主要用于流感、急性扁桃体炎、腮腺炎、急性支气管炎、肺部感染之属热毒犯肺、痰热壅肺证者，常与牛蒡子、射干、连翘、板蓝根、大青叶、白花蛇舌草、鱼腥草等清热解毒药物配伍。七叶一枝花临床还可用于治疗惊风抽搐，章次公先生曾经指出重楼“所以能定惊厥，无非通便而已”，认为其抗惊厥作用主要是通便泄热使然。方邦江教授认为其用量在10~20g时通便作用明显。因“肺与大肠相表里”，热去阴存，七叶一枝花入肝经，对“热极生风”之脑炎惊厥、小儿高热惊厥十分合拍，可使热去、风息、惊平。

此外，七叶一枝花尚有抗蛇毒作用，可用于治疗蛇毒咬伤。临床中对于七叶一枝花的毒性问题，有人认为应当慎用。国医大师朱良春生前曾经指出“七叶一枝花毒性甚微，不必畏忌”，临床确实如此。

附：拳参

拳参，又称拳蓼，为蓼科植物拳参的根茎。因拳参商业名又称重楼、草河车，并且同有清热解毒作用，故两者经常混用。国医大师朱良春认为，两者有所区别，不可混用。拳参以治疗里热见长；七叶一枝花以清肺泄热为著。临床中方邦江教授常用拳参配伍蒲公英、红藤、大黄等药，治疗急性阑尾炎、胆囊炎、胆结石、急性胰腺炎等急腹症；配伍黄连、木香、黄芩、白头翁、秦皮等治疗急性肠炎、细菌性痢疾。拳参无毒，用量达30g，清热解毒效果更佳。现代药理研究证明，拳参的抗炎作用主要依赖于5- 戊二烯 -3- 酮和无羁萜醇两种活性化合物。

七、柴胡

柴胡为伞形科植物柴胡或狭叶柴胡的根。生用或醋炙用。柴胡味苦、辛，性微寒。归肝、胆经。《本草正义》云："善解往来寒热、伤寒、疟疾、邪热为患、少阳头痛、肝经郁逆、邪入血室。"《神农本草经》云："主心腹，去肠胃中结气，饮食积聚，寒热邪气，推陈致新。"可见，柴胡为外感热病之要药。

方邦江教授认为柴胡无论外感发热，还是内伤发热均可使用。外感发热，无论风热、风寒表证，皆可使用。治疗风寒感冒，常与防风、荆芥、羌活等辛温解表药配伍，成"疏风解表方"，临床运用近20年，疗效显著，尤其是对病毒性感冒、夏季"空调病"发热，疗效显著。治疗风热感冒、发热、头痛等症，可与菊花、薄荷、黄芩、升麻等辛凉解表药配伍。方邦江教授在临床上治疗外感疾病常重用柴胡，用量可到30~50g。他认为大剂柴胡（30g以上）具有通便作用，更有利于宣泄肺热，非常适宜外邪阻滞三焦，气机不行，津液无以下输所致的大便不通，症见寒热往来、发热持续不退、胸胁苦满者。

八、马鞭草

马鞭草为马鞭草科植物马鞭草的地上部分。马鞭草味苦，性凉，归肝、脾经。临床用以清热解毒，活血散瘀，利水消肿。《名医别录》言其“主治下部䘌疮”,《本草拾遗》言其“主癥癖血瘕，久疟，破血”。

马鞭草清热解毒、化湿、利水作用较强，方邦江教授主要用于感染性疾病，如2020年武汉新冠感染期间，他将马鞭草配伍其他药物治疗新冠感染，取得了良好的临床效果。方邦江教授临床上常用马鞭草配伍虎杖、大青叶、青黛、大黄治疗流感；配伍金银花、连翘、桑叶、菊花、薄荷治疗急性上呼吸道感染属风热证；配伍生石膏、寒水石、苍术、僵蚕、大黄治疗感染或传染性疾病引起的高热惊厥等；配伍白头翁、秦皮、木香、黄连治疗细菌性痢疾。马鞭草还可以与蜂房、加味二妙散组方同用，治疗湿热下注型黄带、赤带等妇科疾病。现代药理研究证实，马鞭草的抗感染作用可能与抑制组胺及5-羟色胺的合成与释放有关。

九、虎杖

虎杖为蓼科植物虎杖的根茎和根。味微苦，性微寒。归肝、胆、肺经。《药性论》载虎杖“治大热烦躁，止渴，利小便，压一切热毒”,《滇南本草》谓虎杖“攻诸肿毒，止咽喉疼痛，利小便”。可见虎杖不仅能利湿退黄，更兼清热解毒、化痰止咳之功，临床常用剂量为9~30g。

1. 肺部感染

虎杖具有显著的清热解毒、化痰止咳作用。现代药理研究也显示，虎杖对金黄色葡萄球菌、溶血性链球菌、卡他球菌、大肠埃希菌、变形杆菌、铜绿假单胞菌等均具有良好的抗菌作用。本品既能苦降泄热，又能化痰止咳，治肺热咳嗽，还有泄热通便作用。临床上方邦江教授常用于治疗风热犯肺、痰热阻肺之急性支气管炎、肺炎，并与大青叶、白花蛇舌草、鱼腥草、贝母、枇杷叶、竹沥水、杏仁等配伍使用。

2. 流行性感冒

《肘后方》载虎杖“治毒攻手足肿，疼痛欲断”。临床中方邦江教授将虎杖应用于治疗包括禽流感、新冠感染在内的流行性感冒，效果明显。现代药理研究证实，虎杖对流感病毒、疱疹病毒等多种病毒有抑制作用。在组方中常与马鞭草、青黛、板蓝根、七叶一枝花配伍使用。

3. 急性胆囊炎、胆结石

本病多属湿热交阻，虎杖有利湿退黄、清热解毒、散瘀之功，现代药理研究表明，虎杖有效成分具有较强的抗炎、镇痛、利胆、护肝作用。方邦江教授治疗急性胆囊炎、胆结石时，常使用虎杖配伍生大黄粉、柴胡、金钱草、蒲公英、红藤、黄芩等疏肝利胆、通腑泄热之品，疏肝利气，活血止痛，以解胁肋胀闷、疼痛、黄疸等急候。

4. 痹证

虎杖有清利湿热、化瘀消积之功，常用于治疗热痹或湿热痹，临床多配伍葎草、寒水石等药，或合白虎加桂枝汤以清热化湿、通络止痛。

十、苍耳子

苍耳子为菊科植物苍耳的成熟带总苞的果实。味辛、苦，性温，有毒，归肺经。临床用于发散风寒，通鼻窍，祛风湿，止痛。尤以治疗鼻渊、风疹、痹证为著。

1. 鼻炎、鼻窦炎

《本草备要》云："善发汗，散风湿，上通脑顶，下行足膝，外达皮肤。治头痛目暗，齿痛鼻渊。"现代药理研究表明，苍耳子对金黄色葡萄球菌等多种细菌有抑制作用。方邦江教授认为鼻炎、鼻窦炎无论风寒、风热均可以使用，风寒证常与细辛、辛夷、白芷、防风等相伍；风热证多与穿山龙、黄芩、藿香、白花蛇舌草、僵蚕等同用。

2. 上呼吸道感染、流行性感冒

《神农本草经》云："主风头寒痛，风湿周痹，四肢拘挛痛，恶肉死肌。"可见苍耳子有发汗、散寒、除湿之功效。方邦江教授认为在临床中无论上呼吸道感染、流行性感冒，还是风热、风寒均可使用苍耳子治疗，能显著改善感染症状。苍耳子尚有较强的祛风解毒作用，与马鞭草、穿山龙、一枝黄花等配伍，有明显抗病毒作用，可以治疗包括上呼吸道感染引起的发热、恶寒、头痛、咽喉肿痛、咳嗽等外邪犯表之候。

苍耳子还有通督升阳、除湿之效，临床配合葛根使用，用于治疗风寒湿邪痹阻筋脉，项背挛急之疾。

十一、僵蚕

僵蚕为蚕蛾科昆虫家蚕4~5龄的幼虫感染（或人工接种）白僵菌而致死的全体，又有天虫之称。味咸、辛，性平。归肝、肺、胃经。《神农本草经》谓其"主小儿惊痫，夜啼，去三虫。"《本草纲目》谓其"散风痰结核瘰疬，头风，风虫齿痛，皮肤风疹，丹毒作痒……一切金疮，疔肿风痔"。僵蚕具有散风降火、化痰软坚、息风定惊、解毒疗疮的功效，临床常用于治疗喉痹喉肿、风疹瘙痒、温毒热疫、风动惊厥等。

1. 温毒热疫

僵蚕疏风泄热之功甚著，于温邪感染最为合拍。昔杨栗山之于《伤寒瘟疫条辨》首推本品为时行温病之要药，并拟“升降散”治疗温毒热疫迄今仍然颇为效验。临床中灵活应用不仅对包括禽流感在内的众多流感有效，而且对脓毒症也效果显著。方邦江教授认为热病初起证兼表里，僵蚕表里同治，多能事半功倍，故在治疗此类疾病中除常与蝉蜕配伍外，还常和板蓝根、青黛、大青叶、金银花、七叶一枝花、苍耳子、马鞭草等合用。僵蚕与金银花、连翘、黄芩、石膏配伍用于治疗急性腮腺炎等传染病。僵蚕还能清表热，对于风热客于营分的风热型荨麻疹，常可配合姜黄、蝉衣、生大黄等祛风泄热、凉血活血。僵蚕化痰软坚，因而可用于风热痰火为患之喉痹咽肿，临证时与牛蒡子、射干、山豆根等相伍效果更著。因僵蚕长于定惊，治疗高热引起的惊厥与羚羊角、蝉蜕等配伍收效显著。先师朱良春早年应用僵蚕、全蝎等自拟“解热定痉丸”，治疗小儿高热、惊厥，效验非常，临床以资借鉴。

2. 支气管哮喘、慢性阻塞性肺疾病

方邦江教授在临床上除善于借鉴先师朱良春虫类药物用药经验外，还在跟师晁恩祥教授时深刻体会到中医虫类药物在治疗包括支气管哮喘在内的老年咳喘病的治疗作用。临床常用僵蚕配合地龙、蜈蚣、蝉蜕等化痰，通络，平喘。僵蚕辛咸，气味具薄，升多降少，息风解痉，散风止痛，化痰散结；地龙咸寒，以下行为主，清热息风，通络止痉。二药伍用，一升一降，升降协和，可增强祛风化痰、解痉平喘作用，用于治疗痰热咳嗽、过敏性哮喘、AECOPD 气喘痰鸣诸症。对气喘痰鸣、呼吸困难的重症患者，加蜈蚣（临床以 3 条为度）以增加疗效。对虫类药物过敏，可诱发或加重支气管哮喘，建议在了解病势的基础上，从小剂量

开始，并同时伍以徐长卿等抗过敏中药。朱老生前对服用虫类药皮肤过敏的患者，采用徐长卿、蝉蜕、地肤子煎汤治疗，可借鉴之。

十二、蝉蜕

蝉蜕为蝉科昆虫黑蚱若虫羽化时脱落的皮壳。味甘，性寒。归肺、肝经。《药性论》云："治小儿浑身壮热惊痫。"《本草纲目》云："治头风眩运，皮肤风热，痘疹作痒，破伤风及疔肿毒疮，大人失音，小儿噤风天吊，惊哭夜啼，阴肿。"临床多用于疏散风热，利咽开音，透疹，明目退翳，息风止痉。

1. 风热、温毒等感染性疾病

蝉蜕味甘，性寒，入肺、肝经，而以蝉蜕疏泄之性，擅解风热。《本草纲目》记载称蝉蜕可治一切风热之证，为风热、温病初起之要药。清代温热学家杨栗山称其"轻清灵透，为治血病圣药"，有"祛风胜湿，涤热解毒"之功，故仅《伤寒瘟疫条辨》治温热病的主要方剂中，就有10余首之多用到蝉蜕。方邦江教授临床常用蝉蜕配伍僵蚕治疗外感温热邪毒所致的急性扁桃体炎、亚急性扁桃体炎、腮腺炎、上呼吸道感染、流感等感染性疾病引起的发热、咽喉肿痛；治疗风热喉痹症见咽痒、咳嗽、咳痰者，配伍僵蚕、牛蒡子等；治疗病毒性感冒配伍金银花、连翘、马鞭草、苍耳子、板蓝根、斑蝥等；治疗病毒性腮腺炎配伍黄连、黄芩、石膏、金银花等；治疗高热惊厥者可与羚羊角、僵蚕、钩藤等同用。蝉蜕疏散风热的作用机制，可能是其对体温调节中枢的异常兴奋性有选择性地抑制作用，通过皮肤、血管扩张，血流加速，汗腺分泌增加，使散热增加，从而使体温趋向正常。

2. 支气管哮喘、慢性阻塞性肺疾病

蝉蜕长于疏风镇痉，可以缓解气道痉挛。方邦江教授临床治疗支气管哮喘、慢性阻塞性肺疾病时，常与地龙、蜈蚣、麻黄、杏仁、苏子、厚朴等降气平喘药配伍，效果立竿见影。

十三、蜈蚣

蜈蚣为蜈蚣科动物少棘巨蜈蚣的全体。味辛，性温，有毒，归肝经。《神农本草经》云："啖诸蛇、虫、鱼毒……去三虫。"《本草纲目》云："小儿惊痫风搐，脐风口噤，丹毒秃疮瘰疬，便毒痔漏，蛇瘕蛇瘴蛇伤。"临床用于息风镇痉，攻毒散结，通络止痛。因蜈蚣有一定毒性，研末入散剂一般不超过4g，入煎汤剂不超过3条。

1. 外感温热疫毒

方邦江教授认为外感温热疫毒，症见高热神昏，宜蜈蚣与全蝎同用，二者相互协同，加强作用。但蜈蚣与全蝎之应用，同中有异，不尽相同。

2. 乳痈

蜈蚣具有开瘀解毒、消痈散肿之功效。临床可以治疗乳痈之初起肿胀疼痛，结块坚硬，不易消散而致化脓者。

3. 支气管哮喘、慢性阻塞性肺疾病

蜈蚣功专息风镇痉，现代药理研究显示，蜈蚣具有镇咳、祛痰、平喘作用。方邦江教授临床治疗支气管哮喘、慢性阻塞性肺疾病咳喘，常与地龙、全蝎、麻黄、杏仁、苏子等降气平喘药配伍，尤其是痰涎壅盛患者更为适宜。

4. 毒蛇咬伤

毒蛇咬伤不仅会使局部疼痛肿胀，而且很快会出现一系列神经系统中毒症状，如四肢麻木、复视、抽搐、烦躁不安，甚至是出现神昏谵妄。蜈蚣为多种蛇药验方的主药之一，其能解蛇毒，可将蜈蚣研成粉末，每次2~3g，每日4次。

十四、全蝎

全蝎为钳蝎科动物东亚钳蝎的全体。味辛，性平，有毒，归肝经。临床用于息风镇痉，攻毒散结，通络止痛。《开宝本草》云："疗诸风瘾疹及中风半身不遂，口眼㖞斜，语涩，手足抽掣。"《本草从新》云："治诸风掉眩，惊痫搐掣，口眼㖞斜……厥阴风木之病。"

方邦江教授认为，全蝎不仅有祛风定惊的作用，还能涤痰、开瘀解毒，故在外感热病诊疗过程中，症见高热神昏、喉间痰鸣如拽锯、惊厥频作、苔厚腻者，可内服蜈蚣（研末服2~4g），可起息风化痰、通腑泄浊之功效，浊痰得化，热毒可去。方邦江教授常将全蝎与蜈蚣、僵蚕、蝉蜕等虫类药物一起用于支气管哮喘、慢性阻塞性肺疾病等老年咳喘病。现代药理研究表明，本品具有抑菌、控制癫痫发作、抗惊厥、止痛、抗凝等作用。

十五、地龙

地龙为钜蚓科动物参环毛蚓、通俗环毛蚓、威廉环毛蚓或栉盲环毛蚓的干燥体。前一种习称"广地龙"，产于广东、广西、福建等地；后三种习称"沪地龙"，产于上海、河南、山东等地。地龙味咸，性寒。归肝、肺、脾、膀胱经。《本草纲目》云其"主伤寒疟疾，大热狂烦，及大人、小儿小便不通，急慢惊风，历节风痛""性寒而下行，性寒故能解诸热疾，下行故能利小便、治足疾而通经络也"。临床上用于清热定惊，平喘，通络，利尿。

地龙性寒泄热，咸能润降，善治肺热咳喘，临床常配伍僵蚕、蜈蚣等虫类药物治疗支气管哮喘、变应性咳嗽，尤善邪热壅肺，肺失肃降之喘息不止、喉中哮鸣者。对于咳喘日久顽固不愈者可配伍地鳖虫、桃仁、蜂房，咳喘久病而见“瘀”，地龙具有一定程度的抗血小板聚集和抗凝作用。

此外，地龙尚可治疗高热症见抽搐谵妄者，以泄热定惊。

现代药理研究表明，本品具有解热、镇静、抗惊厥、抗血栓、抗凝血、降血压、平喘、抗炎、镇痛、抗心律失常、促进创伤愈合、增强免疫、抗肿瘤、利尿、抗菌、兴奋子宫及肠平滑肌等作用。

十六、羚羊角

羚羊角为牛科动物赛加羚羊的角。羚羊角味咸，性寒。归肝、心经。临床用于平肝息风，清肝明目，散血解毒。《神农本草经》云：“主明目，益气起阴，去恶血注下……安心气。”《本草纲目》云：“入厥阴肝经甚捷……肝主木，开窍于目；其发病也，目暗障翳，而羚羊角能平之。肝主风，在合为筋；其发病也，小儿惊痫，妇人子痫，大人中风搐搦，及筋脉挛急，历节掣痛，而羚羊角能舒之。”

羚羊角入心、肝经，长于平肝息风、凉肝、解毒。方邦江教授常用此药治疗感染性疾病引起的高热惊厥，常配合生石膏加强清热降火、息风定惊之功。2011年，一名汤姓女患者，因心搏骤停，心肺复苏术后10天转入我院。患者行痔疮切除术，术后突发心搏骤停，经心肺复苏后自主心律恢复，仍意识丧失，无自主呼吸，以呼吸机辅助呼吸，伴有肢体抽搐。于5月12日转入上海长征医院急救科治疗。当时患者高热，神志不清，自主呼吸微弱，查体：体温38.7℃，心率96次/分，血压130/85mmHg，神志不清，昏迷。当时予冰毯、冰帽物理降温，甘露醇脱水降颅压，美罗培南、卡泊芬净、乌司他汀、甲强龙抗感染，安定、德巴金抗癫痫，奥克预防应激性溃疡，贝科能保肝，并行呼吸机辅助呼吸和血液净化治疗。患者仍深度昏迷，无自主呼吸，持续高热、肢体抽搐。鉴于患者病情危重，医院希望采用中西医结合治疗，遂邀方邦江教授会诊，后经医院和家属要求转入上海中医药大学附属龙华医院急诊科。方邦江教授认为当前主要矛盾为心肺复苏后MODS，尤其是脑复苏的问题，患者已持续昏迷10天，处于缺血缺氧性脑病阶段，必须争分夺秒进行中西医结合促醒治疗，尽快恢复患者中枢神经功能，否则患者有可能进入植物人状态，预后极差。中医辨证当属痰蒙元神，急予复元醒神，选用安宫牛黄丸合中药自拟复元醒脑汤（人参60g，胆南星40g，大黄30g等）。针对高热和癫痫，采用中药羚羊角粉每日6~9g。患者半个月后呼吸机脱机，2个月康复出院，迄今恢复良好，工作生活正常。

《药性论》云："能治一切热毒风攻注，中恶毒风卒死，昏乱不识人；散产后血冲心烦闷，烧末酒服之；主小儿惊痫，治山瘴，能散恶血。"临床可用于治疗各类脑病重症和高热患者。方邦江教授在治疗脑炎、脑血管病、颅脑损伤、脑复苏及急性外感症见发热、狂乱、谵妄、头痛者，每日用羚羊角粉6g，分2~3次吞服，效果良好。方邦江教授认为羚羊角之解热实为透热，开窍而不耗气，迅疾而不猛烈，即便小儿使用也很安全。如胃火炽盛，症见头痛如裂、大便干结者，重用生石膏、生大黄等清泻火热；见心火炽热，谵语者，可加服麝香或用含有麝香的醒脑静注射液、安宫牛黄丸。本品退热不伤正，安全性好。

羚羊角尚有泄热止痛作用，《千金要方》中用羚羊角配栀子、黄芩等治历节肿痛。现代实验研究也证实，羚羊角有解热、镇痛、抗炎作用。故治热痛痹证，常用白虎加桂枝汤伍羚羊角、虎杖、胆南星等，治疗寒热互夹之痹痛常配伍川乌祛寒。此外，张锡纯用羚羊角粉治疗温热病，清里透表，为麻疹托表之妙药，临床上可资参考。

十七、金银花

金银花为忍冬科植物忍冬的花蕾或带初开的花。金银花味甘，性寒。归肺、心、胃经。《本草纲目》曰："一切风湿气，及诸肿毒，痈疽疥癣，杨梅诸恶疮，散热解毒。"《本经逢原》谓："金银花……解毒祛脓，泻中有补，痈疽溃后之圣药。"临床主要用于清热解毒，疏散风热。

1. 热毒瘟疫

金银花甘寒，芳香疏散，善散肺经热邪，透热达表，常与连翘、薄荷、牛蒡子、马鞭草、大青叶等同用，治疗外感风热或温病初起，症见身热、头痛、咽痛、口渴者。本品善清心胃热毒，有透营转气、凉肝息风之功，配伍水牛角、鲜生地黄、黄连、羚羊角等，可治热入营血，舌绛神昏，心烦少寐，甚至昏迷诸症。

2. 痈

金银花甘寒，清热解毒，散痈消肿，为急性阑尾炎、丹毒等内、外痈之要药。金银花"解毒祛脓"之功卓越，现代药理研究表明，金银花具有显著抗病原微生物、抗炎、促进炎性细胞吞噬功能的作用。方邦江教授经临床观察发现该药有助于控制患者炎症和减轻内毒素对脏器的损伤。

《本草拾遗》谓金银花"主热毒血痢，水痢"，其还可用于治疗热毒血痢、小儿热疮等。

十八、红藤

红藤为木通科植物大血藤的藤茎，又称大血藤。红藤味苦，性平，归大肠、肝经。《本草图经》云："攻血，治血块。"《简易草药》云："治筋骨疼痛，追风，健腰膝。"临床用于清热解毒，活血，祛风，止痛。

1. 急腹症、急性乳腺炎、脓毒症等感染性疾病

红藤苦降开泄，长于清热解毒、消痈止痛，又入大肠经，善散肠中瘀滞，为治内外痈之要药。红藤对多种细菌有极强抑制作用。《景岳全书》创红藤汤（红藤、紫花地丁）治疗肠痈。方邦江教授常与虎杖、桃仁、大黄、金银花、蒲公英等药同用，治疗急性阑尾炎之肠痈腹痛；与蒲公英、广郁金、金银花、连翘等同用，治疗急性乳腺炎之乳痈；与连翘、金银花、贝母、紫花地丁、野菊花等药同用，治疗热毒疮疡；与大黄、红藤、蒲公英、广郁金、九香虫、鸡内金、石见穿、金钱草等合用，治疗胆囊炎、胆结石、胰腺炎等急腹症。方邦江教授借红藤清热解毒之功，与大黄、金银花、连翘、蒲公英等配伍治疗脓毒症。

2. 急性痛风

红藤"治筋骨疼痛，追风，健腰膝"，方邦江教授重用红藤（30~60g）治疗急性痛风之手足红肿热痛，并与虎杖、萆薢、威灵仙、黄柏、生地黄、寒水石、桂枝、五加皮等同用，痛甚者配伍蕲蛇（醋炒研末吞服）、胆南星（45~60g）清热活血，并有较快的消肿止痛效果。痛风尿酸增高，甚至出现尿酸盐结石的患者，重用土茯苓（30~120g），并和苍术、山慈菇、泽泻、秦皮等同用，可显著降低血尿酸。

此外本品还可治疗跌打损伤、经闭痛经、风湿痹痛。

现代药理研究表明，红藤对金黄色葡萄球菌及乙型溶血性链球菌均有较强抑制作用，对大肠埃希菌、白色葡萄球菌、卡他球菌及铜绿假单胞菌，亦有一定抑制作用。本品水提物能抑制血小板聚集，增加冠脉流量，抑制血栓形成，提高血浆 cAMP 水平，提高实验动物耐缺氧能力，扩张冠状动脉，缩小心肌梗死范围。

十九、蒲公英

蒲公英为菊科植物蒲公英、碱地蒲公英或同属数种植物的全草。味苦、甘，性寒。归肝、胃经。《新修本草》云："主妇人乳痈肿。"《本草备要》云："专治痈肿，疔毒，亦为通淋妙品。"临床主要用于清热解毒，消肿散结，利湿通淋。

1. 力专痈肿疔毒

《本草经疏》云："蒲公英味甘平，其性无毒。当是入肝入胃，解热凉血之要药。乳痈属肝经，妇人经行后，肝经主事，故主妇人乳痈肿乳毒。"蒲公英力量专注，治疗急性乳腺炎疗效卓著，临床上常与金银花、忍冬藤、香附、广郁金、野菊花、半枝莲、白花蛇舌草、紫花地丁等合用。《滇南本草》谓蒲公英主"诸疮肿毒，疥癞癣疮；祛风，消诸疮毒"。蒲公英常与鱼腥草、冬瓜仁、芦根等同用治疗肺脓疡之吐脓；与红藤、大黄、败酱草等配伍治疗急性阑尾炎等急腹症。

2. 急性热病

《本草衍义补遗》谓蒲公英"化热毒"，《本草正义》载蒲公英性清凉，治红、肿、热、毒诸证。方邦江教授擅长应用本品治疗急性热病之上呼吸道感染、扁桃体炎、急性腮腺炎等，并常与蒲公英、大青叶、板蓝根、金银花、僵蚕、蝉蜕、板蓝根、玄参、牛蒡子、山豆根等同用。

3. 胆结石、胆囊炎

蒲公英具有良好的抗炎作用，临床可配伍红藤、大黄、栀子、金钱草、海金沙、黄芩等清热利胆中药，治疗胆结石和胆囊炎。

4. 急性胃肠炎

蒲公英是治疗胃肠炎的佳品，除对多种细菌有抑制作用外，尚有抗内毒素作用，可以配合藿香正气丸、葛根芩连汤、香连丸等治疗急性胃肠炎。

此外，蒲公英配伍金银花，可清热解毒，散痈消肿，治疗急性泌尿系统感染和急性乳腺炎，本药鲜品外敷还可用于治疗毒蛇咬伤。

现代药理研究表明，蒲公英对卡他球菌、溶血性链球菌、金黄色葡萄球菌有抑制作用。地上部分提取物可活化巨噬细胞，具有抗肿瘤作用。体外试验提示本品能激发机体的免疫功能。其尚有利胆、保肝、抗内毒素及利尿作用。

二十、大青叶

大青叶为十字花科植物菘蓝的叶片。鲜用或晒干生用。味苦，性寒。归心、胃经。《名医别录》云："治时气头痛，大热，口疮。"《本草正义》云："治天行瘟疫热毒、风热斑疹、吐血鼻衄。"可见大青叶清热解毒，凉血消斑甚著。

大青叶善清心、胃二经实火，治疗热入营血，气血两燔，高热神昏，发斑发疹，常与水牛角、玄参、栀子等同用，如犀角大青汤（《医学心悟》）。本品功善清热解毒，方邦江教授在临床上常与板蓝根、马鞭草、羚羊角、石膏、僵蚕、蝉蜕等相伍，治疗流感等传染性疾病。本品还有解毒利咽、凉血消肿之效，常用于治疗心胃火盛之咽喉肿痛，与生地黄、大黄、升麻同用；若瘟毒上攻，症见发热头痛、痄腮、喉痹者，可与金银花、大黄、拳参同用；用治血热毒盛、丹毒红肿者，可与蒲公英、紫花地丁、重楼等配伍使用；还可广泛用于流感、急性扁桃炎、腮腺炎等证属热毒壅盛者。

现代药理研究表明，大青叶具有广谱抑菌作用，对流感病毒、腮腺炎病毒等有抑制作用，有显著的抗白血病作用。此外，大青叶还有抗内毒素、免疫增强、解热、抗炎、抗肿瘤、保肝利胆等作用。

二十一、滑石

滑石为硅酸盐类矿物滑石族滑石，主要成分为含水硅酸镁。味甘、淡，性寒。归膀胱、肺、胃经。具有利尿通淋、清热解暑、收湿敛疮之效。《神农本草经》云：“主身热泄澼，女子乳难，癃闭，利小便，荡胃中积聚寒热。”《本草纲目》云：“滑石利窍，不独小便也。上能利毛腠之窍，下能利精溺之窍，盖甘淡之味，先入于胃，渗走经络，游溢精气，上输于肺，下通膀胱。肺主皮毛，为水之上源。膀胱司津液，气化则能出。”可见滑石上能发表，下能利水，其发表退热之功，古已有之。

方邦江教授运用滑石长于治疗外感高热，包括流行性乙型脑炎等疑难危重传染病之高热。方邦江教授所创表里双解之“三通疗法”，其中滑石与大黄、麻黄配伍，治疗耐药菌感染所致的高热，取其上能发表，下能利水而引热下行之功。流行性乙型脑炎多属中医学“暑温”范畴，方邦江教授常将滑石与羚羊角粉、寒水石、竹沥水、天竺黄、川贝母、僵蚕、地龙、生地黄等药配伍以凉血息风。2017年8月，一名安徽合肥胡姓患者，患急性病毒性脑炎，呈高热惊厥，深度昏迷，并发呼吸衰竭、脓毒症休克、癫痫，从安徽医科大学第一附属医院转复旦大学附属华山医院住院治疗2月余，病情不得好转，生命垂危，医院建议放弃治疗。请方邦江教授会诊后，患者采用中医治疗，治疗3个月后，脱离生命危险，后期转入康复阶段。滑石清暑退热之功显著，尤其是治疗暑温，效果良好。现代研究表明，滑石对伤寒杆菌及副伤寒杆菌有抑制作用，对脑膜炎球菌有轻度抑制作用。

二十二、杏仁

杏仁为蔷薇科植物山杏、西伯利亚杏、东北杏或杏的成熟种子。味苦，性微温，有小毒，归肺、大肠经。《本草拾遗》云："杀虫。以利喉咽，去喉痹、痰唾、咳嗽、喉中热结生疮。"《珍珠囊药性赋》："除肺热，治上焦风燥，利胸膈气逆，润大肠气秘。"功专止咳平喘，润肠通便。

杏仁功专降气，善治喘证。《本草便读》载杏仁"功专降气，气降则痰消嗽止。能润大肠，故大肠气秘者可用之"。可见杏仁一方面功专于降气平喘，另一方面具有通肠之功，正所谓"肺与大肠相表里"，肠通有利于平喘，一举两得。《伤寒论》云"喘家作桂枝汤，加厚朴杏子佳"，也间接说明杏仁以平喘作用见著，善治哮喘。方邦江教授据此，以杏仁为主药，提出宽胸理肺为治疗原则的宽胸理肺汤，用治支气管哮喘、慢性阻塞性肺疾病等老年咳喘病，应用临床30年，疗效确切。

此外，杏仁还可与清热、润肺等中药配伍，治疗风热犯肺、燥热伤肺的咳嗽。临床可仿桑菊饮、桑杏汤、清燥救肺汤意，配桑叶、贝母、沙参等以清肺润燥止咳。

现代药理研究显示，杏仁在体内分解的氢氰酸能抑制呼吸中枢而起到镇咳、平喘作用，使痰易咯出。其分解的苯甲醛可抑制胃蛋白酶活性。苦杏仁油体外实验对蛔虫、钩虫、蛲虫及伤寒杆菌、副伤寒杆菌有抑制作用。此外，苦杏仁还有降血糖、镇痛、抗炎、抗肿瘤、抗消化性溃疡等作用。

二十三、白花蛇舌草

白花蛇舌草为茜草科植物白花蛇舌草的全草。味微苦、甘，性寒。归胃、大肠、小肠经。具有清热解毒、利湿通淋之功，主治肺热喘咳、咽喉肿痛、肠痈、疖肿疮疡、毒蛇咬伤、热淋涩痛、水肿、痢疾、肠炎、湿热黄疸等多种疾病。

方邦江教授临床常根据疾病特点和白花蛇舌草的药物特性，与大青叶、鱼腥草、大黄等清热解毒中药配伍，治疗急性支气管炎、肺炎等；与黄芩、玄参、板蓝根等药同用，治疗咽喉肿痛；与红藤、败酱草、牡丹皮等药同用，治疗急性阑尾炎。本品尚有清热利湿通淋之效，可治膀胱湿热之小便淋沥涩痛，常与白茅根、车前草、石韦等同用。治疗尿路感染，常与车前草、鸭跖草、葎草等药配伍，疗效显著。此外白花蛇舌草与半枝莲配伍能增强效用，白花蛇舌草清热解毒，利湿通淋；半枝莲有清热解毒、利水消肿之效。二药皆为治疗下焦热毒之要药，合而用之，上下得清，热毒去而不伤正。白花蛇舌草与白槿花配伍清热通淋，白花蛇舌草清热利湿，为治淋要药；白槿花清热解毒，利湿凉血，且甘补淡渗，气血两清。

现代药理研究表明，白花蛇舌草除直接对绿脓杆菌、金黄色葡萄球菌、肺炎链球菌、流感杆菌、痢疾杆菌、溶血性链球菌等具有抗菌作用外，还能促进机体免疫功能而间接达到抗炎作用。

二十四、葶苈子

葶苈子为十字花科植物独行菜或播娘蒿的成熟种子。味苦、辛，性大寒。归肺、膀胱经。《神农本草经》云："主癥瘕积聚结气，饮食寒热，破坚逐邪，通利水道。"《名医别录》云："下膀胱水，伏留热气，皮间邪水上出，面目浮肿，身暴中风热痱痒，利小腹。"临床主要用于泻肺平喘，利水消肿。

1. 慢性阻塞性肺疾病、肺心病

《开宝本草》称葶苈子"疗肺壅上气咳嗽，定喘促，除胸中痰饮"，苦降辛散，性寒清热，专泻肺中水饮及痰火而平喘咳。

《金匮要略》云："喘不得卧，葶苈大枣泻肺汤主之。"昔日先师章次公先生常用葶苈子、鹅管石、肉桂温肺化饮，涤痰定咳。慢性阻塞性肺疾病、肺心病属中医学"喘证""肺胀"范畴，表现为肺气胀满，不能敛降，可出现气急喘促，痰涎壅盛，进一步出现心阳虚衰、水肿之象。方邦江教授据此拟定具有泻肺降气作用的"四子养亲汤"。李杲在《医学发明》中指出"葶苈大降气，与辛酸同用，以导肿气"，葶苈子与苏子相伍，降气之力更彰。葶苈子泻肺逐水，常用于肺胀后期合并心阳虚衰、阳虚水肿的患者，并且葶苈子含强心苷，可使心肌收缩力增强，心率减慢，增加心排血量，降低静脉压，用于治疗肺心病之心力衰竭尤其合拍。

2. 胸腔积液

葶苈子"除胸中痰饮"，治"喘不得卧"，具有泻肺逐水的功效。方邦江教授在临床常将葶苈子用于治疗胸膜炎等导致的胸腔积液，并与甘遂、白芥子、大戟或控涎丹一起应用，效果良好。在应用葶苈子治疗肺心病心力衰竭和胸腔积液时，方邦江教授主张葶苈子剂量宜大，通常为30~60g，临床未见不良反应。

现代药理研究表明，葶苈子中的苄基芥子油具有广谱抗菌作用，对酵母菌等多种真菌及其他数十种菌株有抗菌作用。此外，葶苈子尚有降血脂、抗抑郁、抗血小板聚集、抗肿瘤等作用。

二十五、白芥子

白芥子为十字花科植物白芥的成熟种子。味辛，性温，归肺经。《本草纲目》云："利气豁痰，除寒暖中，散肿止痛，治喘嗽反胃。"临床常用于温肺化痰，利气，散结消肿。

1. 慢性阻塞性肺疾病、肺心病

《本草经疏》云："白芥子味极辛，气温。能搜剔内外痰结，及胸膈寒痰，冷涎壅塞者殊效。”白芥子辛温，能散肺寒，利气机，化寒痰，逐水饮。方邦江教授以白芥子为主药自拟四子养亲汤（苏子、白芥子、莱菔子、葶苈子），治疗慢性阻塞性肺疾病、肺心病，证属寒痰壅肺，症见咳喘胸闷、痰多难咳者。

2. 渗出性胸膜炎

该病多由结核病、风湿免疫病、肿瘤等引起，临床表现以胸腔积液为主，并常伴发热、咳嗽、呼吸困难，类似中医“悬饮”咳喘、胸满、胁痛者，可配甘遂、大戟或控涎丹等以豁痰逐饮。2013 年，方邦江教授治一名林姓老年肺癌合并肺部感染、心衰患者，非常棘手，方邦江教授用甘遂、白芥子、大戟、葶苈子等组方治疗月余，患者胸腔积液消失，迄今记忆犹新。

现代药理研究表明，白芥子苷遇水后，经芥子酶的作用生成挥发油，为强力的皮肤发红剂、催吐剂，并有起泡作用。芥子粉使唾液分泌及淀粉酶活性增加，小剂量能刺激胃黏膜，增加胃液及胰液的分泌，大剂量可迅速引起呕吐。水溶剂体外对堇色毛癣菌、许兰黄癣菌等皮肤真菌有不同程度的抑制作用，黄芥子苷水解产生的苷元有杀菌作用。白芥子具有辐射保护及抗衰老作用。

二十六、竹沥

竹沥系新鲜的淡竹和青竿竹等竹杆经火烤灼而流出的淡黄色澄清液汁。味甘，性寒。归心、肺、肝经。《名医别录》云：“治暴中风，风痹，胸中大热，止烦闷。”《本草衍义》云：“竹沥行痰，通达上下百骸毛窍诸处，如痰在巅顶可降，痰在胸膈可开，痰在四肢可散，痰在脏腑经络可利，痰在皮里膜外可行。又如癫痫狂乱，风热发痉者可定；痰厥失音，人事昏迷者可省，为痰家之圣剂也。”临床主要用于清热豁痰，定惊利窍。

方邦江教授认为竹沥性寒，擅长清热化痰，他主张该药治疗急性支气管炎、肺部感染等疾病，临床多与大青叶、鱼腥草、白花蛇舌草等清热解毒中药联合使用；治疗成人高热惊厥和慢性阻塞性肺疾病并发呼吸衰竭（肺性脑病）痰涎壅盛，临床多与天南星、天竺黄、羚羊角、蜈蚣、麝香、大黄等配伍使用；治疗脑炎，常与羚羊角粉、寒水石、天竺黄、川贝母、僵蚕、地龙、生地黄配伍以凉血息风。

《本草纲目》云："竹沥性寒而滑，大抵因风火燥热而有痰者宜之。若寒湿胃虚肠滑之人服之，则反伤肠胃。"本品有滑肠之功，脾胃虚寒者慎用。

现代药理研究表明，竹沥有明显的镇咳、祛痰作用，具有显著的抗深部真菌感染的作用，对新生隐球菌、烟曲霉菌、白念珠菌均有明显的抑菌作用，并具有抗炎作用。

二十七、紫苏子

紫苏子为唇形科植物紫苏的成熟果实。味辛，性温。归肺、大肠经。《名医别录》云："主下气，除寒温中。"《本经逢原》云："性能下气，故胸膈不利者宜之……为除喘定嗽、消痰顺气之良剂。"临床主要用于降气化痰，止咳平喘。

紫苏子性主降，长于降肺气、化痰涎。《药品化义》云："主降，味辛气香；主散，降而且散，故专利郁痰。咳逆则气升，喘急则肺胀，以此下气定喘；膈热则痰壅，痰结则闷痛，以此豁痰散结……如气郁不舒及风寒客犯肺经，久遏不散，则邪气与真气相持，致饮食不进，痰嗽发热，似弱非弱。以此清气开郁，大有神效。"方邦江教授临床中多以紫苏子为主药组方（如四子养亲汤、宽胸理肺汤）治疗慢性阻塞性肺疾病、肺心病之咳喘痰多者。若上盛下虚之久咳痰喘，则配肉桂、当归、厚朴等温肾化痰下气之品。方邦江教授在继承先师朱良春虫类药用药经验和恩师晁恩祥治疗咳嗽变异性哮喘的经验基础上，创造性地将紫苏子、地龙、蜈蚣、蛤蚧、紫河车、磁石等组方，治疗肺心病并发呼吸衰竭之喘脱上实下虚证，疗效显著。

现代药理学研究表明，紫苏子及其炮制品有不同程度镇咳、祛痰、平喘作用。炒紫苏子醇提物有抗炎、抗过敏、增强免疫作用。紫苏子的脂肪油提取物有降血脂作用。此外，紫苏子还有抗氧化、改善学习记忆、抗肝损伤及抑制肿瘤等作用。

二十八、黄荆子

黄荆子，又称黄金子，为马鞭草科植物黄荆的果实。味辛、苦，性温。归肺、胃、肝经。具祛风解表、止咳平喘、理气消食止痛之功。《新修本草》云："黄荆子，也称牡荆子、小荆，性温，主祛风，祛痰，镇咳，行气，止痛，镇惊安眠。"临床多用于感冒、咳嗽、哮喘等。

方邦江教授临床常用黄荆子治疗急性支气管炎、肺部感染、支气管哮喘、支气管扩张、慢性阻塞性肺疾病等呼吸系统疾病临床表现为咳嗽气喘者；配伍马鞭草、虎杖、大青叶治疗流感咳嗽；配伍鱼腥草、白花蛇舌草、半枝莲治疗肺炎；配伍紫苏子、白芥子、麻黄、蝉蜕、蜈蚣治疗支气管哮喘；配伍熟地黄、磁石、紫河车、怀山药组成复方治疗慢性阻塞性肺疾病、肺心病咳喘，效果明显。

现代药理研究表明，黄荆子提取物有抗炎、镇痛作用，并能通过抑制金黄色葡萄球菌、肺炎链球菌等治疗感冒、咳嗽，同时对支气管平滑肌有扩张作用，可缓解气管、支气管痉挛。

二十九、天浆壳

天浆壳又称天将壳、萝藦荚，为萝藦科植物萝藦的果壳。

《饮片新参》谓天浆壳“咸，平”“软坚，化痰，清肺。治肺风痰喘，定惊痫”。《上海常用中草药》云：“化痰，止咳，平喘，治咳嗽痰多，气喘，百日咳，麻疹透发不畅，发热咳嗽。”

天浆壳有宣肺化痰、止咳平喘的作用，适用于肺气不宣、咳嗽痰多、气喘等症，常与金沸草、前胡、枇杷叶等配合应用，与百部配合可治疗百日咳。

方邦江教授广泛应用天浆壳治疗各种呼吸道感染、慢性阻塞性肺疾病、支气管哮喘、急重症咳嗽等疾病。治疗呼吸道感染咳嗽、偏热，多与枇杷叶、桑白皮、桑叶、鱼腥草、白花蛇舌草、红藤、川贝等配伍；治疗阴伤干咳少痰，多与木蝴蝶、凤凰衣、胡颓子叶、诃子配伍；治疗风寒多与麻黄、白前、旋覆花等药配伍；治疗哮喘和慢性阻塞性肺疾病，多与紫苏子、蝉蜕、蜈蚣配伍。此外，治疗小儿及成人高热惊厥、呼吸衰竭（肺性脑病）之属痰涎壅盛者，常与天南星、竹沥水、天竺黄、羚羊角、蜈蚣、麝香、大黄等配伍。现代药理研究表明，天浆壳有抗组胺、收缩气管、抗菌的作用。

三十、苍术

苍术为菊科植物茅苍术或北苍术的根茎。味辛、苦，性温。归脾、胃、肝经。《神农本草经》云：“主风寒湿痹。”《名医别录》云：“主治大风在身面，风眩头痛，目泪出，消痰水，逐皮间风水结肿，除心下急满，及霍乱，吐下不止，利腰脐间血，益津液，暖胃，消谷，嗜食。”临床主要用于燥湿健脾，祛风散寒。

1. 呼吸道、肠道传染病

苍术补气，善祛湿，主治气虚湿痰而中邪者。20 世纪 50 年代，华北地区乙脑暴发，时用主方是白虎汤和白虎加人参汤，但出现了几例疗效并不好的，蒲辅周会诊后，根据热势缠绵，提出用苍术白虎汤，效果立竿见影。现代药理研究表明，苍术对金黄色葡萄球菌、沙门菌、铜绿假单胞菌的抑制作用明显，对白念珠菌、大肠埃希菌亦有抑制作用。其提取物可明显刺激淋巴细胞，有调节免疫系统的作用。因此，方邦江教授治疗流感、肠伤寒等呼吸道、肠道传染病常在古方达原饮、升降散基础上加入苍术以辟秽邪。

2. 耐药菌感染

耐药菌是指具有耐药性的病原菌。在长期应用抗生素之后出现的对相应抗生素产生耐受能力的微生物，致使药物对耐药菌的疗效降低甚至无效。耐药菌的出现增加了感染性疾病治愈的难度，并迫使人们寻找新的对抗微生物感染的方法。方邦江教授通过多年对耐药菌感染的临床实践，认为耐药菌感染主要表现为“脾胃中枢失衡”，脾虚湿阻。苍术为治疗湿证圣药，用于湿阻中焦，症见脘腹胀闷、呕恶食少、吐泻乏力之里证。方邦江教授采用补中益气汤加苍术等芳香化湿之品，疗效甚佳。现代药理研究表明，苍术具有提升机体免疫力的作用，不仅对益生菌的促进效果优于肠道致病菌或条件致病菌，而且对肠道常见致病菌的生长具有直接的抑制作用。至于有学者认为苍术有“伤阳”之弊，方邦江教授认为只要辨证应用准确，不必顾虑。

三十一、苦参

苦参为豆科植物苦参的根。味苦，性寒。归心、肝、胃、大肠、膀胱经。《神农本草经》云：“主心腹气结，癥瘕积聚，黄疸，溺有余沥，逐水，除痈肿。”《本草正义》云：“苦，寒，入肾。清积热，利黄疸，除伏热邪狂，疗恶疮癣疥、毒风邪热、脱眉，亦可治肠风夹热下血。”本品具有清热燥湿、杀虫、利尿之功。

方邦江教授常用该药治疗耐药菌感染，他认为耐药菌感染主要是脾虚湿阻，尤其适于夹有湿热者，常伍补中益气汤。苦参可广泛应用于肠道传染病，如细菌性痢疾、肠伤寒。《本草纲目》曰："治肠风泻血并热痢。"方邦江教授常用苦参配伍马鞭草、白头翁、秦皮、木香、黄连等治疗细菌性痢疾，配伍黄芩、黄连、苦丁茶、滑石、甘露消毒丹等治疗肠伤寒。

近人乃不敢以之入煎剂，盖不特畏其苦味难服，亦嫌其峻厉而避之也。其实不然，苦参虽苦寒，但副作用少，临床可视病情、体质，选择用量在9~30g，不必畏惧。

现代药理研究表明，苦参煎剂、苦参碱、氧化苦参碱对痢疾杆菌、金黄色葡萄球菌、大肠埃希菌、乙型溶血性链球菌、乙型肝炎病毒、丙型肝炎病毒、柯萨奇病毒、腺病毒等具有较强的抑制作用，并对毛癣菌、黄癣菌等皮肤真菌具有不同程度的抑制作用。此外，其还具有抗炎、抗过敏、抗心律失常、抗肿瘤、升高白细胞、保肝、抑制免疫、镇静、平喘等作用。

三十二、穿山龙

穿山龙为薯蓣科植物穿龙薯蓣的干燥根茎。味甘、苦，性温。归肝、肾、肺经。具有祛风除湿、舒筋活络、活血止痛、止咳平喘之功。

现代药理研究表明，穿山龙具有镇咳、平喘、祛痰作用，对金黄色葡萄球菌等多种球菌及流感病毒等有抑制作用。方邦江教授常将穿山龙与大青叶、白花蛇舌草、黄芩、鱼腥草、青黛等清热解毒药配伍，用于治疗急性支气管炎、肺部感染。此外，穿山龙还有抗炎、镇痛、免疫抑制作用。方邦江教授常用穿山龙与黄芪、生白术、雷公藤、蜂房组方治疗免疫功能失调引起的不明原因高热；与僵蚕、地龙、金荞麦、蜂房、灵芝、蛤蚧、鬼箭羽组方治疗间质性肺炎、病毒性肺炎；与白虎加桂枝汤、肿节风配伍治疗风湿热痹之发热。

三十三、附子

附子为毛茛科植物乌头的子根的加工品。味辛、甘，性大热，有毒。归心、肾、脾经。临床常用于回阳救逆，补火助阳，散寒止痛。《神农本草经》云："主风寒咳逆邪气，温中。"可见附子尚有祛风寒、镇咳逆之功。

1. 外感发热

附子具有补火助阳作用，现代研究表明附子具有免疫调节功能。方邦江教授临床用附子治疗发热，主要适用于素体阳虚者，如病毒性感染、自身免疫功能紊乱引起的发热，常用麻黄附子细辛汤治疗。2015 年春，恩师朱良春生前介绍了一位反复发热 3 个月的患者，该患者系朱老之老师孟河御医世家马惠卿先生之曾孙女，因不明原因发热，先后于山东大学齐鲁医院治疗 2 个月无效，后转上海交通大学医学院附属瑞金医院感染科治疗 1 个月，发热仍未控制，体温在 38~40℃之间，原因不明。后电话求诊于朱老，朱老从江苏南通电话嘱托方邦江教授诊治，查病患一派阳虚之象，反发热，予"热因热用"，方用附子 60g 合桂枝汤治疗，1 剂热挫，3 剂热尽，后调理 2 个月，迄今未再复发。

2. 慢性阻塞性肺疾病、肺心病

附子辛甘温煦，有峻补元阳、益火消阴之效，凡肾、脾、心诸脏阳气衰弱者均可应用。仲景亦云："气虚有痰，宜肾气丸补而逐之。"方邦江教授临床上常用本品治疗慢性阻塞性肺疾病辨证属肺气阳虚者，从温煦肾阳的角度论治慢性阻塞性肺疾病，气虚和阳虚是慢性阻塞性肺疾病发病中两个不同的阶段，气虚及阳，临证常见虚寒之候，治疗上需在补气基础上加用助阳之品。慢性阻塞性肺疾病阳虚起始于肺气阳虚，发展于脾气阳虚，而危重于心肾阳虚，故方邦江教授在治疗此类老年咳喘病，尤其是合并心力衰竭的患者，擅长使用附子，并且在方药选择上常与葶苈子、紫苏子、白芥子、莱菔子、地龙同用以温肺、化痰、降气；与熟地黄、煅磁石、蛤蚧配伍，治疗肾不纳气之虚喘。

在附子的用量上，方邦江教授主张疗效是根本，不能唯剂量论，否则有哗众取宠之嫌。附子只要炮制、煎法得当，完全可以取到非常好的效果。先师朱良春先生生前主张先从小剂量（3~6g）开始，如无反应，可逐渐加大剂量，诚如斯言，方邦江教授在临床用量上一般以60g为上限。附子含有与乌头同样的有毒成分乌头碱，所以在“十八反”中，人们往往认为附子反半夏，方邦江教授在临床运用常将二者同时使用，起到相反相成作用，并未见毒副反应，不必顾忌。

现代药理研究表明，附子煎剂、水溶性部分等对蛙、蟾蜍及温血动物心脏均有明显的强心作用；附子水溶性部分能增加股动脉血流量，降低血管压力，对冠状动脉血管有轻度扩张作用；其正丁醇提取物、乙醇提取物及水提物对氯仿所致小鼠室颤有预防作用；乌头属类生物碱能扩张四肢血管，因此对血压有双向影响；附子煎剂可减弱动物血压降低、心率减慢、心收缩力减弱等变化，而显著延长休克动物生存时间；附子煎剂有抑制凝血和抗血栓形成的作用；附子有抗炎、镇痛作用。附子能增强免疫与机体抗氧化能力，并具有抗衰老作用。

三十四、泽漆

泽漆为大戟科植物泽漆的地上部分。味辛、苦，性微寒。归大肠、小肠、肺经。《神农本草经》谓其“主皮肤热，大腹水气，四肢、面目浮肿”，《医林纂要》谓其“泻肺降气，行水祛热”。临床用于利水消肿，化痰止咳，解毒杀虫。

泽漆辛宣苦降，有宣肺降气、化痰止咳之功，临床常用于痰饮喘咳。《金匮要略》中记载泽漆汤，泽漆与半夏、生姜、桂枝等同用。方邦江教授针对慢性阻塞性肺疾病、肺心病有痰涎壅盛之标者，充分发挥泽漆化痰、祛痰之功效，与葶苈子、地龙、蜈蚣、白芥子、紫苏子、杏仁等配伍以祛痰；如属肺热咳喘，可与桑白皮、黄芩、大黄、白花蛇舌草、鱼腥草、竹沥、天竺黄、金荞麦等配伍以清热化痰。金荞麦可清热解毒，活血散瘀，二药相须为伍，尤其适用于慢性阻塞性肺疾病之属水饮凌心兼血瘀者。泽漆主“大腹水气，四肢面目浮肿”，不仅能祛痰，还能利水消肿，非常适宜肺心病之心力衰竭、水肿者。

现代药理研究表明，泽漆具有抗病原微生物、降温、祛痰、扩张气管等作用。

三十五、八月扎

八月扎，又称预知子，为木通科植物三叶木通的木质茎藤。味苦，性寒，归肝、脾经。具有疏肝和胃、活血止痛、软坚散结、利小便之功。主肝胃气滞，脘腹、胁肋胀痛，饮食不消，下痢便泄，疝气疼痛，腰痛，经闭痛经，瘿瘤瘰疬，恶性肿瘤。《日华子本草》谓其“消宿食，止烦闷，利小便”。

1. 胆结石、胆囊炎

八月扎味苦，性寒，归肝、脾经，具有疏肝、活血之功，善治胸胁疼痛，有抗炎、抗菌等药理作用。临床中方邦江教授常重用八月扎（30g），配伍四金汤（金钱草、郁金、鸡内金、海金沙）、加味锦红汤（大黄、红藤、蒲公英）治疗胆囊炎、胆石症，疗效显著。

2. 急性胃炎

《食性本草》云：“主胃口热闭，反胃不下食。”临床治疗急性胃炎、食道反流等急性胃肠道疾病，方邦江教授常将八月扎与黄芩、黄连、半夏、木香、藿香、蒲公英等相伍。

3. 泌尿系结石

八月札常与利尿通淋药同用治疗泌尿系结石，可加速结石的排出。

三十六、黄连

黄连又称味连、川连、雅连，为毛莨科植物黄连、三角叶黄连或云连的根茎。味苦，性寒。归心、脾、胃、肝、胆、大肠经。《神农本草经》云："主热气……明目，肠澼，腹痛下利。"其有清热燥湿、泻火解毒的功效。

黄连配伍葛根、黄芩、木香、生地榆、蒲公英、藿香等可治疗急性胃肠炎。方邦江教授对于儿童、青壮年胃肠型感冒患者，尤喜用黄连，他认为黄连不仅可清利肠道湿热，治疗胃肠道感染，还能够预防和治疗心律失常，对胃肠型感冒并发的病毒性心肌炎之心律失常有良好的预防与治疗作用。

现代药理研究表明，黄连及其有效成分对金黄色葡萄球菌、肺炎双球菌、痢疾杆菌、霍乱弧菌以及肺炎杆菌、百日咳杆菌、白喉杆菌均有一定的抑制作用；对各型流感病毒均有明显抑制作用；对絮状表皮藓菌等皮肤真菌有显著抑制作用。其中，黄连、小檗碱、黄连碱、药根碱等均有显著抗炎作用，黄连及小檗碱均有解热作用。

三十七、葎草

葎草是桑科葎草属植物葎草的全草。味甘、苦，性寒，归经肺、肾经。具有清热解毒、利尿通淋之功。《唐本草》云："主五淋，利小便，止水痢，除疟，虚热渴，煮汁及生汁服之。"《本经逢原》云:“专主五淋利小便，散瘀血。”常用于淋证、泻痢、肺热咳嗽、肺痈、热毒疮疡、皮肤瘙痒等。

先师朱良春善用葎草治疗诸病，谓葎草价廉易得，能散结除蒸，通络止痛，利水消肿。方邦江教授在继承朱老经验的基础上加以发挥，不仅用于治疗诸淋，而且在治疗急慢性肾炎、肾结石、前列腺炎等方面也获得良效。

葎草能除蒸、化瘀、利水，湿热重者可加量至30g，如用鲜品可用至60g。此外，方邦江教授用葎草清虚热,《新修本草》载其“除疟，虚热渴”，对湿热病后期虚热缠绵有奇效，常与白薇、玉竹合用；也可治疗“悬饮”之属西医渗出性胸膜炎者，有助于渗出液吸收及退热。葎草治痹证，小剂量可祛除经络湿热，大剂量则可逐除胸胁饮邪。葎草常与白虎加桂枝汤、虎杖、穿山龙、羚羊角、胆南星合用治疗热痹；与桑白皮、黄芩、金荞麦、天竺黄、竹沥、大青叶、鱼腥草、瓜蒌合用治疗肺部感染痰热咳喘。

现代药理研究表明，葎草对金黄色葡萄球菌、粪链球菌、肺炎链球菌、白喉杆菌、炭疽杆菌、枯草芽孢杆菌和蜡样芽孢杆菌有抑制作用。

三十八、白头翁

白头翁为毛茛科植物白头翁的根。味苦，性寒，归胃、大肠经。白头翁有清热解毒、凉血止痢的功效，主治热毒血痢、阴痒带下。《药性论》谓其“止腹痛及赤毒痢，治齿痛，主项下瘤疬”。

白头翁味苦，性寒，入大肠经，苦能坚肠，寒能清热，以其为君药的代表方剂白头翁汤善治“热毒下痢”(《伤寒论》)。现代临床药理表明，白头翁有抗菌、镇静、镇痛及抗痉挛作用。方邦江教授常将该药用于治疗急性细菌性痢疾、急性胃肠炎等胃肠道感染性急症。方邦江教授还擅长应用白头翁治疗溃疡性结肠炎腹痛泻下，辨证属阴虚者加用阿胶甘草汤、白槿花；脾胃虚寒者用白头翁配伍温脾散寒之炮姜、附子、地锦草、仙鹤草、艾叶等。此外，白头翁还可以配伍马鞭草、蜂房，治疗湿热带下。

三十九、仙鹤草

仙鹤草，又称龙芽草、脱力草，为蔷薇科植物龙牙草的地上部分。味苦、涩，性平。归心、肝经，有收敛止血、截疟止痢、杀虫功效，主治咯血、吐血、尿血、便血、赤白痢疾、崩漏带下、脱力劳伤、痈肿疮毒、跌打。《滇南本草》言其“治妇人月经或前或后，赤白带下，面寒腹痛，日久赤白血痢”，《生草药性备要》称其“理跌打伤，止血，散疮毒”。

方邦江教授在临床中常用仙鹤草配伍白头翁、地锦草、藿香、桔梗、肉桂、黄连、赤芍、白芍、玫瑰花、升麻，对溃疡性结肠炎腹痛、腹泻、黏液脓血便的缓解和治愈疗效显著。

现代药理研究表明，仙鹤草具有抗炎、抗肿瘤、镇痛等作用。仙鹤草乙醇提取物灌胃，可以抑制二甲苯致小鼠耳肿胀。仙鹤草水煎液对荷瘤小鼠 IL–2 活性有增强作用。另外本品还有降血糖、降血压等作用。

四十、人参

人参依品种和炮制不同而称“生晒参”“红参”“生晒山参”等，为五加科植物人参的根和根茎。味甘、微苦，性微温。归肺、脾、心、肾经。有大补元气、补脾益肺、生津、安神益智的功效。

方邦江教授认为“急性虚证”在脓毒症的发生发展中具有重要作用，人参大补元气，具有复元、生津之功，非常契合脓毒症“急性虚证”的病理机制。方邦江教授临床将人参与大黄、红藤、蒲公英等药配伍，拟定“参黄颗粒”，用于脓毒症的治疗，在促进疾病痊愈、降低死亡率方面发挥了重要作用。

现代研究表明，人参对于人体具有良好的免疫调节作用。人参可以有效提高脓毒症患者肠道黏膜的免疫功能，遏制肠道细菌的移位。人参皂苷和人参多糖对正常动物网状内皮系统吞噬功能有刺激作用。人参皂苷或人参花皂苷能显著增强小鼠腹腔渗出细胞对鸡红细胞的吞噬活性。不同浓度的人参提取浓缩液对福氏痢疾杆菌、乙型溶血性链球菌、产紫青霉菌均有抑制作用。较高浓度的人参提取浓缩液对金黄色葡萄球菌、大肠埃希菌、炭疽杆菌、肺炎球菌、黑曲霉菌、产黄青霉菌有抑制作用。

四十一、栀子

栀子为茜草科植物栀子的成熟果实。味苦，性寒。归心、肺、三焦经。有清热、泻火、凉血之功效。《本草纲目》谓其“治吐血”，朱震亨云其“泻三焦火，清胃脘血，治热厥心痛，解热郁，行结气”。

栀子性味苦，性寒，《本草正义》云：“同茵陈疗湿热黄疸，同豆豉除心火烦躁。佐枳朴消烦满，佐姜陈平呕哕。”方邦江教授临床将其与虎杖、茵陈、大黄、芒硝、枳实、厚朴、金钱草等清热、疏肝、利胆中药同用，用于治疗胆囊炎、胆石症、胰腺炎等急腹症。

现代药理研究表明，栀子具有抗炎、抗氧化、利胆、利尿、解热、镇痛等多种药理活性，且能降低血清胆红素含量。

四十二、鸭跖草

鸭跖草为鸭跖草科植物鸭跖草的地上部分。味甘、淡，性寒。归肺、胃、小肠经。具有清热、凉血、解毒、利水之功。

《滇南本草》云："补养气血，疗妇人白带、红崩，生新血，止尿血、鼻衄血、血淋。"《本草拾遗》云："主寒热瘴疟，痰饮，丁肿，肉癥涩滞，小儿丹毒，发热狂痫，大腹痞满，身面气肿，热痢，蛇犬咬，痈疽等毒。"临床常用于咽喉肿痛、小便不利、痈疽疔疮、黄疸、蛇毒咬伤等。

鸭跖草功专消肿利尿、清热解毒。方邦江教授常用该药伍白花蛇舌草、葎草、车前草而成自拟四草汤，加强清热解毒之力，用于肾盂肾炎、膀胱炎、尿路结石等。药理实验亦证实，鸭跖草的水提物及有效成分具有抗炎、镇痛作用，对金黄色葡萄球菌、白念珠菌、大肠埃希菌、痢疾杆菌均有较强抑菌作用。2013年夏，方邦江教授曾诊治一名女性反复尿路感染患者，因反复尿频、尿急、尿痛3年，劳累后出现发热畏寒，伴肉眼血尿，腰酸痛，服抗生素病情难以控制。查尿常规：白细胞（+++），红细胞（++++）。苔黄腻，脉滑数。方邦江教授辨证为湿热下迫膀胱之热淋，予四草汤加栀子、大黄、瞿麦、红藤、生地榆、白茅根。服3剂后热渐退，血尿缓解。3天后，中段尿培养提示大肠埃希菌生长，去大黄、栀子，加紫花地丁、半枝莲、黄芪。再进7剂，诸症消失，尿常规正常。

方邦江教授用此药配伍蒲公英、龟板、关黄柏、白花蛇舌草、生地榆、苍术、萆薢、车前子、蜂房，治疗前列腺炎、前列腺肥大所致癃闭，疗效显著。

此外，鸭跖草与马鞭草、一枝黄花、大青叶、拳参同用可治疗流感；与鬼箭羽、黄连、黄芪、玉米须等配伍可治疗糖尿病。

四十三、生地榆

地榆为蔷薇科植物地榆或长叶地榆的根。味苦、酸、涩，性微寒，归肝、大肠经。具有凉血止血、清热解毒、消肿敛疮之功。《本草纲目》云："地榆除下焦热，治大小便血证。"《本草求真》云："其性主收敛，既能清降，又能收涩，则清不虑其过泻，涩亦不虑其或滞，实为解热止血药也。"临床多用于便血、痔血、血痢、崩漏、水火烫伤、痈肿疮毒等。

《本草正义》云："地榆苦寒，为凉血之专剂。"方邦江教授认为生地榆善治下焦血分湿热，尤其是下焦气分淋证。盖缘其能清热解毒，且入下焦除热，又性涩可缓尿频，通中寓涩，祛邪而无伤肾耗阴之弊，非其他淡渗清利之品，可作为治疗泌尿系感染之要药。方邦江教授临床常伍四草汤，并配以凉血之品，常以生地黄、牡丹皮、赤芍、槐角以加强凉血清热之力，直入下焦凉血泄热。

此外，方邦江教授还用生地榆治疗胃、十二指肠溃疡出血。

现代药理研究表明，地榆煎液对伤寒杆菌、副伤寒杆菌、脑膜炎球菌、福氏痢疾杆菌、乙型溶血性链球菌、金黄色葡萄球菌、肺炎双球菌、白喉杆菌、大肠埃希菌、枯草芽孢杆菌、铜绿假单胞菌、霍乱弧菌及人型结核分枝杆菌均有不同程度的抑制作用，对某些真菌亦有不同程度的抑制作用。

第二节　常用药对（含角药）

一、麻黄、附子、细辛

功效：温阳解表。

主治：阳虚外感。症见恶寒重，发热轻，汗出恶寒更甚，面色㿠白，骨节酸冷疼痛，四肢不温，舌淡胖，苔白滑，脉沉迟无力。

按语：《伤寒论》云："少阴病，始得之，反发热，脉沉者，麻黄细辛附子汤主之。"《药义明辨》云："细辛味辛气温，达肾肝之阳气，力更猛于麻黄。是以在至阴之分，虽不同于补阳诸味，然能就阴分而散寒邪。"细辛归心、肺、肾经，性善走窜，通彻表里，既能助麻黄祛风散寒以解表，又能助附子温里以鼓邪外出。三药并用，表里同治，内外兼顾，使外感风寒之邪得以表散，在里之阳气得以维护，则阳虚外感可愈。

二、大黄、生石膏

功效：峻下清热。

主治：外感时邪，卫气同病，肺胃壅热。症见高热，烦渴，大便秘结，甚则神昏谵语者。

按语：生大黄峻下，生石膏清热，方邦江教授将两药合用，可直泄经腑实热，从而顿挫热势，存阴保精。

三、金荞麦、鱼腥草

功效：清肺，化痰，定咳。

主治：肺热咳嗽，痰多，发热，苔微黄，脉数者。

按语：金荞麦又称天荞麦、野荞麦。金荞麦清热解毒，祛风利湿，临床治疗肺脓肿、肺炎等肺部感染性疾病及肠道炎症有较好的疗效。方邦江教授治疗呼吸道感染，常将金荞麦与清热解毒、利尿消肿的鱼腥草相伍，临床疗效显著。

四、葶苈子、大枣

功效：泻肺除饮，下气平喘。

主治：急性支气管炎、支气管哮喘、渗出性胸膜炎、充血性心力衰竭等属痰浊水饮壅滞胸肺之喘证，症见面目浮肿，咳喘气逆，痰涎壅盛，咳吐痰水，而肺气不虚者。

按语：两药配伍乃《金匮要略》之葶苈大枣泻肺汤，“肺痈，喘不得卧，葶苈大枣泻肺汤主之”。葶苈子含强心苷，可使心缩加强，心率减慢，增加心排血量，降低静脉压，用于治疗风心病、肺心病之心力衰竭疗效较好。心衰患者正气多虚，葶苈子祛邪力强，故佐大枣缓和药性。方邦江教授临床常以葶苈大枣泻肺汤加味治疗喘证，能使临床症状较快缓解或消失，多数患者病情稳定。凡心慌气短，动则加剧，自汗，困倦乏力，苔白质淡，脉沉弱者，乃心脾气虚之证，宜加用炙黄芪、党参、白术、炙甘草，以益气健脾；两颧及口唇发绀，时时咳血，脉结代，舌质紫瘀者，系心体残损、肺络瘀阻之证，应加用化瘀和络之品，如丹参、苏木、花蕊石、桃仁等；如阳虚较甚，怯冷，四肢不温，足肿，舌质淡胖，苔白，脉沉细而结代者，需加用附片、淫羊藿、鹿角片、炙甘草等以温肾助阳。

五、金银花、连翘

功效：疏风解表，清热解毒。

主治：外感风热证。症见身热较著，微恶风，无汗或汗出不畅，头胀痛，面赤，或伴咳嗽，痰黏或黄，咽燥，鼻塞流黄浊涕，口干欲饮，舌苔薄白或微黄，舌边尖红，脉浮数。

按语：金银花、连翘均为清热解毒类药物。金银花味甘，性寒，气味芳香，清热解毒，既可解风温之热，又能解血中之毒。连翘味苦，性微寒，清轻上浮，既可清心火，解疮毒，又能解上焦风热。二药配伍，共奏清热解毒、透热解表之功。如银翘散，君药为金银花、连翘，可治疗外感风热或温病初起，发热重，微恶风寒，咽喉痛等。金银花、连翘配伍还可用于治疗热入营分发热，如清营汤，治温热病，邪热初入营分，症见身热夜甚，口渴或不渴，时有谵语，心烦不眠，或斑疹隐隐，舌绛而干，脉细数等。本药对既可清热解毒，又可消肿散结，故热毒壅滞之疮疡痈肿，均可用之。脾胃虚寒及痈疽属阴者忌用。

六、一枝黄花、苍耳子

功效：疏散风热，清解表毒。

主治：时邪外感发热。

按语：一枝黄花疏风达表，清热解毒；苍耳子既可疏散风热，又可清解表毒。方邦江教授常将二药配伍治疗时邪外感之发热，风寒者加荆芥、防风、苏叶、生姜；风热者加牛蒡子、僵蚕、前胡。

七、蝉衣、僵蚕

功效：疏风散热，化痰利咽，解毒抗过敏。

主治：①风热喉痹，症见咽痒、咳嗽、咳痰等。②外感温热邪毒所致发热、声嘶目赤、腮腺肿大等。③慢性肾炎或肾病综合征因外感风热而急性复发。

按语：蝉衣疏散风热，利咽，透疹，明目退翳，解痉；僵蚕息风止痉，祛风止痛，化痰散结。二药配伍金银花、连翘、淡豆豉、苍耳子、羌活等，可治疗病毒性感冒；配伍黄芩、黄连、石膏等，可治疗病毒性腮腺炎。

八、大黄、滑石、麻黄

功效：发汗，攻下，利小便。

主治：外感高热。症见高热，烦渴，大便秘结，甚则神昏谵语者。

按语：麻黄轻扬上达，性温辛散，善于宣肺气，开腠理，透毛窍，为治疗外感高热之要药。《日华子诸家本草》谓麻黄“调血脉，开毛孔皮肤”,《神农本草经百种录》谓“麻黄轻扬上达，无气无味，乃气味之最清者，故能透出皮肤毛孔之外，又能深入积痰凝血之中。凡药力所不到之处，此能无微不至，较之气雄力厚者，其力更大”。大黄具有泻下攻积、清热泻火、凉血解毒、逐瘀通经的功效。方邦江教授对流感、肺炎、脓毒症等感染和传染性疾病，主张下法，主要是在辨证论治的方药中加用大黄。“肺与大肠相表里”“病在脏，治其腑”，肠腑疏通，上焦壅遏之邪热、痰浊自有出路。大黄是重要的泻下药、清热药和止血药，它功效迅速，常用于危急重症。滑石具有清热、渗湿、利窍之效，临床可治疗暑热烦渴、小便不利、水泻、热痢、淋病、黄疸、水肿、衄血、脚气、皮肤湿烂。《神农本草经》云滑石“主身热泄澼，女子乳难，癃闭，利小便，荡胃中积聚寒热”。方邦江教授常应用滑石退高热，导热下行，兼有润热病之燥，临床常用剂量为30~90g，实大病非重剂不可挽沉疴之典范。方邦江教授常使用麻黄、大黄、滑石三药，齐头并进，即发表、攻下、通利三法并举，直挫热势，阻断传变，共为统领，直捣病巢。

九、莱菔子、紫苏子、白芥子

功效：降气化痰。

主治：痰湿壅盛证。

按语：该三味药组成的方剂即为名方“三子养亲汤”。方邦江教授认为，久病肺虚，每致停食生痰，痰盛又可壅肺，肺失宣降，胸闷气促，从而形成恶性循环。白芥子温肺化痰，利气散结；紫苏子降气化痰，止咳平喘；莱菔子消食导滞，下气祛痰。三药相伍，标本兼治。方邦江教授临证凡见白痰量多，质地清稀之肺病日久者，均伍用三药。

十、全蝎、僵蚕

功效：疏风解痉。

主治：阵咳、咳痰、气急等风痰咳嗽。

按语：全蝎味辛，性平，有毒，归肝经，可息风镇痉，攻毒散结，通络止痛。僵蚕味咸、辛，性平，归肝、肺、胃经，可祛风定惊，化痰散结。方邦江教授认为风可致咳，他在临床中注重疏风宣肺，对咳嗽日久难愈或咳嗽气急咽痒明显者，常加入全蝎、白僵蚕。

十一、茵陈、虎杖、生大黄

功效：通下利胆清热。

主治：肝胆气郁、肝阴不足型胆囊炎。

按语：茵陈味苦、辛，性微寒，可清热利湿退黄；虎杖味微苦，性微寒，可散瘀止痛，祛风通络，清热利湿解毒；大黄味苦，性寒，善于泄热毒、破积滞而涤荡肠胃，为峻下热结之要药。方邦江教授在治疗胆囊炎时常用茵陈、虎杖、生大黄以通下利胆清热。

十二、蒲公英、紫花地丁

功效：清热解毒，消痈散肿。

主治：热毒疮痈疔毒、乳痈以及感染性疾病。

按语：蒲公英、紫花地丁均能清热解毒，消散痈肿。蒲公英味苦甘，性寒，长于消肿散结，治乳痈效尤著；紫花地丁味苦、辛，性寒，具有清热解毒、凉血消肿、清热利湿之功。二药合用，清热解毒，散痈消肿作用力强，为治疗热毒疔疮痈肿之要药。方邦江教授临床常用二药治疗各种热毒疔疮痈肿。脾胃虚寒及痈疽属阴者忌用。

十三、地龙、僵蚕

功效：化痰，通络，平喘。

主治：痰热咳嗽，过敏性哮喘。

按语：地龙味咸性寒，泄热定惊，平喘通络；僵蚕散风泄热，化痰消坚，活络通经，有抗过敏作用。方邦江教授常将两药合用，治疗痰热咳嗽、过敏性哮喘效果显著，对风痰阻络之偏头痛、三叉神经痛、口眼歪斜、肢体麻木者亦有效。

十四、土茯苓、萆薢

功效：解毒利湿，除痹止痛。

主治：湿热淋浊，漏下，带下，痛风，关节肿痛。

按语：土茯苓味甘淡，性平，解毒除湿，通利关节；萆薢味苦，性平，利湿化浊，祛风除痹。二药合用，善于清热解毒，可使湿热毒邪由小便而解，共奏祛湿浊、利关节、除痹痛之功。方邦江教授在临证用药中，常将土茯苓、萆薢与滑石、白花蛇舌草、金钱草配伍，治疗湿热淋证、小便涩痛、尿浊、小便如米泔者；与当归、防己、僵蚕等配伍，治疗痛风性关节炎，收效颇佳。脾胃虚寒、肾阴亏虚者不宜用。

十五、紫苏子、藿香

功效：解表理气，温中化浊。

主治：外感风寒，内伤湿滞证。症见鼻塞，流清涕，咳嗽，痰白，恶寒，胃脘不适，纳呆，舌淡或淡胖，苔白，脉浮弦。

按语：紫苏子下气，清痰，润肺平喘，宽肠；藿香芳香化湿，祛暑解表，止呕。方邦江教授认为二药均能解表理气、温中化浊，紫苏子理气作用较强，同时兼有润肠通便作用；藿香化湿作用较胜。对于外感湿滞之证，二药配伍，湿滞得除，气机得畅。

十六、荆芥、防风

功效：疏风解表。

主治：①外感风寒证，症见恶寒重，发热轻，无汗，头痛，肢节酸痛，鼻塞流清涕，或咳嗽少痰，痰色白，舌淡，苔薄白，脉浮或浮紧。②外感风热证，症见身热较著，微恶风，汗出不畅，头胀痛，面赤，或伴咳嗽，痰黏或黄，咽燥，鼻塞流黄浊涕，口干欲饮，舌苔薄白或微黄，舌边尖红，脉浮数。

按语：荆芥性平和，临床用于解表，既可用于风寒证，也可用于风热证，凡感受风邪，无论寒热，皆可使用。方邦江教授临床多将其与防风相配用于外感表证。他认为，现在中医所治之表证已与百年前不同，大多数患者都是先口服西药或输液打针，抗病毒消炎，汗出表不解，正气却已伤，症状不能缓解才转而求治于中医，所以典型的麻黄汤证、桂枝汤证少之又少。因此，在这种情况下用药就不可辛散太过，以免重伤正气，而荆芥与防风配合使用则是较好的选择。

十七、桔梗、杏仁

功效：开宣利咽，肃肺祛痰。

主治：外感咳嗽。

按语：咳嗽因外感诱发者为临床常见之证，失治误治可致咳嗽迁延缠绵。肺为娇脏，不耐寒热，寒热犯肺，虽然证候表现有别，但肺失宣降之病机是相同的。治疗就是要祛邪于外、复宣降于里。桔梗开宣肺气，从“宣”切入，不管邪之寒热，既然病机都存在肺气不宣，那么桔梗就是不可或缺之品，在配伍上与杏仁一宣一降，方邦江教授常将二药作为对药用于治疗外感咳嗽的组方中。

第三节 常用方剂

一、参黄颗粒

组成：人参 30g，大黄 18g，水蛭 6g，红藤 30g，附子 18g，蒲公英 30g。

功效：清热解毒，行气通腑，益气扶正。

主治：用于治疗正虚腑实的各种感染性疾病，尤其对肺部感染等导致的脓毒症效果显著。

方解：参黄颗粒体现了“先发制病，发于机先”，治疗风温病不拘泥于先表后里及禁汗、禁下之常规，意在“早期截断、防止传变”的“治未病”思想。参黄颗粒化裁于锦红汤，方中重用人参，与大黄同为君药，体现了“急性虚证”及“以通为用，截断逆转”的思想。方邦江教授认为感染性疾病所致脓毒症的主要病机是正气虚弱，毒、瘀、痰阻滞经络，气机逆乱，气血阴阳受损而致全身脏腑功能失调。鉴于此，方邦江教授率先提出了脓毒症“全程补虚”的学术观点，对促进疾病痊愈、降低死亡率发挥了重要作用。人参是大补元气之要药，有补脾益肺、生津、安神益智的功效。现代研究表明，人参具有抗休克、抗炎、抗过敏及肿瘤等多种作用。大黄具有泻下攻积、清热泻火、凉血解毒、逐瘀通经之效，广泛用于内外妇儿之急危重症，其也是方邦江教授治疗脓毒症“早期逆转、截断”“表里双解”，既病防传，最具代表性的药物。大黄不仅能治疗肺部感染、调节肠道菌群失调、改善肠道微生态，还具有活血之功，可防止脓毒症凝血功能障碍。两药配伍，用于邪实而正虚之证，邪实而正不虚者忌用。附子临床上用以回阳救逆，补火助阳，散寒止痛。《本草正义》谓附子“阳中之阳，善走不守，治表里一切寒证，暖五脏，回阳气……凡脉细无神、气虚无热者皆当速用”，附子能上助心阳，为回阳救逆第一品药，伍人参大补元气，二者同用，治亡阳兼气脱证，是治疗亡阳证的名方参附汤。现代药理学研究表明，附子的强心作用胜过洋地黄，对垂体－肾上腺皮质系统有兴奋作用，并能兴奋迷走神经而起到强心作用，人参与附子同用还可增强附子的救逆作用。大黄、红藤及蒲公英是锦红汤的主要组成药物，共奏通腑泻下、通便泄热、护津液之功。水蛭味咸、苦，性平，有小毒，归肝经。有破血通经、逐瘀消痛之功，多用于治疗血瘀经闭、癥瘕、中风偏瘫等。《本草纲目》载：“咸走血，苦胜血。水蛭之咸苦，以除畜血，乃肝经血分药。”《神农本草经》载：“水蛭味咸，平。主逐恶血，瘀血月闭，破血瘕积聚，无子，利水道。”现代药理研究表明，水蛭有溶解血栓、抑制血小板聚集的作用。水蛭在本方中为使药，起直达病灶的作用。

二、锦红汤

组成：大黄 6~10g，红藤 15~30g，蒲公英 15~30g。

功效：清热解毒，行气通腑，活血消肿。

主治：胰腺炎、胆道感染、脓毒症等各类感染性疾病。

方解：脓毒症传变快，病情重，死亡率高，其首要并发症是多脏器功能衰竭。方邦江教授首次将中医“既病防传”的“治未病”思想引申到防治脓毒症多脏器衰竭的临床与实践中，他认为“急下存阴”法就是通过荡涤胃肠，泻下大便或积水，引而竭之，使停留蕴结的宿食、燥屎、实热之邪，下泻而出，这也是快速截断的重要手段。外感热病一旦见气分证，热毒之邪往往会入腑内结，不管是否便闭，先用通腑攻下，急下存阴，使邪有出路，这也符合“温病下不厌早”的思想。

锦红汤是方邦江教授在已故“顾氏外科”创始人顾伯华先生治疗急腹症验方的基础上，拓展使用，广泛治疗脓毒症，取得了良好的临床疗效。方中大黄为君药，味苦性寒，具有泻下攻积、泻火解毒、活血祛瘀、清热利湿的功效，是清热通下之要药；红藤清热止痛，消痈解毒，配伍大黄，大大增加了大黄的清泻之功，是为臣药；蒲公英清热解毒，消痈散结，与大黄、红藤合用，一方面增加全方的清热通下之功，另一方面弥补大黄、红藤利湿方面的相对不足。锦红汤功效有三：其一，锦红汤治疗感染性疾病的主要目的不在于祛除结粪而在于祛除热毒；其二，锦红汤具有调畅气机的功效，“六腑以通为用”，此方能通利泄热，解除郁闭，调畅气机；其三，锦红汤能推陈出新，促进气血运行，虽非补药而功似补药。《儒门事亲》曰：“损有余，乃所以补其不足也……下中自有补。”此外，锦红汤尚有泻下存阴之功，感染性疾病最易伤阴、耗液、动风，“留得一分津液，便有一分生机”。总之，全方共奏通腑泻下、通便泄热、护津液之功。

三、复元醒脑汤

组成：人参 30~60g，胆南星 45~60g，石菖蒲 24g，三七粉 10g，水蛭粉 6g，益母草 30g，大黄粉 30~60g。

功效：扶持元气，逐瘀化痰，泄热息风，通络开窍。

主治：颅内感染等缺血缺氧性脑病。

方解：颅内感染是临床严重感染性疾病，方邦江教授认为脑为元神之腑，该病的主要病机为毒瘀互结、痰热生风并兼有元气损耗，患者表现出“急性虚证”的病理状态。故方邦江教授提出了以扶持元气为主，佐以逐瘀化痰、泄热息风、通络开窍为辅的复元醒神法，并自拟复元醒脑汤治疗中风取得了良好的临床疗效。实验研究显示，复元醒脑汤可以有效保护血－脑屏障，减少再灌注损伤对其造成的二次破坏，降低血－脑屏障通透性，减轻脑水肿进展程度，并可以减轻皮层神经细胞肿胀程度、炎性细胞浸润和微血管内皮细胞的损伤。方中人参大补元气，补脾益肺，脾气健运，肺气宣畅，则痰浊自消，气为血之帅，气盛血行，瘀血自消，可达扶正祛邪之目的，为治本之药；三七止血不留瘀；大黄通腑泻下，清热解毒，兼具活血化瘀之功，与三七合用一通一涩，止血不留瘀，且能通过通腑达到涤痰泄浊之功，使痰、瘀、热等浊邪得除，气血调达，经络通畅；石菖蒲功擅治痰，为开窍要药，痰浊去，气血通，神明自复；胆南星清热化痰，息风定惊，与石菖蒲合用可治疗痰湿与风邪交阻脑窍之证；水蛭活血化瘀，消癥散结，张锡纯认为本品“破瘀血而不伤新血，专入血分而不伤气分”，为化瘀峻品；益母草解郁平肝，活血祛风，《本草汇言》云“益母草，行血养血，行血而不伤新血，养血而不滞瘀血，诚为血家之圣药也”。因此，方邦江教授临床常用大量益母草活血化瘀。诸药合用，方小力专，起“复元醒脑、逐瘀化痰、泄热息风”之功，药后诸症缓解，症趋平稳。

四、四金汤

组成：金钱草30g，海金沙20g，郁金10g，鸡内金10g。

功效：清利肝胆，调畅气机。

主治：急慢性胆囊炎、胆管炎、胆结石等肝胆系统感染。

方解：胆囊结石的临床表现多样，急性发作时常以不同程度的疼痛、胀满、黄疸等为主要症状，可归属于中医“胆胀”“胁痛”“腹胀”“黄疸”等范畴。《灵枢·胀论》言：“胆胀者，胁下痛胀，口中苦，善太息。”本病病位在胆，与肝关系密切，具有病程较长、轻重不一、阻滞气机的特点。在生理功能上，肝胆二者相互协调，疏利胆汁于小肠，帮助脾胃消化饮食物。肝气疏泄正常，可以促进胆汁的分泌和排泄；胆汁排泄无阻，又利于肝气疏泄的正常发挥。在病理变化上，二者相互影响。若情志不畅，肝气郁结，疏泄失司，气机阻滞，则见胁痛、腹痛、胀满等表现；肝气郁结，横逆犯胃，胃气不降，可见恶心、呕吐等表现。

方邦江教授认为肝胆湿热、气机阻滞为肝胆疾病感染的关键病机，清利肝胆、调畅气机是关键治法。四金汤全方组成简洁，功专效强，顺应肝胆的生理特性，以清利为主。方中金钱草味甘、咸，性微寒，归肝、胆、肾、膀胱经，海金沙味甘、咸，性寒，归膀胱、小肠经，二者共为君药，甘缓急，咸软坚，寒清热，共奏清热利湿止痛之效。郁金味辛、苦，性寒，归肝、心、胆经，辛以散之，苦寒燥湿清热，疏肝解郁利胆，为臣药。鸡内金味甘，性平，归脾、胃、小肠、膀胱经，《医学衷中参西录》言“鸡内金，鸡之脾胃也，其中原含有稀盐酸，故其味酸而性微温，中有瓷、石、铜、铁皆能消化，其善化瘀积”，取其“消化”之功，兼有健胃之能，为佐助之品。现代药理学研究表明，金钱草具有促进胆囊收缩、调节胆汁盐代谢等药理作用，易于结石的排出并有助于预防结石的形成。海金沙、郁金、鸡内金均可通过抑制炎症通路的激活、促炎递质的产生而发挥抗炎作用，同时，郁金具有镇痛作用，鸡内金具有调节脂质代谢的作用，可以缓解结石带来的炎症反应、疼痛症状，并可间接预防结石形成。

五、升降散

组成：僵蚕、蝉蜕、大黄、姜黄、米酒。

功效：升清降浊，疏风清热。

主治：温热疫毒，邪热充斥内外，阻滞气机，清阳不升，浊阴不降所致头面肿大、咽喉肿痛、胸膈满闷、呕吐腹痛、发斑出血、丹毒、大头瘟（头部赤肿）、蛤蟆瘟（颈项肿大）、麻风。

方解：僵蚕味辛咸，喜燥恶湿，得天地清化之气，轻浮而升阳中之阳，故能胜风除湿，清热解郁，治膀胱相火，引清气上朝于口，散逆浊结滞之痰。蝉蜕性寒，味甘，为清虚之品，能祛风胜湿，涤热解毒。姜黄味辛苦，性温，祛邪伐恶，行气散郁，能入肝脾二经，建功辟疫。大黄味苦，性寒，上下通行，亢盛之阳，非此莫抑。米酒味辛苦而甘，令饮冷酒，欲其行迟，传化以渐，上行头面，下达足膝，外周毛孔，内通脏腑经络，祛除邪气，无处不到。僵蚕、蝉蜕，升阳中之清阳；姜黄、大黄，降阴中之浊阴，一升一降，内外通和，而杂气之流毒顿消矣。僵蚕、蝉蜕祛风解痉，散风热，宣肺气，宣阳中之清阳；大黄、姜黄荡积行瘀，清邪热，解温毒，降阴中之浊阴。两两相伍，一升一降，可使阳升阴降，内外通和，而温病表里三焦之热全清。

六、四草汤

组成：白花蛇舌草20g，鸭跖草15g，车前草15g，葎草15g。

功效：清热解毒，利水通淋。

主治：膀胱炎、肾盂肾炎、尿道炎、输尿管炎等尿路感染。

方解：尿路感染属中医“淋证”范畴。张仲景在《金匮要略》中，将其称为“淋秘”，并对本病的症状做出详细描述，谓“淋之为病，小便如粟状，小腹弦急，痛引脐中”，将其病机归结于“热在下焦”。方邦江教授继承朱良春教授经验，在淋证治疗上有独到见解且临床疗效显著。他认为不同时期应对症施治：淋证急性期，清热利湿兼凉血；淋证迁延期，通利又需顾护气阴；淋证后期，补肾清利还需化瘀。其中，淋证迁延日久，除了湿热流连、气机郁滞、膀胱气化不利外，往往存在气阴的暗耗，治疗应通利兼顾气阴。患者可出现头晕神疲，胃纳不佳，小便频而不爽，排尿不畅或伴低热反复。治宜甘淡通淋，佐以益气养阴。选用土茯苓、鸭跖草、白花蛇舌草、葎草、虎杖、石韦、滑石、车前草等淡渗通利之品。

方邦江教授常以白花蛇舌草治疗尿路感染，常与车前草、鸭跖草、葎草等组成四草汤，以加强清热解毒之力，用于治疗肾盂肾炎、膀胱炎、尿路结石等。现代药理研究表明，白花蛇舌草中所含有效成分总黄酮具有明显的抗炎、抗菌、调节免疫的作用。葎草属桑科，是多年生攀援草本植物，具有清热解毒、利尿通淋之功。《本经逢原》谓其“专主五淋，利小便，散瘀血”，临床常用于治疗淋证、泻痢、肺热咳嗽、肺痈热毒疮疡、皮肤瘙痒等。现代药理研究表明，葎草对金黄色葡萄球菌、粪链球菌、肺炎链球菌、白喉杆菌、蜡样芽孢杆菌等有抗菌作用。葎草能除蒸、化瘀、利水，湿热重可加量至30g，如用鲜品可用至60g。此外，方邦江教授用葎草清退虚热。《新修本草》载其“除疟，虚热渴”，对湿热病后期虚热缠绵有奇效，常配伍白薇、玉竹；也可治疗“悬饮”之属西医渗出性胸膜炎者，有助于渗出液吸收及退热。鸭跖草功专消肿利尿、清热解毒。药理实验亦证实，鸭跖草具有抗炎、镇痛作用，对金黄色葡萄球菌、白念珠菌、大肠埃希菌、痢疾杆菌均有较强抑菌作用。四药合用，共奏清热解毒、利水通淋、固护气阴之功，由于四味药皆为草药，感染严重情况下用量可增大，如有鲜品量可增至30~60g。

七、宽胸理肺汤

组成：法半夏、茯苓各15g，全瓜蒌30g，薤白、杏仁、陈皮、桃仁、地龙各12g，炙麻黄、甘草各6g。

功效：宽胸涤痰，健脾理气，宣肺止咳，祛瘀通络。

主治：肺部感染、肺脓肿等肺系感染性疾病。

方解：慢性阻塞性肺疾病属中医学“咳嗽”“喘证”“肺胀”范畴，正如《灵枢·胀论》云“肺胀者，虚满而喘咳”，《金匮要略》所述“咳而上气，此为肺胀。其人喘，目如脱状”“上气喘而躁者，属肺胀”。方邦江教授认为该病的发生与肺、脾、肾诸脏功能失调有关。肺为贮痰之器，脾为生痰之源；肺主呼气，肾主纳气；肺气以肃降为顺，逆则咳喘不宁。肺、脾、肾功能失调，则发生咳、痰、喘诸症。疾病初期肺气郁滞，脾失健运，津液不归正化而成痰浊水饮潴留于肺，气失宣降而咳喘；而后渐致肺虚不能化津，脾虚不能转输，肾虚不能蒸化，痰浊潴留，咳喘持续难已。肺朝百脉，助心治节，调节血液的运行，肺气失调则势必引起心血的运行不利，进而形成血瘀。因此，该病的病理因素主要为痰浊、水饮、血瘀。本病的中医病理特征可以用“邪、虚、瘀”3个字来概括。肺、脾、肾虚衰是本，痰浊、瘀血内停是标。

方邦江教授在长期临床工作中发现本病以痰浊壅肺证最为多见，以咳、痰、喘为临床特征，依据“急则治其标”和“祛邪以安正”的原则，化裁古方瓜蒌薤白半夏汤、二陈汤合三拗汤拟定宽胸理肺汤治疗急性期发作，临床疗效显著。

方中以全瓜蒌为君药，清热涤痰，宽胸利气；薤白、半夏与全瓜蒌合用，可增强化痰宽胸的功效；麻黄、杏仁两药合用，理气止咳；陈皮、茯苓、甘草健脾祛湿，化痰；桃仁、地龙祛瘀血，通经络。瓜蒌薤白半夏汤临床用于治疗胸痹之痰浊闭阻证，宽胸理肺汤取其开胸涤痰之功治疗慢性阻塞性肺疾病之痰浊壅肺证，体现中医“异病同治”之意。二陈汤出自《太平惠民和剂局方》，“治痰饮为患，或呕吐恶心，或头眩心悸，或中脘不快，或发为寒热，或因食生冷，脾胃不和”，为祛痰良方，能燥湿化痰，理气和中。三拗汤能宣肺解表、止咳平喘。现代药理学研究亦表明，麻黄碱具有解热、止咳、平喘、祛痰等作用；苦杏仁苷可抑制呼吸中枢而达到镇咳平喘的作用。

附录

附录一　专著与教材

（一）专著

1.《国医大师沈宝藩治疗疑难危急重症经验集》. 主编. 中国中医药出版社. 2022.

2.《国医大师晁恩祥治疗危急疑难重症学术经验》. 主编. 人民卫生出版社. 2021.

3.《新型冠状病毒感染的肺炎中西医结合防控手册》. 主编. 人民卫生出版社. 2020.

4.《中西医结合诊疗新型冠状病毒肺炎验案120例》. 主编. 上海科学技术出版社. 2020.

5.《方邦江治疗急重疑难病证学术经验》. 主审. 中国中医药出版社. 2018.

6.《龙华中医谈心病》. 主编. 中国中医药出版社. 2018.

7.《国医大师裘沛然治疗疑难危急重症经验集》. 主编. 中国中医药出版社. 2017.

8.《国医大师治疗危急重症经验精选》. 主编. 人民卫生出版社. 2017.

9.《沪上名医朱培庭治疗危急疑难病经验》. 主编. 中国中医药出版社. 2015.

10.《内科危重病中西医结合诊疗对策》. 副主编. 人民卫生出版社. 2015.

11.《中医适宜技术》. 副主编. 上海科学技术出版社. 2014.

12.《弥漫性血管内凝血中西医结合治疗学》. 主审. 军事医学科学出版社. 2014.

13.《国医大师朱良春治疗疑难危急重症经验集》. 主编. 中

国中医药出版社. 2013.

14.《罗森急诊医学(上下卷)》. 编委. 北京大学医学出版社. 2013.

15.《中西医结合思考与实践》. 编委. 人民卫生出版社. 2013.

16.《糖尿病中西医结合诊疗规范》. 编委. 军事医学科学出版社. 2010.

17.《朱培庭学术经验撷英》. 合编. 上海中医药大学出版社. 2010.

18.《中医急诊内科学》. 主编. 科学出版社. 2010.

19.《介入放射药物治疗学》. 编委. 科学出版社. 2009.

20.《实用急救技术》. 副主编. 上海科学技术出版社. 2009.

21.《朱培庭学术经验精髓》. 编委. 科学出版社. 2008.

21.《脑系科危重急症抢救手册》. 编委. 天津科学技术出版社. 2001.

22.《肝胆病证治精要》. 编委. 科学文献出版社. 1999.

23.《中医十大名方妙用:温胆汤》. 副主编. 中国中医药出版社. 1998.

24.《瘫痪病中医治疗学》. 副主编. 湖北科学技术出版社. 1995.

(二)教材

1.《中西医结合急救医学》(全国中医药行业高等教育"十四五"规划教材). 主编. 中国中医药出版社. 2023.

2.《中医急重症学(第2版)》(科学出版社"十四五"普通高等教育本科规划教材). 主编. 科学出版社. 2022.

3.《中医急诊学》(全国中医药行业高等教育"十四五"规

划教材）．主编．中国中医药出版社．2021．

4.《急救医学（第2版）》（国家卫生健康委员会“十三五”规划教材、全国高等中医药教育教材）．主编．人民卫生出版社．2020．

5.《中西医结合急救医学》（全国中医药行业高等教育“十三五”规划教材）．主编．中国中医药出版社．2017．

6.《中西医结合急救医学临床与研究》（国家卫生和计划生育委员会“十三五”规划教材）．主编．人民卫生出版社．2018．

7.《中医急重症学》（全国普通高等院校“十三五”规划教材）．主编．科学出版社．2017．

8.《中西医结合急救医学》（全国中医药行业高等教育“十三五”规划教材）．主编．中国中医药出版社．2017．

9.《西医内科学》（国家卫生和计划生育委员会“十三五”规划教材）．编委．人民卫生出版社．2016．

10.《中西医结合急救医学》（国家卫生和计划生育委员会“十二五”规划教材）．主编．人民卫生出版社．2014．

11.《急救医学学习指导与习题集》．主编．人民卫生出版社．2013．

12.《中医急诊学》（全国中医药行业高等教育”十二五”规划教材）．副主编．中国中医药出版社．2013．

13.《急救医学》（国家卫生和计划生育委员会”十二五”规划教材）．副主编．人民卫生出版社．2012．

14.《中医急重症学》（卫生部“十二五”规划教材）．编委．人民卫生出版社．2012．

15.《内科临床技能考核指导手册》．编委．上海中医药大学出版社．2009．

16.《中医急诊临床研究》（卫生部“十一五”规划教材）．

编委. 人民卫生出版社. 2009.

17.《中西医结合急诊内科学》(全国普通高等院校“十一五”规划教材). 副主编. 科学出版社. 2008.

附录二 发明专利

1. 一种中药熬制装置(专利号: CN202222489158.2)

2. 新冠病毒肺炎健康教育MR互动软件(专利号: 2020SR0911758)

3. 一种针刺实验用老鼠固定装置(专利号:CN201921048209.X)

4. 复元醒脑颗粒制剂及其制备方法和应用(专利号: ZL201710285715.X)

5. 用于治疗高血脂的血浆过滤装置(专利号: : ZL201721540035.X)

6. 血浆过滤装置(专利号: ZL202022332314.5)

7. 一种血浆分离装置(专利号: ZL202123077795.0)

8. 一种血浆脂类过滤器(专利号: ZL202123073036.7)

9. 一种糖尿病脑梗死大鼠模型制备装置(专利号: ZL202120567609.2)

10. 一种神经科无菌小鼠模型制备装置(专利号: ZL202120566190.9)

11. 治疗脑梗死的中药复方制剂及其制备方法和用途(专利号: 201410162600.8)

12. 一种结肠多功能治疗装置(专利号:ZL201420148491.X)

13. 用于治疗急性脑梗死的血浆过滤装置及方法(专利号: 201611205854.9)

14. 表没食子儿茶素没食子酸酯在制备防治胆石症的药物中的应用(专利号: 200710094207.X)

附录三　研究项目

1. 国家重点研发计划项目：基于“截断扭转”策略的中医药防治脓毒症循证评价及效应机制研究（编号：2018YFC1705900）

2. 国家自然科学基金面上项目：TWIK2促进NLRP3活化诱导脓毒症ARDS肺微血管内皮细胞焦亡与参黄颗粒调控机制研究（编号：82374350）

3. 国家自然科学基金面上项目：Rab27b信号转导通路参与锦红汤调节脓毒症时血小板囊泡分泌的机制研究（编号：81573783）

4. 国家中医药管理局2022年第五批新型冠状病毒感染肺炎中医药应急专项课题：化湿败毒颗粒治疗轻型COVID-19的回顾性队列研究（编号：2022ZYLCYJ05-4，2022.4-2022.12）

5. 国家中医药管理局2022年医疗服务与保障能力提升补助资金（中医药事业传承与发展部分）项目：中医医院应急和救治能力建设［编号：国中医药办规函（2022）185号，2022.5-2024.12］

6. 国家中医药管理局项目：国家中医药多学科交叉创新团队项目（编号：ZYYCXTD-D-202203，2022.1-2024.12）

7. 上海市科委科研计划项目：基于“截断扭转”策略的锦红汤治疗脓毒症的多中心、随机、对照临床研究（编号：19401933300，2019.3-2022.3）

8. 上海市科委科技创新行动计划：基于扶正祛邪经方“补中益气汤”治疗多重耐药菌医院获得性肺炎的多中心、随机、对照临床研究（编号：18401971600，2018.7-2021.6）

9. 上海市新三年行动计划：长三角专科专病联盟项目——中医急诊科（编号：ZY（2021-2023）-0302，2021.5-2023.12）

10. 国家中医药管理局中医药高水平重点学科（2023.1-2027.12）

11. 上海市重点临床专科（编号：shslczdzk04401，2019.12-2023.12）

12. 上海市重要薄弱学科——急诊与危重病学（编号：2016ZB0207，2016.4-2019.12）

13. 国家“十二五”重大新药创制科技重大专项：中药上市后再评价关键技术研究（编号：NO.2009zx09502-030）

14. 国家卫生部重点临床专科建设项目：喘证、中风、外感热病中医临床路径的制定、优化、推广

15.上海市卫生局：阳明法防治老年咳喘病（编号：ZXSNXD_YL_SYJS_9）

16. 上海市浦东新区卫健委联合攻关项目：宽胸理肺汤治疗痰浊壅肺型 AECOPD 多中心、随机、对照循证医学研究

17. 上海中医药新三年行动计划：“疏风解表方”主要药效学和毒理学研究

附录四 制定行业标准、指南

1. 国家中医药管理局：喘证（慢性阻塞性肺疾病急性加重期）中医诊疗方案

2. 国家中医药管理局：喘证（慢性阻塞性肺疾病急性加重期）中医临床路径

3. 外感发热（医院获得性肺炎）中医诊疗方案

4. 外感发热（医院获得性肺炎）中医临床路径

5.《新型冠状病毒肺炎诊疗方案》（第七版、第八版、第九版）（2020 年~2022 年）

6.《2023 年春季成人流行性感冒中医药防治专家共识》（2023 年）

7.《新冠感染成人居家中医药健康管理专家共识》（2023 年）

8.《新型冠状病毒奥密克戎变异株感染中医药防治专家共识》

（2022 年）

9.《新冠肺炎奥密克戎变异株中成药应用专家共识》（2022 年）

10.《安宫牛黄丸临床应用专家共识》（2022 年）

11.《中国慢性阻塞性肺疾病急性加重中西医诊治专家共识》（2021 年）

12.《新型冠状病毒肺炎相关心搏骤停患者心肺复苏专家共识》（2020 年）

13.《安宫牛黄丸急重症临床应用专家共识》（2019 年）

14.《急性上呼吸道感染中成药应用专家共识》（2019 年）

15.《卒中相关性肺炎诊治中国专家共识》（2019 年）

16.《中国脓毒症 / 脓毒性休克急诊治疗指南》（2018 年）

17.《脓毒症液体治疗急诊专家共识》

附录五　科学技术奖励

1.2020 年上海市科学技术普及奖一等奖．中医药防治新冠肺炎系列科普体系的构建与推广．第一完成人（20206006-1-R01）

2.2015 年上海市科学技术进步奖一等奖．基于病证结合胆石病防治的系列研究与应用．第一完成人（20154008-1-R01）

3.2019 年上海市科学技术进步奖二等奖．基于“复元醒脑”中医药传承创新理论防治急性脑梗死系列研究与应用．第一完成人（20194084-2-R01）

4.2022 年上海市科普教育创新奖个人二等奖．先症御新冠，中医来支招．

5.2022 年河南省教育厅科技成果奖一等奖．基于新冠疫情危重症应急救治关键技术及防治救体系创新与应用．第五完成人［豫教（20222）1589］

6.2019 年上海市科技进步奖二等奖．基于“复元醒脑”中医

传承创新理论防治急性脑梗死系列研究与应用．第一完成人

7.2012 年教育部科技进步二等奖．基于同病异治胆石症中医治疗临床与实验研究．第一完成人（2012-264）

8.2012 年中华中医药学会科学技术奖三等奖．不同中医治法对胆固醇结石防治作用的实验研究．第一完成人（201203-25-JC-10-R-01）

9.2014 年上海医学科技奖三等奖．基于同病异治胆石症中医转化医学研究．第一完成人（2014030501）

10.2011 年上海中医药科技奖二等奖．不同中医治法对胆固醇结石防治作用的实验研究．第一完成人（20110204）

11.2014 年中国中西结合学会科学技术奖三等奖．雷公藤甲素、锝（99Tc）亚甲基二磷酸盐治疗 graves 病的机制研究．第三完成人（20141601a）

12.2007 年湖北省科技进步三等奖．电针对高血压脑出血大鼠海马信号转导机制的影响．第三完成人（2007J-259-3-172-136-R03）

13.2007 年中国中西医结合学会科学技术二等奖．通下清热法治疗急性胆源性感染中调控全身性炎症反应的作用的研究（20071004B）

14.2006 年中国针灸学会科学技术奖二等奖．电针对高血压脑出血大鼠海马信号转导机制的影响．第三完成人（ZJ2006006-2-03）

15.1998 年湖北省科学技术三等奖．血虚证与红细胞膜、酶、红细胞免疫功能相关性的临床与实验研究．第三完成人（973-136-3）

附录六　专业论文

1.Chen C，Zhang W，Xu X，et al. Efficacy and Safety of Huashi Baidu Granules in Treating Patients with SARS-CoV-2 Omicron Variant：A Single-Center Retrospective Cohort Study. Chin J Integr Med. 2024 Feb；30（2）：107-114.

2.Xu X，Wu H，Jin G，et al. Efficacy of Lianhua Qingwen for children with SARS-CoV-2 Omicron infection：A propensity score-matched retrospective cohort study. Phytomedicine. 2023 Mar；111：154665.

3.Wu X，He C，Liu C，et al. Mechanisms of JinHong Formula on treating sepsis explored by randomized controlled trial combined with network pharmacology. J Ethnopharmacol. 2023 Apr 6；305：116040.

4.Xu X，Zhou S，Chen C，et al. Efficacy and safety of Reyanning mixture in patients infected with SARS-CoV-2 Omicron variant：A prospective，open-label，randomized controlled trial. Phytomedicine. 2023 Jan；108：15451

5.Yang H，Fang B，Zhou S，et al. Efficiency of Integrated Traditional Chinese Medicine and Western Medicine on Outcomes in Patients with Sepsis：A Systematic Review and Meta-Analysis. World Journal of Integrated Traditional and Western Medicine. 2023 Jan 15；9（01）：15-22.

6.Liu C，Wu X，Yang H，et al. A retrospective study of Reyanning mixture in elderly patients infected with SARS-CoV-2 Omicron variant. Front Pharmacol. 2023 Jul 20；14：1185122.

7.Xu X，Zhou S，Jin G，et al. Reyanning Mixture on

Asymptomatic or Mild SARS-CoV-2 Infection in Children and Adolescents：A Randomized Controlled Trial. Chin J Integr Med. 2023 Oct；29（10）：867-874.

8.Chen C，Wu X，Zhang W，et al. Predictive value of risk factors for prognosis of patients with sepsis in intensive care unit. Medicine（Baltimore）. 2023 Jun 9；102（23）：e33881.

9.Yu Y，Fang B，Yang XD，et al. One stone two birds：anti-inflammatory bronchodilators as a potential pharmacological strategy for COVID-19. Front Pharmacol. 2023 May 4；14：1185076.

10.Wu F，Wang Y，Mei Q，et al. UGTs-mediated metabolic interactions contribute to enhanced anti-inflammation activity of Jinhongtang. J Ethnopharmacol. 2023 Mar 25；304：116016.

11.Wu F，Zhang B，Zhang Y，et al. Simultaneous Determination of Ten Active Components From Jinhongtang Granule in Rat Plasma by LC-MS/MS and its Application to a Comparative Pharmacokinetic Study in Normal and Sepsis Rats In Vivo and In Vitro. J Chromatogr Sci. 2023 May 30；61（5）：440-452.

12.Wu F，Zhao T，Zhang Y，et al. Beneficial herb-drug interaction of rhein in Jinhongtang and Imipenem/Cilastatin mediated by organic anion transporters. J Ethnopharmacol. 2023 Aug 10；312：116449.

13. 崔夏雨，姜超，贺晨明，等."急性虚证"理论在急危重症中的临床应用与实践意义——方邦江学术思想与临床经验研究［J］. 湖南中医药大学学报，2023，43（8）：1439-1444.

14. 杨红强，张文，徐湘茹，等. 方邦江教授治疗肺隐球菌病经验［J］. 中国中医急症，2023，32（7）：1266-1270.

15. 彭伟，吴淑珍，赵平，等. 脓毒症相关性血小板减少症临床特征的回顾性研究[J]. 中国中医急症，2023，32（6）：1008-1011.

16. 张文，方邦江，孙鼎，等. 上海332例轻型新型冠状病毒奥密克戎变异株感染患者中医证候特征分析[J]. 中国中西医结合杂志，2023，43（6）：664-667.

17. 费月蓉，张文，邬鑫鑫，等. 方邦江教授治疗新冠肺炎学术思想探究[J]. 时珍国医国药，2023，34（5）：1241-1243.

18. 刘昌亚，卜建宏，李亚男，等. 耐药菌的中西医结合治疗策略[J]. 实用医院临床杂志，2023，20（3）：28-31.

19. 方邦江，赵静岩，姜婧，等. 苏合香丸治疗新型冠状病毒感染后心动过速患者的临床观察[J]. 中草药，2023，54（8）：2516-2522.

20. 章宸，方邦江，章程鹏，等. 脓毒症相关性脑病的机制及中医治疗[J]. 时珍国医国药，2023，34（2）：388-390.

21. 梁腾霄，单敏敏，曹敏，等."急性虚证"理论在新型冠状病毒感染发生发展的作用[J]. 辽宁中医杂志，2023，50（2）：48-51.

22. 刘海涛，方邦江，韩正贵，等. 海南省三亚市72例新型冠状病毒肺炎中医证候特点及治疗策略[J]. 陕西中医药大学学报，2023，46（1）：1-5.

23. 徐湘茹，张文，张翔宇，等. 柴芩清宁胶囊治疗急性上呼吸道感染合并发热的有效性与安全性研究[J]. 上海医药，2023，44（1）25-29.

24. 涂雅丹，陈勇，方邦江，等. 重庆市1200例新型冠状病毒肺炎中医证候特点与临证举隅[J]. 陕西中医药大学学报，2023，46（2）：9-14.

25. 董丽，王志刚，李东峰，等. 中药治疗气分暑热型病毒性脑膜炎疗效分析［J］. 上海医药，2023，44（7）：25-27.

26. 陈勇，黄祎，方邦江，等. 扶正托透解毒方治疗新冠病毒奥密克戎变异株感染核酸长时间阳性临床观察［J］. 实用中医药杂志，2023，39（8）：1502-1504.

27. 刘晨阳，方邦江，张春蕾，等. 强身抗疫冲剂预防性干预新型冠状病毒肺炎感染的临床研究［J］. 中国中医急症，2023，32（4）：620-623.

28. 刘晨阳，方邦江，林俊儒，等. 从《黄帝内经》探索新型冠状病毒感染预防策略［J］. 中国中医急症，2023，32（3）：436-438.

29. 任毅，黄祎，涂雅丹，等. 清化辟秽汤治疗新型冠状病毒奥密克戎变异株感染"长阳"患者的临床研究［J］. 中国中医急症，2022，31（10）：1739-1741.

30. 方邦江，齐文升，杨志旭，等.《新型冠状病毒肺炎诊疗方案（试行第九版）》中医治疗更新及其对奥密克戎变异株感染防治指导作用［J］. 陕西中医药大学学报，2022，45（3）：1-4.

31. 刘晨阳，方邦江，石李，等. 新冠肺炎长期阳性患者的中医辨治思考［J］. 中国中医急症，2022，31（11）：1955-1958.

32. 吴圣贤，樊钦华，苏文全，等. 银翘清热片临床疗效观察［J］. 生物医学转化，2022，3（3）：82-92.

33. 陶涛，刘义安，冯彦军，等. 六神胶囊（丸）对新型冠状病毒体外抗病毒实验及核酸阳性大于14天患者的影响［J］. 中国中西医结合杂志，2022，42（9）：1080-1086.

34. Zhang W，Cao M，Sun D，et al. Tongue and pulse features of 668 asymptomatic patients infected with the severe acute respiratory syndrome coronavirus 2 omicron variant in Shanghai. J Tradit Chin Med. 2022 Dec；42（6）：1006-1011.

35.Pan Z，He X，Shao Y，et al. ROS/JNK-mediated lysosomal injury in rat intestinal epithelial-6 cells during heat stress. J Therm Biol. 2022 Oct；109：103326.

36.Zhang W，Sun CP，Peng YL，et al. Isolation and identification of two new sargentodoxosides from Sargentodoxa cuneata and their agonistic effects against FXR. Nat Prod Res. 2022 Jul；36（14）：3665-3672.

37.Xu XR，Zhang W，Wu XX，et al. Effectiveness and Safety of Baidu Jieduan Granules for COVID-19：A Retrospective Observational Multicenter Study. Chin J Integr Med. 2022 Oct；28（10）：885-893.

38.Pu Y，Zhang W，Xu X，et al. A retrospective study investigating the anxiety and depression level of novel coronavirus Omicron patients in 2022. Medicine（Baltimore）. 2022 Dec 23；101（51）：e32438.

39.Xu XR，Zhang W，Wu XX，et al. Analysis of mechanisms of Shenhuang Granule in treating severe COVID-19 based on network pharmacology and molecular docking. J Integr Med. 2022 Nov；20（6）：561-574.

40.Zhang W，Zhou S，Wang G，et al. Clinical predictors and RT-PCR profile of prolonged viral shedding in patients with SARS-CoV-2 Omicron variant in Shanghai：A retrospective observational study. Front Public Health. 2022 Oct 24；10：1015811.

41.Xu X，Zhang W，Wu X，et al. The effectiveness and safety of Chaiqin Qingning Capsule in upper respiratory tract infections with fever：A prospective，double-blinded，randomized，multicenter controlled trial. Complement Ther Med. 2022 Sep；68：

102840.

42.Dong Y, Zhai W, Fang B, et al. A retrospective study of Pupingqinghua prescription versus Lianhuaqingwen in Chinese participants infected with SARS-CoV-2 Omicron variants. Front Pharmacol. 2022 Oct 7; 13: 988524.

43. 徐湘茹，孙鼎，曹敏，等. 上海市4264例无症状及轻型新冠病毒感染者临床特征及预后转归分析［J］. 中华危重病急救医学，2022，34（5）：249-353.

44. 方邦江，邬鑫鑫，张文，等. 基于中医疫病理论之“表里双解”截断扭转法治疗新冠肺炎的理论与实践［J］. 陕西中医药大学学报，2022，45（4）：1-7.

45. 方邦江，齐文升，杨志旭，等.《新型冠状病毒肺炎诊疗方案（试行第九版）》中医治疗更新及其对奥密克戎变异株感染防治指导作用［J］. 陕西中医药大学学报，2022，45（3）：1-4.

46. 邬鑫鑫，方邦江，刘昌亚，等. 丹毒引起脓毒症1例并危险因素探讨［J］. 中国皮肤性病学杂志，2022，36（6）：708-711.

47. 彭伟，赵平，邬鑫鑫，等.“全程补虚”在脓毒症防治中的应用策略探析［J］. 中国中医急症，2022，31（6）：1019-1021.

48. 卜建宏，孙丽华，陈淼，等. 方邦江教授治疗耐药菌感染临床经验［J］. 中国中西医结合杂志，2022，42（3）：363-365.

49. 丁凯悦，黄嘉彧，霍晓奎，等. 基于液质联用技术研究锦红汤的化学成分及潜在靶点蛋白的预测［J］. 世界科学技术-中医药现代化，2022，24（9）：3375-3383.

50.Zhou S, Feng J, Xie Q, et al. Traditional Chinese

medicine shenhuang granule in patients with severe/critical COVID-19：A randomized controlled multicenter trial. Phytomedicine. 2021 Aug；89：153612.

51.Zhang W，Sun C，Zhou S，et al. Recent advances in chemistry and bioactivity of Sargentodoxa cuneata. J Ethnopharmacol. 2021 Apr 24；270：113840.

52.Li D，Li C，Wang T，et al. Geranylgeranyl diphosphate synthase 1 knockdown suppresses NLRP3 inflammasome activity via promoting autophagy in sepsis-induced acute lung injury. Int Immunopharmacol. 2021 Nov；100：108106.

53.Feng J，Fang B，Zhou D，et al. Clinical Effect of Traditional Chinese Medicine Shenhuang Granule in Critically ill Patients with COVID-19：A Single-Centered，Retrospective，Observational Study. J Microbiol Biotechnol. 2021 Mar 28;31（3）：380-386.

54.Zhang W，Xie Q，Xu X，et al. Baidu Jieduan granules，traditional Chinese medicine，in the treatment of moderate coronavirus disease-2019（COVID-19）：study protocol for an open-label，randomized controlled clinical trial. Trials. 2021 Jul 22；22（1）：476.

55.Wu X，Zhou S，Liu C，et al. Clinical predictive risk factors prolonged the duration of SARS-CoV-2 clearance in 279 moderate COVID-19 patients：A multicenter retrospective cohort study. Medicine（Baltimore）. 2021 Oct 8；100（40）：e27410.

56.方邦江，张文，周爽，等.基于“急性虚证”理论防治新型冠状病毒肺炎探析［J］.中医杂志，2021，62（9）：826-828.

57.张文，方邦江，卜建宏，等．锦红汤在感染性疾病中的应用及效应机制研究［J］．中国中医基础医学杂志，2021，27（2）：298-301．

58.贾丽阳，邓东，屈瑶，等．中药方剂内服治疗耐药细菌性肺炎的系统评价与Meta分析［J］．中国实验方剂学杂志，2021，27（11）：205-212．

59.贾丽阳，邓东，卜建宏，等．中医药治疗耐药菌感染特色探析［J］．中华中医药杂志，2021，36（7）：3799-3802．

60.范甜，周爽，甘文平，等．中成药治疗感冒的用药规律分析［J］．中药新药与临床药理，2021，32（8）：1217-1223．

61.孙丽华，邓冬，贾丽阳，等．粗针联合基础治疗改善慢性阻塞性肺疾病急性发作呼吸机脱机困难临床研究［J］．针灸临床杂志，2021，37（3）：40-43．

62.彭伟，卢洪洲，卜建宏，等．中医药治疗甲型流行性感冒研究进展［J］．中华中医药杂志，2021，36（2）：960-963．

63.冯其茂，折哲，赵凡尘，等．新型冠状病毒肺炎加重的关键病机“痰瘀闭肺”探讨［J］．中华中医药杂志，2021，36（4）：1809-1813．

64.方奕鹏，张会娟，郭喆，等．血管内皮标志物在脓毒症诊断和预后评估中的研究进展［J］．中国急救医学，2021，41（12）：1091-1096．

65.Chen G，Xu K，Sun F，et al．Risk Factors of Multidrug-Resistant Bacteria in Lower Respiratory Tract Infections：A Systematic Review and Meta-Analysis．Can J Infect Dis Med Microbiol．2020 Jun 30；2020：7268519．

66.Jiang C，Wang T，Xu YC，et al．A retrospective study of Yiqi-Huoxue Decoction on blood pressure in patients with acute ischemic stroke. Medicine (Baltimore). 2020 Nov 25; 99 (48): e23187.

67.Wu X, Lu W, Guo Q, et al. Novel coronavirus pneumonia (COVID-19) combined with Chinese and Western medicine based on "Internal and External Relieving-Truncated Torsion" strategy. Medicine (Baltimore). 2020 Dec 18; 99 (51): e23874.

68.Fang B, Zhang W, Wu X, et al. Shenhuang granule in the treatment of severe coronavirus disease 2019 (COVID-19): study protocol for an open-label randomized controlled clinical trial. Trials. 2020 Jun 24; 21 (1): 568.

69. 方邦江，李灿辉，陈业孟，等. 中医疫病学实践和理论的发展创新——中外专家谈新型冠状病毒肺炎中医治疗启示[J]. 中国中西医结合杂志，2020，40(11)：1285-1290.

70. 包兆含，张文，邬鑫鑫，等."截断扭转 - 扶正固本"法治疗疫病思想对新型冠状病毒肺炎救治的启示[J]. 中国中医急症，2020，29(8)：1320-1322.

71. 张文，方邦江，王岗，等."从肠论治"脓毒症截断扭转防治策略的理论与实践[J]. 中国中西医结合杂志，2020，40(1)：102-105.

72. 贾丽阳，邓冬，孙丽华，等. 中药治疗耐药菌感染作用机制研究进展[J]. 中国实验方剂学杂志，2020，26(16)：228-234.

73. 张文，周爽，孙成鹏，等. 大血藤化学成分研究[J]. 上海中医药杂志，2020，54(11)：85-88.

74. 方邦江，孟庆义，吕传柱，等. 腹部提压防治 COVID-19 呼吸道梗阻方略[J]. 实用休克杂志(中英文)，2020，4(4)：200-202.

75. 孔子源，卜建宏，彭伟，等. 方邦江教授治疗亚急性甲状腺炎经验撷要［J］. 中国中医急症，2020，29（7）：1283-1286.

76. 冯其茂，李小茜，折哲，等. 基于和法的湿瘟“三护”与新型冠状病毒肺炎的治疗［J］. 上海中医药杂志，2020，54（6）：20-24.

77.Deng D，Chen Z，Jia L，et al. Treatment of hospital-acquired pneumonia with multi-drug resistant organism by Buzhong Yiqi decoction based on Fuzheng Quxie classical prescription：study protocol for a randomized controlled trial. Trials. 2019 Dec 30；20（1）：817.

78. 叶苗青，方邦江，宋景春，等. 锦红汤对脓毒症小鼠血小板聚集和分泌功能的影响［J］. 中医急救医学，2019，39（7）：695-699.

79. 方邦江，汪翔，卜建宏. 耐药菌感染对血流动力学的影响及抗生素替代防治策略［J］. 实用休克杂志（中英文），2019，3（2）：65-69.

80. 彭伟，卜建宏，肖汉琼，等. 方邦江教授治疗不明原因发热临床经验［J］. 中国中医急症，2019，28（10）：1840-1842.

81. 王拥军，陈玉国，吕传柱，等. 卒中相关性肺炎诊治中国专家共识（2019 更新版）［J］. 中国卒中杂志，2019，14（12）：1251-1262.

82. 王蓓，张文，方邦江. 肠道菌群调控黏膜免疫与脓毒症的发病机制［J］. 生命的化学，2019，39（6）：1153-1158.

83. 陈振翼，方邦江，闫诏，等. 宽胸理肺汤治疗慢性阻塞性肺疾病急性加重期（痰浊壅肺证）患者的临床研究［J］. 中国中医急症，2019，28（7）：1133-1135.

84. 温红珠，赵秋枫，方邦江，等. 中西医结合治疗溃疡性结肠炎合并坏疽性脓皮病1例［J］. 中国中西医结合杂志，2019，39（6）：756-758.

85. 吴秋成，王雪娇，王威，等. 方邦江运用中药汤剂治疗老年急性发热［J］. 长春中医药大学学报，2018，34（3）：460-462.

86. 孙丽华，叶苗青，宋景春，等. 锦红汤保护脓毒症早期心肌损伤的临床研究［J］. 中国中医急症，2017，26（11）：1884-1886.

87. 方邦江，孙丽华，卜建宏，等. 论“急性虚证”理论及其在急救临床的应用（上）［J］. 中国中医急症，2017，26（10）：1724-1726.

88. 方邦江，孙丽华，卜建宏，等. 论“急性虚证”理论及其在急救临床的应用（中）［J］. 中国中医急症，2017，26（11）：1943-1946.

89. 方邦江，孙丽华，卜建宏，等. 论“急性虚证”理论及其在急救临床的应用（下）［J］. 中国中医急症，2017，26（12）：2116-2117.

90. 方邦江，卜建宏. 脓毒性休克的中西医研究［J］. 实用休克杂志（中英文），2017，1（1）：16-20.

91. 赵平，郭东风，鲁婵婵，等. 方邦江治疗外感热病经验［J］. 上海中医药杂志，2015，49（7）：25-27.

92. 陈燕琼，杨婕，俞志刚，等. 方邦江教授针药结合治疗肺胀病的学术思想［J］. 中国中医急症，2015，24（4）：624-625.

93. 戴彦成，王丹，沈俊逸，等. 方邦江教授论治慢性阻塞性肺疾病急性加重期经验初探［J］. 云南中医学院学报，2015，38（5）：90-92.

94. 朱玲，赵平，李萍，等. 加味锦红汤联合西医常规疗法治疗脓毒症临床研究［J］. 上海中医药杂志，2014，48（10）：57-59.

95. 曹敏，方邦江．浅谈“阳明法”防治老年咳喘病［J］. 光明中医，2014，29（4）：674-675.

96. 方邦江，宋景春．院前急救呼吸支持技术的新进展［J］. 中华全科医师杂志，2014，13（3）：164-166.

97. 李明华，腾飞跃，张悦，等．喉罩与气管插管在不同环境院前急救中的应用效果［J］. 中华全科医师杂志，2014，13（10）：858-860.

98. 郭全，方邦江，陈宝瑾，等．宽胸理肺汤治疗慢性阻塞性肺疾病急性加重（痰浊壅肺证）临床研究［J］. 中国中医急症，2013，22（9）：1461-1463.

99. 陈宝瑾，王宏，方邦江，等．疏风解表方解热抗炎作用的实验研究［J］. 国际中医中药杂志，2012，34（7）：613-616.

100. 陈淼，费爱华，路薇薇，等．血必净治疗脓毒症的疗效及对血小板内皮细胞黏附分子 -1 和凝血功能影响的研究［J］. 现代中西医结合杂志，2012，21（11）：1156-1158.

101. 陈浩，田雨，方邦江，等．祛瘀解毒益气方对脓毒症患者炎症细胞因子的影响［J］. 上海中医药杂志，2011，45（5）：60-62.

102. 田雨，朱玲，陈浩，等．脓毒方治疗重症脓毒症 30 例临床研究［J］. 黑龙江医药，2011，24（2）：278-280.

103. 郭全，叶聿隶，丁佐泓，等．方邦江教授运用经方治疗外感热病医案举隅［J］. 环球中医药，2011，4（3）：225-226.

104. 朱玲，田雨，陈浩，等．脓毒方治疗重症脓毒症的临床研究［J］. 中国实验方剂学杂志，2010，16（9）：207-208.

105. 朱玲，田雨，陈浩，等．中药对重症脓毒症的疗效研究［J］. 中国中医药现代远程教育，2010，8（17）：211-212.

106. Xie YQ，Zhang JZ，Zhang H，et al. Pregnane receptor gene polymorphisms，pathogenic bacteria distribution and drug

sensitivity, and TCM syndrome differentiation in patients with cholelithiasis. Asian Pac J Trop Med. 2016 Apr; 9(4): 307-312.

107. 阿里木江·牙生，方邦江，郭全，等. 方邦江治疗疑难杂症验案举隅 [J]. 上海医药，2016，37(9)：43-45.

108. 叶聿隶，萧雪峰，耿赟，等. 针灸辅助治疗呼吸机脱机的理论思考与实践 [J]. 中国中医急症，2016，25(2)：368-370.

109. 陈浩，王佑华，邹长鹏，等. 祛瘀解毒益气方治疗重症脓毒症的临床研究 [J]. 上海中医药大学学报，2008,(2)：30-31.

110. 张英兰，郭全，田雨，等. 中药灌肠合无创通气治疗COPD并呼吸衰竭临床观察 [J]. 实用中西医结合临床，2008,(3)：13-14.

111. 方邦江，高培阳，何松华，等. 通下化瘀方早期干预重症急性胰腺炎胰腺微循环紊乱的临床研究 [J]. 中西医结合学报，2007,(2)：134-136.

112. 牛颖，方邦江，周爽，等. 锦红汤对急性胆源性感染中全身性炎症反应免疫调节作用的影响 [J]. 湖北中医杂志，2004,(3)：12-14.

113. 牛颖，章学林，方邦江，等. 锦红汤对急性胆源性感染全身性炎症反应综合征的调节作用 [J]. 中国中西医结合杂志，2004,(8)：707-709.

114. 牛颖，方邦江，周爽. 朱培庭治疗胆道病经验举隅 [J]. 湖北中医杂志，2004,(8)：17-18.

115. 牛颖，方邦江，周爽. 胆源性感染全身性炎症反应外周血 IL-2、IL-6、IL-8、TNF-α 的水平变化及其意义 [J]. 医学理论与实践，2004,(2)：140-141.

116. 方邦江，周爽，王丽清，等. 中药治疗亚急性甲状腺炎的临床观察 [J]. 湖北中医杂志，2002,(1)：9.